近代名医珍本医书重刊大系
（第二辑）

伤寒论新义

余无言　著

刘小发　点校

天津出版传媒集团

天津科学技术出版社

图书在版编目（CIP）数据

伤寒论新义 / 余无言著；刘小发点校. -- 天津：
天津科学技术出版社，2024.8. -- (近代名医珍本医书
重刊大系). -- ISBN 978-7-5742-2380-6

Ⅰ. R222.29

中国国家版本馆CIP数据核字第2024GW4994号

伤寒论新义
SHANGHAN LUN XINYI
责任编辑：曹　阳　梁　旭
责任印制：兰　毅

出　　版：天津出版传媒集团
　　　　　天津科学技术出版社
地　　址：天津市西康路35号
邮　　编：300051
电　　话：（022）23332392（发行科）23332377（编辑部）
网　　址：www.tjkjcbs.com.cn
发　　行：新华书店经销
印　　刷：河北环京美印刷有限公司

开本880×1230　1/32　印张14.625　字数258 000
2024年8月第1版第1次印刷
定价：98.00元

读名家经典
悟中医之道

扫描本书二维码，获取以下**正版专属资源**

本书音频 畅享听书乐趣，让阅读更高效

走近名医 学习名家医案，提升中医思维

方剂歌诀 牢记常用歌诀，领悟方剂智慧

- **读书记录册**
  记录学习心得与体会

- **读者交流群**
  与书友探讨中医话题

- **中医参考书**
  一步步精进中医技能

扫码添加智能阅读向导
帮你找到学习中医的好方法！

操作步骤指南
①微信扫描上方二维码，选取所需资源。
②如需重复使用，可再次扫码或将其添加到微信"收藏"。

推荐文

中医药是我国劳动人民在长期防治疾病的实践中创造的独具特色的医学科学，千百年来为中华民族的繁衍昌盛做出了不可磨灭的贡献。作为新时代的中医药人，弘扬中医文化，传承国药精粹，使其更好地造福于民，是我们的神圣职责和义务。

当前，中医药自身正处在能力提升关键期，国际社会对中医药的关注度也日益提升。近年来，党和国家领导人非常重视发挥中医药在对外交流合作中的独特作用，并对新时期中医工作做出重要指示：一是全新、明确地界定了中医药学在中华文化复兴新时期的关键地位，是"打开中华文明宝库的钥匙"；二是指出了深入研究和科学总结中医药学的积极意义，即"丰富世界医学事业、推进生命科学研究"；三是揭示了中医药学在国际文化交流与合作中的重要作用，即"开启一扇了解中国文化新的窗口，为加强各国人民心灵沟通、增进传统友好搭起一座新的桥梁"。

天津科学技术出版社有限公司和北京文峰天下图书有限公司共同打造的"近代名医珍本医书重刊大系"第二辑包含 19 世纪中医名家代表作，如:《伤寒论启秘附仲景学说之分析》《集注新解叶天士温热论》《脏腑药式

1

补正》《伤寒杂病论会通》《金匮要略释义》《研药指南》《伤寒杂病论义疏附医理探源》《金匮要略新义》《内科杂病综古》《女科综要附医案余笺》《金匮要略改正并注》《伤寒论改正并注》《香岩径》《张锡纯屡试屡效方》《张锡纯中药亲试记》《张锡纯中医论说集》《张锡纯医案讲习录》《张锡纯伤寒论讲义》《伤寒论新义》，包含了刘世桢、张山雷、黄竹斋、张锡纯等医家的代表作。

这些医家对中医发展、中医学术研究具有独特见地。时至今日，他们的学术思想和医案对临床及各类医学问题的研究仍具有重要参考和启迪作用。现将他们的经典医案和医论汇集整理重新出版，以为读者提供一份难得的了解、研究、继承中医的宝贵资料。

此系列丛书的出版，不仅具有示范意义，对全国中医药学术传承发展，也将起到积极的推动作用。且该丛书的点校与出版，并非单纯的医史研究，也非单纯的文献整理点校，而是有着很专业的实用价值，在阅读过程中，可以与这些医家的思想碰撞，产生火花。欣慰之余，愿为之推荐。

名老中医药专家学术经验继承工作指导老师

2023年1月16日

序 言

　　"近代名医珍本医书重刊大系"具有包含医家更多、选取品种更全、更具代表性，梳理更细致，点校者权威等特点。在第一辑的基础上，第二辑继续扩充19世纪中医名家代表作，共计19个品种。具体包括《伤寒论启秘附仲景学说之分析》《集注新解叶天士温热论》《脏腑药式补正》《伤寒杂病论会通》《金匮要略释义》《研药指南》《伤寒杂病论义疏附医理探源》《金匮要略新义》《内科杂病综古》《女科综要附医案余笺》《金匮要略改正并注》《伤寒论改正并注》《香岩径》《张锡纯屡试屡效方》《张锡纯中药亲试记》《张锡纯中医论说集》《张锡纯医案讲习录》《张锡纯伤寒论讲义》《伤寒论新义》，包含了刘世桢、张山雷、黄竹斋、张锡纯等医家的代表作。这次点校着重以中医传统理论结合著者学术经验予以诠解，汇辑各家注解，但不为古人注释所囿，联系所论的因、证、治疗等加以阐论和分析，凭证论治，论证用药。这套书深挖中华医藏，系统梳理19世纪中医名家代表作，可以为中医研究者提供坚实的文献研究基础，承前启后，为复兴中医药文化、提升中医药社会地位提供理论基础。也进一步贯彻了新时期中医工作重要指示精神：全新、明确地界定了中医药学在中华文化复兴新时期的关键地位，是"打开中华文明宝库的钥匙"。

"近代名医珍本医书重刊大系"是目前最系统地甄选19世纪中医名家代表作的系列丛书，特聘国医大师李佃贵指导，并邀请当今的中医名家、青年临床医师加入，进行严谨的点校重刊，旨在为研究中医药知识提供理论基础，传承发展祖国中医药文化。

全景脉学创始人

2023年2月11日

目　录

卷二　太阳中篇 / 110

卷三　太阳下篇 / 158

卷四 阳明上篇 / 214

卷五　阳明下篇 / 259

7

卷六 少阳篇／302

卷七 太阴篇 / 338

卷九　厥阴篇 / 395

卷十 瘥后复病篇 / 436

编后小言 / 445

丁 序

　　逊清光绪末叶，予鉴于泰东西医学之勃兴，日新月异，而环顾国内医学界，不知改进，几奄奄无生气，怒然忧之。爰纠合同志，迻译新书，整理旧籍，用资提倡科学，改造中医。此心此志，四十年来如一日，未尝或渝也。然誉我者，推为洞达；毁我者，诮为投机。余亦不暇作辩，辄一笑置之，我行我素而已。盖是非自有是非，黑白自有黑白，真是非，真黑白，留待第三者之评判，又何庸哓哓为哉。乃年复一年，忽忽三十余寒暑矣。年齿差长，精力亦渐衰。近年以来，罢于译述，盖将让诸来者。昔尼圣有言，焉知来者之不如今也。倡者有人，而和者有人，汇通中西医学，何患无成功之一日耶。

　　余子无言，有志之士也。鼎革后十年，余即耳其名，于沪杭各医报中，时见其著作及言论，心许为有心人。二十三年，见其《混合外科学》行世，知其于汇通医学一途，另辟蹊径，中心辄喜，以为吾道不孤。而陈生邦贤，亦将余子之《外科》著作，编入其《中国医学史》中，盖臭味相同，有如此者，而爱美之心，陈生与余，亦有同情也。

　　余子之主张，既深入人心，于是苏州国医研究院、

1

上海中国医学院、第七中华职校国医专科、中国医学专修馆，先后延主讲席，教授伤寒学及外科学等。余子乃得行其素志，纂辑《伤寒论新义》以为教本，于中医空洞之旧说力加排斥，于西医崭然之新说力加提倡。将旧学发扬为新学，新学参合于旧学，即所引先哲学说，类多不背科学之原理。并附图表多幅，互相勘证，其有钩辀格磔之伪文，不可理解者，概行删去，此诚空前整理之巨著矣。然余子不敢自足，因廉学士建中，乞序于余，并请参正。批阅一过，大体甚佳，而其自注，不背乎古，不背乎今，于汇通大旨，多所折衷，于仲景原文，多所发明，余不禁而有感焉。夫仲景伤寒，岂易言哉。六经分证，源溯《内经》，仲景为当时学术所挟持，不得已而引用之，此是事实，而仲景书，不泥言六经及阴阳，此亦是事实。余子于卷首论六经、论阴阳两文中，能历历言之，如数家珍，实先获我心者也。曩者，余编《删定伤寒论》，亦以其中多后人作伪者。今观余子之作，条理井然，整理工夫，堪称独步，余亦私心自喜。余子与予有同调，汇通医学之成功，余子必后来者之一人，而其将来之成就又岂仅《伤寒新义》一书而已哉！爰乐而为之序。

公元一九四〇年无锡丁福保仲祜识

谢　序

仲景《伤寒论》，为医门之经典。首创辨证论治，识证有定法，疗病有主方，垂之百世而不能越其轨，诚圣书也。唯疾病之变，与人类以俱繁，古代方治间有难合今病者，然大纲具在，神而明之，存乎其人。苟熟读此篇，自当取之不尽，用之不竭，而足以应变化于无穷也。

惟时至今日，欧风东渐，新学说崭然露头角，有喧宾夺主之势，此时代使然，无足深怪。然反求诸己，伤寒一书，岂能尽如人意。盖自林校移易其次序，附益以伪文，真面目已不可得，纵使坚若长城，代远年湮，岂无修葺时耶。

自全国医药总会召开后，于整理医籍，曾再三求其实现，惜未得具体方案，迟迟无成。且人心不同，各如其面，求以少数人之意见，合于多数人之心理，诚大非易易。首为统一病名草案之争，依然无所成功也。此种情形，不保已早知之，但改造中医之志，不甘后人，然亦不敢强人以同乎我，唯我行我素而已。乃于十八年前，纂辑《中国医学大辞典》一书，作有系统之尝试，较之李时珍之《纲目》，在此时代上或差胜一筹，盖就余力之所能及者为之，将以求天下之共鸣者也。

今余子无言，亦以整理医籍为己任，运其聪颖之思想，抒其教学之经验，编为《伤寒新义》，以惠来兹，诚盛举也。而其编纂方法，尤为新颖，折衷诸家注释者，十之三，发扬原文古义者，十之三，汇通新医学说者，十之四，使三百九十七法，成为一合乎科学之新书。与一般粗制滥造之作，窃取日人皇汉医学而为之者，诚不可以道里计矣。

然而中医书籍，汗牛充栋，后学涉之，何去何从，是非有待于整理不为功。唯兹事体大，中医之存亡系焉，必趋于改造之一途，始可有存在之一日，是则中医之兴亡，匹夫与有责也。余子勉乎哉！

公元一九四〇年元旦，武进利恒谢观识于海上之澄斋

陈 序

吾侪之一切智识，都是由经验而得，而一切经验，又都由先民启发。没有《内经》热论，就没有仲景《伤寒论》，也就没有中医的温热学。

《墨经》曰："知，材也。知，接也。知，明也。虑，求也。"庄周释之曰："知者，接也。知者，谟也。知诸之所不知，犹睨也。"此言吾侪之智识，都由接续而来，都由模仿而得，间有所不知，但获得其端绪，也可推想而明了。天赋吾侪以手与脑，在于运用思维，以追求一贯之知识。懂得这样理由，仲景与吾侪，可以图而域之，中医与西医，也可图而域之。

我本写过一部《伤寒论蜕》，后来想再写一部《伤寒论析疑》，但因整理中国文化学术，工作太樊，没有空闲时间可以抽出。今得余子无言先我着鞭，为之喜而不寐。

余子对于中西医学，都有研究。曩年依我嘱托，为中央国医馆起草《外科病名表解》，识者服其确当。今以科学方法，整理《伤寒论》，而著《新义》，吾知其必有合于现代之需要，而解决《伤寒论》的内在和外在关系。《伤寒论》的内在，固在于毫治伤寒，而《伤寒论》的外在，则在于不仅毫治伤寒；《伤寒论》的外在，原在于拯救误治之失，而《伤寒论》的内在，则利用吾侪之经验与思维，以矫正一般误治之失，这样弧区，叫作科学。现代科学最高原则，是根据人类生理学和动物进化史而来。有斯根据，才有颠扑不破之价值，没有此根据，便无价值。医学而不根据生理自然形态，是谓买椟还珠。

此理一般学者知之者盖寡，而余子则知诸夙稔。虽其著书立说，与我微有出入，那系环境使然，其说在《内经》异法方宜。余子将本书请叙，因写出我的一些基本概念，由归纳而至分析，且不使主观吞噬客观，与读此书者，借资扬榷。

公元一九三八年九月，黄溪陈无咎在上海

张　题

　　自来同声者相应，同气者相求，无言先生与予有之矣。其于现代医学问题诸大端，与予道相同而又相谋者也。近出其大著《伤寒论新义》以示予。内容之丰富翔实，别具匠心；体裁之别致新颖，堪称独步。较之平素口头研讨，得之一鳞一爪者，奚啻天壤，此殆得窥其全豹者欤。六经纲领，融汇西学之新奇；阴阳剖解，未背南阳之古训；生理学说，足以矫正《内经》；药物实验，可以直追《本草》。正误格非，方喻之芜杂已去；存真删伪，仲景之精义常存。整理旧籍，此为不二法，改造中医，是乃第一声。爰志数语，以表佩忱！

　　　公元一九四〇年一月武进张赞臣谨识

自　序

　　中国医学，至近世而沉沦极矣。六经阴阳之说可尽凭乎？而称道之者尚有其人，不知随时代以俱进，而欲与新学抗衡，宁不危哉！环顾已往，中医学校，虽不下数十所，以教材不能统一，而教本之有系统、有标准者，仍不多见。中央国医馆之成立已近十年，虽百废待举而仍一无所成，何哉？盖庖人不治庖，又无司祝越樽俎而代之，故无功耳。

　　曩者，余有《混合外科学》之刊行，即为整理中医书之初步尝试，颇得学者之谬誉。近复辑《伤寒新义》一书，用科学方法整理一新。盖从医经开其端，以冀收根本改造之效也。其编辑方法有四，一曰以经注经，即举仲景原文，纵横驰策，以相呼应也；二曰以精注经，即采诸家学说，择其精英，以相发明也；三曰以新注经，即引西医之新说，矫正中医之谬误，以资汇通也；四曰以心注经，即以予个人之心得及诊疗之经验，以资参考也。

　　四纲既定，乃始着手，网罗古今善本、新旧书籍无虑数十百家，折长补短，择善而从。凡引古说，不以背科学原理为准；凡采新知，以能阐中医真理为率。虽篇章仍因六经之旧，而提纲已合科学之新。并附图表多幅，互相映证，俾成一实用之教本，研医之捷径。稿经四易，时阅三年，始得蒇事，而与世相见，余不禁重有感焉。

夫予之纂为此书也，岂无病而呻吟哉。推厥动机，约有六端，而使予不能自已也。

一、西医界欲借政治手腕而消灭中医也。辛亥革命后，吾国之为西医者，只知泰西医学之长而不知其短，只知中国医学之劣而不知其优，唯持片面主观，妄肆攻击，不思发扬固有，交流学术，教育卫生，两皆把持，而使中医地位，日在飘摇之中。此启予动机者，一也。

二、中医界偏多封建思想而不求改革也。以表面观之，中医集团，有学校之创，有医会之设，倡言改进，竞说汇通，宜若可以有成矣，而孰知言之匪艰，行之维艰。凡百待举，均若墦蟫之不得成，于中医学术之存亡问题，曾无回顾却虑于其中。此启予动机者，二也。

三、提倡汇通者今不如昔，几将中断也。溯自丁先生仲祜，倡为汇通之说，实为改造中医之嚆矢。编译医书，无虑百数十种，嘉惠后学，实非浅尠。顾光阴忽忽，已三十余年，近数年来，未尝有新著续出。此岂丁先生之过哉，我辈后学之过也。盖丁先生年事已高，精力非复往昔，兴灭继绝，端在我辈，正所谓有事弟子服其劳耳。此启予动机者，三也。

四、有志改革者格于环境，不能实现也。曾忆二十三年，陈先生无咎，任中央国医馆编审委员会主席时，以过去之学术整理委员会，收效甚微，乃决从编审入手，初编各科病名表解。曾委予及张赞臣先生助之，分任其事，旋即通令各省采用，嗣因供献未能尽行，乃退让贤能。后先生每以整理旧籍相勖勉，意至殷切。此启予动机者，四也。

五、部分西医批评讨论，借以求名也。自汤本求真之《皇汉医学》出，乃有余氏之《批评》，自阎德润之《伤寒评释》出，乃有张氏之《讨论》。无如其所批评讨论，主观太深，中肯者少，于中医真理多未明了，有隔靴搔痒之嫌。盖只能运用西医药而不认识中医体系者，岂汤本及阎氏比哉。予意不认识中医体系者，其批评，或讨论，均少价值也。此启予动机者，五也。

六、青年学子嗜痂成癖，期待至殷也。囊予先后任苏州国医研究院及上海中国医学院教授时，任伤寒学及外科学，每引新说证明中医旧说之谬误，以期符我初衷，后虽以不合去职而从者仍众，群以整理昔日之讲义，另出专书为请。复思一编讲义，原不出一二学校之门，今成专著，公之同好，计亦良得。此启予动机者，六也。

今者予书既成而与世相见矣。予以为是者，不敢强人以为是；予以为非者，不敢强人以为非。要之，时至今日，中医地位之危险尽人皆知之矣。中医改造是否切要之图？整理旧籍是否入手之方？玄虚旧说应否摒弃？科学新知应否采取？此皆有研讨之价值者也。予虽不敏，宁不知兹事体大，非一人之力所能为功耶。顾中医学术之兴亡，匹夫亦与有责。予之纂为此书，盖将抛砖引玉，求多数之同情，而共负此艰巨。他日者，中国医学发扬光大，得占世界医学之一位，则尤下走之愿也。知我罪我，所不计耳。

公元一九三九年九月，江苏射水余无言谨识

第五版自序

吾中医旧学，处于此科学昌明之大时代中，不得不随着时代之轮，向前竞进，此势所必至，理有固然者也。中医学者，提倡中西汇通于先者三十年，而提倡中医科学化于后者又二十年，顾此五十年之成绩，究何如耶？是诚不可说，不可知矣。

夫凡百学术，当以教育为唯一成功之道路，中医欲科学化成，非付诸教育不为功。顾中医教育亦已四十年之久，不但科学化未有成就，而中医本身之基本知识反形低落，此何故耶？即中医本位未能团结，而中医西医尤未能大团结也。不能团结则各逞己见，无整个之方法，故依然无功耳。

无言隐然忧之。在过去，参加中医教育时即埋头工作，以为中医科学化应有两种方法，一为整理中医学术工作，一为创造新法教本工作。以此两种工作，实施于中医教育，乃克有济。故先后编成《伤寒论新义》及《金匮新义》两书。"伤寒"早于十年前由中华书局发行，先后已出四版，"金匮"则始于去年由新医书局出版，今亦将二版矣。盖《伤寒》《金匮》为中医必读之基本医学，顾文字高古简洁，而编法则陈旧欠序，立说亦间有空虚之处。予乃依文别类，依类分篇，依篇次条，依条作注。其不合科学者去之，再附以图表，引证新知。出版至今，读者多所奖饰，然予犹以为未满足也。

盖此为中医整理旧籍之工作，而非创造新编之工作。今更贾吾余勇，首由传染病起编，不久将有单行本与读者相见。吾之新编，若果陆续有成，则整理与创造之两者工作，皆得稍稍尽予绵薄之力矣。夫予之所以继续努力者，亦有二点，一则由《伤寒论新义》发行以来，四版售罄，为时已久，而尚未见有其他编者，续有此种整理之工作表现，予切引领而望之，必将有大器晚成之著作尚在后也。迨大器书成，则吾之"伤寒""金匮"两书，留为覆瓿可耳。

二则在政府指导下，所倡中医科学化，迟早必将实现。盖已取得中医本身之团结，而更取得中西医之大团结，将来集中人才合力以赴，办成科学化之中医学校，编成最完善之新法教本，则予之两书，亦将成为敝屣矣。

此上予之所言，一则曰覆瓿，再则曰敝屣，乃予内心之言。盖一人之力有限，一人之见颇狭，予书不作覆瓿，不作敝屣，则中医科学化，即不见有成。若集多人之力，多人之见，众志成城，建功自易。新书一出，则予之书自可废矣。吾为中医中之一人，而研究中医改进者亦三十年于兹，甚愿中医科学化之早日成功，故出此剖心之言也。

兹者，书业界以全国出版会议议决案，科技书籍应划归专业经营，即在政府指导下，遵照办理。今中华书局已将本书版权移转而由千顷堂书局接收，继续发行，再印五版。予特略增材料，从事补苴，以与读者相见，幸其有以教我也。

公元一九五三年十一月廿二日江苏射水择明余无言谨识

仲景原序

　　余每览越人入虢之诊，望齐侯之色，未尝不慨然叹其才秀也。怪当今居世之士，曾不留神医药，精究方术，上以疗君亲之疾，下以救贫贱之厄，中以保身长全，按：全宇不可解疑为命字之误以养其生，但竞逐荣势，企踵权豪，孜孜汲汲，惟名利是务，崇饰其末，忽弃其本，华其外而悴其内，皮之不存，毛将安附焉。卒然遭邪风之气，婴非常之疾，患及祸至，而方震栗，降志屈节，钦望巫祝，告穷归天，束手受败，赍百年之寿命，持至贵之重器，委付凡医，恣其所措。咄嗟，呜呼，厥身已毙，神明消灭，变为异物，幽潜重泉，徒为啼泣。痛夫举世昏迷莫能觉悟，不惜其命，若是轻生，彼何荣势之云哉？而进不能爱人知人，退不能爱身知己，遇灾值祸，身居厄地，蒙蒙昧昧，蠢若游魂。哀乎！趋世之士，驰竞浮华，不固根本，忘躯徇物，危若冰谷，至于是也！余宗族素多，向余二百，建安纪年以来，犹未十稔，其死亡者，三分有二，伤寒十居其七。感往昔之沦丧，伤横夭之莫救，乃勤求古训，博采众方，撰用《素问》《九卷》《八十一难》《阴阳大论》《胎胪药录》，并《平脉辨证》，为《伤寒杂病论》，合十六卷，虽未能尽愈诸病，庶可以见病知源，若寻余所集，

15

思过半矣。夫天布五行，以运万类，人禀五常，以有五脏，经络腑俞，阴阳会通，玄冥幽微，变化难极，自非才高识妙，岂能探其理致哉，上古有神农、黄帝、岐伯、伯高、雷公、少俞、少师、仲文，中世有长桑、扁鹊，汉有公乘阳庆及仓公，下此以往，未之闻也，观今之医不念思求经旨，以演其所知，各承家技，终始顺旧，省疾问病，务在口给，相对斯须，便处汤药；按寸不及尺，握手不及足，人迎趺阳，三部不参，动数发息，不满五十；短期未知决诊，九候曾无仿佛，明堂阙庭，尽不见察，所谓窥管而已。夫欲视死别生，实为难矣！孔子云，生而知之者上，学则亚之。多闻博识，知之次也，余宿尚方术，请事斯语。

汉长沙守，南阳张机著

凡　例

仲景伤寒，其次序为叔和所乱。晋以后，为历代注家所乱者，又不知凡几。孰为原本，不可究诘。兹就余个人意见所及，条文略有变更，务求其次序妥顺为得。

伤寒为中医书之根本医学，其立法之妥善，变方之多端，不独为治伤寒之善本，亦且开杂证治疗变化之门。唯旧说太近玄虚者，均以科学眼光，一一整理之。

《伤寒论》之六经及阴阳学说，久成为西医攻击之焦点，而故步自封者，仍以抱残守缺为务。试一抚心自问，其于医学应用上，究属何如？处此科学昌明时代，何必乃尔。本编篇首，即为《论六经》《论阴阳》两文，以纠正其谬误。

自细菌之学兴，人人均知伤寒病有伤寒杆菌（肠窒扶斯杆菌），而不知西医书中之伤寒，乃中医书中伤寒有五中之湿温证，非《伤寒论》中之伤寒也。又或谓流行性感冒，相当《伤寒论》中之伤寒，其说亦难自圆。故本书注释，不言细菌，其详见后"说细菌"一文。

阴阳之说，在中医古代书中，原有所指。总之，凡立于对待之地位者，皆以阴阳代表之，属殊笼统。本编皆将其阴阳之所指，究为何物，以科学的眼光说明之。

历来注家，每将前人注解，改头换面，攘为己有，此为最可耻之事。本编引证前人注解，悉标前人姓氏，盖前人之功，余不敢夺，岂可将前人心血，装成自己之皮肉哉。

余对于经文有独到之处，悉以科学之眼光说明之，纠正之，务使学者得一真理之所在。其唯一信条，即是每立一说，脚踏实地，不自欺，不欺人，求吾心之所安而后已。凡为余之意见，悉标余名，盖余之发明，余公诸来者。

关于生理方面，中说之六经，谬误滋多，较之西医生理解剖学说，其不如远甚。故本编每篇篇首，均冠以最新之生理解剖精图，并加说明。其于中医旧说，可通者通之，误者正之，开中医改造之途，辟中西汇通之径，识者谅焉。

经文错乱，至于不辨眉目，本编一一为之订正，分别门类。并于每类之末，附一简明之表，使错乱之经文，成为一有系统之读物。

凡经文有法无方者，依据历代注家意见，补出方治。唯于表中该方上，加一补字，以分宾主。

经文中有最牵强，最费解者，或决为伪文者，悉删去之，附于每篇之末，另为评正。盖删之，所以清本书之眉目；附之，所以备学者之参考，使知所去取焉。

凡原书条文中，有某某汤主治者，即标曰某某汤证，而于不出方治者，则无标题，检查殊感不便。兹特仿黄氏《悬解》例，于不出方治之条文，每条立一标题，以清眉目而便检查。凡原有汤证标题者，悉仍其旧，并于目录上，加一"〇"以识之。

仲景为当时学术所挟持，沿用六经之名而不袭其实，此是事实。余既有"辟六经"之文，而仍以六经名篇，不将为识者所笑耶？盖余修正丹波氏说，仲景系将许多病证，分成六个类型耳，故余在每篇篇名下，指明确为何病。例如太阳，指明为头项背脊病；阳明，指明为肠胃一系病，是亦仲景沿用六经之名，不袭《素问》之实之意也。

论六经

六经之说，始于《素问》。《素问》一书，实为战国时人所著。盖其时，学说庞杂，纷极一时，人各为书，诚恐后人之不已信也，每每托名于黄帝。观班固《汉书·艺文志》自知之，其时著书立说，托黄帝名者约二十家。迨至汉末，仲景集汉以前医学之大成，著为《伤寒杂病论》。其自序言"撰用《素问》"，然皆沿其名，而不袭其实。虽有六经之名，但文中无一言及于脉络，此可知仲景以六经名篇者，非其本意。只以《素问》六经之说，由战国以至汉末，数百年来，信之者众，积习难改，故仲景不得已，仍沿用之耳。虽以六经名篇，并未泥言六经之脉络，又未强分手足三阳、手足三阴，而后之注家泥言之，强分之也。且以仲景自序，有撰用《素问》之言，故彼等为之注者，皆将《素问》中一切六经阴阳五行等说，悉数搬来，强为注释也。仲景有知，不知涕泗之何从矣。

然则，吾人何以知仲景不愿以六经立说，不得已而沿用之耶？请试观《伤寒》原文，虽以六经分篇，但除分篇外，既未言其脉络之如何，又未将手足三阳、手足三阴之症状完全举出。如足太阴脾经病状则有说，而手太阴肺经病状则无说。何以大小青龙汤证之咳喘，麻杏石甘汤证之汗出而喘，不直接指为太阴肺经之病，而入于太阴篇乎？只言太阴足经，而不言太阴手经，则两太阴经，缺其一矣。又如太阳有经病、有腑病；阳明亦有经病，有腑病；而少阳则无明文以判其经腑也，然则少阳无经病耶？至太阴、少阴、厥阴，则亦无明文以分脏分经也，然则太阴、少阴、厥阴又无经病耶？即如论中有所谓阳明中风，少阳中风，太阴中风，少阴中风，厥阴中风，此皆言里欲出表，阴将出阳，重者转轻也，又何尝有经病确征之可言耶？既有经矣，何以无该经之症状，使吾人得一确切之认识；既无经矣，则六经、十二经之说，根本即不能成立。夫如是，则又何必以六经名篇，而徒乱后人之意耶？

殊不知仲景所以沿用六经之名者，实以积习难改而不得不用之耳。至于六经又分为十二经，并分腑、分脏，妄立标题，余意乃晋时王叔和或宋时林亿高保衡等，所添之蛇足也。盖仲景著书大要，重在方法，方法又本诸主要证候。每一主证，即有一主方，每一变证，即有一变方。故分析许多证候，而立为三百九十七法，一百一十三方。既以证立法，以法立方，而立竿见影矣，又何必分经、分腑、分脏，反使不能自圆其说哉！虽愚者亦决不至此，况仲景之圣哲乎！故余敢断言，六经名篇，仲景沿用之也。至于分经、分腑、分脏，妄立标题，乃后人所为，绝非仲景原文之旧也。而实则不讲经腑，与治疗漠然无关，只求认清主证，即用主方，辨明变证，即用变方，此所谓大扣大鸣，小扣小鸣，无有不效者矣，又何必斤斤于六经十二经之说，而分经、分腑、分脏耶。且也，病邪之中于人体，传于内脏，漫无常轨，六经之说，实可有可无。

程国彭曰："凡看伤寒，以传经直中为纲领。传经者，由太阳传阳明，由阳明传少阳，由少阳传太阴，由太阴传少阴，由少阴传厥阴，此名循经传也。亦有越经传者，如寒邪初客太阳，有不传阳明，而径传少阳者，有不传阳明经，而径入阳明腑者；亦有由阳明不传少阳，而径入本腑者；亦有少阳不传三阴，而径入胃腑者；亦有传一二经而止者；亦有始终只在一经者。虽所传各各不同，其为传经，则一也。若夫直中者，谓不由阳经传入，而径中三阴者也，中太阴，则病浅；中少阴，则病深；中厥阴，则愈深矣。此其所当急温也。夫传经之邪，在表为寒，入里即为热证。不比直中之邪，则但寒而无热也。先明传经直中，庶寒热之剂，不至妄投矣。仲景三阴条下，以传经与直中，混同立言，而昧者不察，无怪其意乱心迷也。"就程氏之言观之，其说明表邪内传之不一，传经直中之当辨，三阴混言之当察，其对于六经印版之说，深表不满，已意在言外。窥其意直欲扯而碎之，嚼烂而吞于腹中，只以仲景负医圣之名，而程氏不敢明目张胆直诋仲景，作医界之叛臣耳。然程氏犹不知仲景之苦衷也。六经之名，仲景不得已而沿用之，前已言之。设使仲景当时，离开六经以立论，吾恐其书虽出，必将为士大夫所不齿矣。当时不齿，又安得传至今日哉。清陈修园初著医书，恐不见信于众，乃托名叶天士。及己名大噪，又收归己有。仲景沿用《素问》六经之名，亦犹修园之托名天士，欲使人之信己耳。此正仲景之权变也。昔人称孔子为圣之时者也，吾于仲景亦然。余尝考之，六经之说，殊难置信。以六经分配脏腑之言论，与今之解剖生理学说作比较观，则强半必须矫正。其脉络有通有不通，生理有误有不误，位置有确有不确，不待烦言而解。古人谓太阴之经主肺与脾，少阴之经主心与肾，厥阴之经主肝与心包，太阳之经主小肠与膀胱，少阳之经主胆与三焦，阳明之经主大肠与胃，其言论不尽确当，更毋庸讳言。兹特列表于后（第一表），并附新图（第一图），孰是孰非，不待季路之片言，而大狱立决矣。

第一表　《素问》六经十二经分配脏腑阴阳表

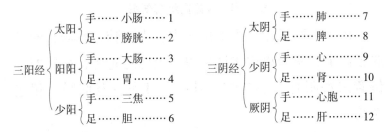

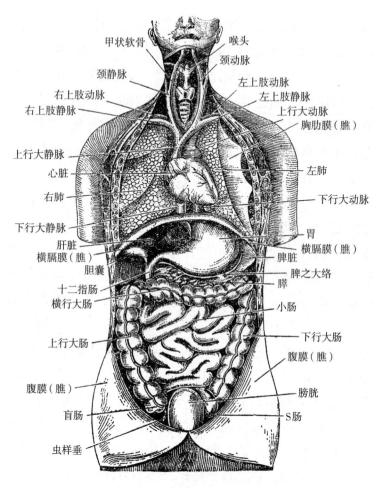

甲状软骨
喉头
颈动脉
颈静脉
左上肢动脉
右上肢动脉
左上肢静脉
右上肢静脉
上行大动脉
胸肋膜（膲）
上行大静脉
心脏
左肺
右肺
下行大动脉
下行大静脉
胃
肝脏
横膈膜（膲）
横膈膜（膲）
脾脏
胆囊
脾之大络
十二指肠
膵
横行大肠
小肠
上行大肠
下行大肠
腹膜（膲）
腹膜（膲）
膀胱
盲肠
S肠
虫样垂

第一图　人体内脏解剖图

　　依第一图观之，则上焦之中，为心肺之所居，即横膈膜以上，胸腔以内之地位也。上焦之轮廓，宛然如一倒置之洗眼杯，心与肺居其中，其血管及筋膜，相连系焉。

第二表　三焦内脏位置及连系表

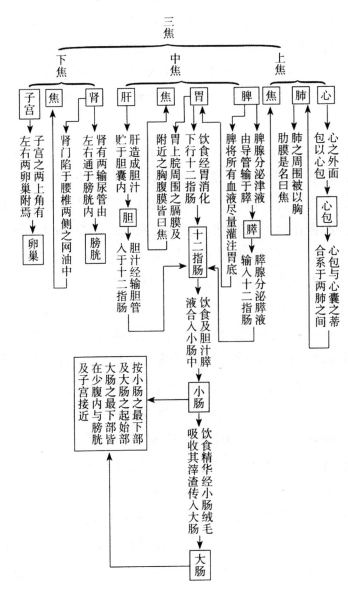

横膈膜之下，至于骨盘，统称腹腔。腹腔之上大半部，称为中焦，腹腔之下小半部，则称为下焦，中下焦之轮廓，则宛然如一黄金瓜。中焦与下焦之分，以脐部为准。中焦之中，肝偏右，而胆寄于肝叶之内，胃偏左，而脾附于胃侧之旁后方，胃之下，有膵横焉，膵与胆之两管，又同开口于胃与小肠间之十二指肠，膵之下，则为横行大肠，再下为小肠之上半部，以上诸器官，皆相连者也。下焦即少腹之位，内有小肠之下半部，右为上行大肠，左为下行大肠，而膀胱及妇人之子宫，亦皆在焉。肾脏则在腰椎之两侧，正当横行大肠之直后下方，有两输尿管通于膀胱。依上所述，于内脏之连系，得列表如上（第二表），以证明中医旧说之谬误。

抑吾更有说焉。六经之说，果为可信，则每当某一经有病时，即当于某经经络所循之路径，发生症状，则吾人即确信而不疑矣。如《金鉴》外科首节有歌云："手之三阳手外头，手之三阴胸内手，足之三阳头外足，足之三阴足内走"。依上四语，再参观六经之图，则得一比较确切之结论，即所谓三阳经者，包括头、项、背、脊及上下肢之外侧；所谓三阴经者，包括胸、腹及上下肢之内侧。今试以胎儿为例（第二图）。胎儿蜷缩于母体子宫内，凡胎儿头项背脊及上下肢之外侧，能贴近子宫内壁者，即中医三阳经之部位路径也。凡胸腹及上下肢之内侧，不能贴近子宫内壁者，即中医三阴经之部位路径也（参看中医书旧十二经之图自知）。依伤寒注家解释，如痛，头项强痛，如葛根汤证及小葛根汤证（桂枝加葛根汤证）之项背强几几，皆认为系太阳经病，此说可通。至阳明经病，虽强分而亦无据，但其他各经之病状，注家更无从勉强牵合，故皆囫囵吞枣，不能自圆其说，此

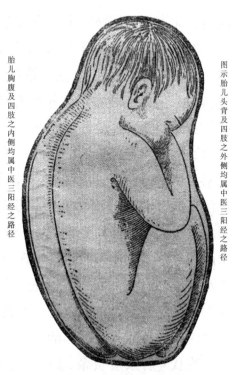

胎儿胸腹及四肢之内侧均属中医三阳经之路径

图示胎儿头背及四肢之外侧均属中医三阳经之路径

第二图　胎儿图

即六经说不可靠之铁证。犹之预约六客吃饭，只请一客到场，岂非笑话耶，而不知头痛，头项强痛，项背强几几之症状，乃病邪袭及头项背脊之骨骼肌肉及神经，故现此象耳。何得以病象在头项背脊。而即凭空结撰，指为太阳经之病状，而又牵扯为阳明经之病状耶。又近人费通甫，以为太阴经病，其主症为四肢烦疼，但此一症，为太阴病欲由表解之征，亦不能认为是太阴经病，若以太阴经之路径言之，其四肢烦痛，亦只应在四肢之

内侧，而不当在四肢之全肢作痛也。

　　然则仲景六经之说，究作何解乎？余曰，仲景之书，重在症候，依症立法，依法立方，六经沿用，非其初衷，前已言之矣。而仲景名用六经之名，实非《素问》之实，仅以六经名其篇章，将症状显分六大类，谆谆示谕后人，见某种汤证，即用某种汤方，即暗示后人不必以六经为主体也。例如太阳篇曰，"太阳之为病，脉浮，头项强痛，而恶寒"。阳明篇曰，"阳明之为病，胃家实是也"。凡此皆使人第一要认清见症，能认清六个阶段之症状，则不致误汗、误吐、误下矣。唯世人认不清见症者多，每每误治，故仲景于《伤寒论》中，述救误之治法独多，仲景之心，亦良苦矣，又何尝坚持六经之说，以囿后人之见闻哉。

　　程氏《后条辨赘余》曰："《素问》之六经，是一病共具之六经，仲景之六经，是异病分布之六经；《素问》之六经，是因热病而原及六经，仲景之六经，是设六经，以该尽众病。"持此说也，更足为余"名用六经之名，实非《素问》之实"之确证。何后世注家之昧昧，而必欲牵仲景之六经，与《素问》之六经相合耶。不意日人聪明，反过乎吾人之上。日人丹波元坚氏，亦以六经之说为无据，以为六经之分篇，亦系将许多病症，分为六个阶段，实与程氏设六经以该尽众病之说，殆相符合。其言曰，"太阳病者表热证也，少阳病者半表半里热证也，此二者，未借物为结，然其体气则实矣。阳明病者里热实证也，太阴病者里寒实证也，少阴病者表里虚寒证也，而更有等差，厥阴病者里虚，而寒热相错证也，此三阳三阴之梗概也"。持此以观，吾国注家，不知仲景六经之义，而日人反知之，殆所谓礼失而求诸野耶。吾辈后学，可以醒矣，可以醒矣。

论阴阳

阴阳之说，《素问》为甚，全书所纪，指不胜屈，亦无暇缕举而细辨之。盖战国之世，崇尚黄老者多，而黄老尤为道家所尊崇。当春秋之时，医术之神者，莫过于和缓，而无书传于后世，故战国时之知医者，乃托名黄帝，而著为《素问》也。又以托黄帝名，而遂杂以道家言，故阴阳、五行、运气等说，亦拉杂采入，以示其医学之高深，亦大谬矣。故吾尝谓《素问》之学说，吾人能取而应用之者，仅占十分之三，而十分之七为无用，唯仲景《伤寒论》，则全部皆可取而应用之，道中人多有首肯余言者。至《伤寒论》中所说之阴阳，其义已较狭，不似《素问》之广泛。若依《素问》之说，来释阴阳，则天地间一切事物，无不可以阴阳两字名之，可鄙殊甚。若推而广之，则干饭可称阳饭，稀饭可称阴饭，热饭可称阳中之阳饭，冷饭可称阳中之阴饭，热水可称阴中之阳水，冷水可称阴中之阴水，《素问》谓为数之可千，推之可万，其滥名阴阳，类都如此，宁不大可笑乎。

至仲景所谓阴阳也者，其义实较《素问》为狭，眉目已清楚多矣。其沿用阴阳之名，犹之沿用六经，不得已而用之也。其所谓阴阳云者，有指脏腑言之也，有指表里言之也，有指寒热言之也，有指虚实言之也，有指昼夜言之也。例如伤寒六七日，无大热，其人躁烦者，此为阳去入阴故也，此阴阳，即指脏腑言之也。又曰伤寒三日，三阳为尽，三阴当受邪，此阴阳，即指表里言之也。又曰病有发热恶寒者，发于阳也，无热恶寒者，发于阴也，此阴阳，即指寒热言之也。又云病发于阳，而反下之，热入，因作结胸；病发于阴，而反下之，因作痞。此阴阳，即指虚实言之也。又曰发于阳者，七日愈；发于阴者，六日愈。此阴阳，即指昼夜言之也。凡此等处所言之阴阳，明眼人自知之，不待烦言而解矣。无如后人不加深察，误解滋多，百家伤寒，持说各异，无怪后世学者，对于阴阳之说，彷徨其中，如入五里雾也。

然而《伤寒》一书，疗病之书也。兹就阴阳两字，关于症状者言之，庶乎切实而达用。日人森田氏有言曰："因遗传体质之关系，平素身体各脏器之机能活泼，而耐寒暑，对精神或肉体的劳作，不易疲劳，其神情清朗，活力溢于外者，则以阳象表征之。反是，平素虚弱，不耐气候之变化，微些工作，辄易疲劳，神情忧郁，而嗜安逸者，则以阴象表征之。罹病之时，其对于病原体防御的活动力，或病变的治愈机转上，而旺盛者，以阳象表示之。反是，防御的活动力，或治愈机转的微弱，而易陷于危笃者，以阴象表示之。"以上阴阳之解释，即森田氏就体质及病状言之也。近人阎德润氏所著之《伤寒评释》，根据森氏之说，并为之列表如次（第三表）。

第三表　疾病阴阳征象表

证别 部别	阳	阴
体温	上升	不上升　时反下降
脉搏	有热性脉（浮脉）	无热性脉（沉脉）
颜貌	潮红　有光彩　明亮	暗淡　甚者青红色
眼光	明了　有光力	矇眬　无光力
音声	透澈　爽亮	不透澈　嘶嗄
举动	轻快	钝重　蹋卧
消化器	口内干燥　舌苔　大便秘结	口内湿润　舌滑润　下痢
神经系	头痛过敏羞明不眠错觉谵语	无力嗜眠昏迷钝感遗尿蜎语
四肢	温暖	厥冷

依上列之表，解释伤寒中之阴阳，既不背乎经旨，又切中乎病情，使后人读《伤寒论》者，不致暗中摸索。然吾犹有不满者，即阴阳之名之太笼统也。窥其意，凡百事物，其立于对待之地位，或情形者，皆得以阴阳两字名之。其名之不正，已毋庸讳言，不知名不正，则言不顺，必也正名乎。昔孔子作《春秋》，首正名分，甚矣哉。名之不可不正也，即如前举之阴阳，或

指脏腑，或指表里，或指寒热，或指虚实，或指昼夜，其不同也如此，其弥漫也如此。而实则脏腑、表里、寒热、昼夜等，皆自有其定名也，苟无定名，则不妨以阴阳两字，假定其名称，既有定名，又何必以阴阳代表之乎？犹之苏沪一带，女婢则通称阿金，车夫则通称阿二，原属代名之称，不意本名反晦，医书中阴阳代表之不当，实属类似，宁不大可笑乎？故余兹编，首从正名始，世之明达，或不以余言为谬乎。

或有难余者曰，子以为仲景沿用阴阳之名，犹之沿用六经，不得已而用之，其说果有征乎。仲景不独于腑脏、表里、寒热、虚实等，而以阴阳名之也，即汤证亦有名之者。如经文曰，证象阳旦，按法治之而增剧，此所谓阳旦之症，即桂枝证也，阳旦之汤，即桂枝汤也。子以为仲景以症立法，以法立方，仲景之方，既以阳旦名矣，安得谓为用阴阳之名，非仲景本意，不得已而沿用之耶。余曰，否否。不然，桂枝汤之改称阳旦，因内加附子，而改名之也，乃《外台秘要》及《古今录验》所改称。至《千金》阳旦汤，亦桂枝汤原方，有加黄芩、干姜者，名阴旦汤，此均后人滥名阴阳之过，与仲景无与。仲景书中，只称桂枝也，加附子者，亦只称桂枝加附子汤也（见第三十条）。至证象阳旦一节，设为问答之辞，实非仲景之旧，与结胸脏结条下之问答两节，阳明篇中之向答五节，必同为后人所增入。盖古人著书，必有一定之体例。如黄帝《素问》及《灵枢》，通卷皆设为问答，其体例亦始终如一，而《伤寒论》则每一篇中，必先揭纲领，次举症候，次出方剂，其体例亦始终如一，而独于太阳、阳明两篇中，夹此数段问答，实则等于骈指，自坏体例，仲景能如是乎？且问答之辞，义有不伦，于经文原意，无所增益。仲景之文，妙在简练，画蛇添足，仲景必不屑为。既非仲景所为，则证名阳旦，后人之过，非仲景之过也。且也，仲景《伤寒论》中，所立汤证名称，通篇无一以阴阳定名者，即如回阳之方，莫过于四逆汤及通脉四逆汤，而仲景不以回阳名之，已可想见。再以《金匮》论之，《金匮》有肾气丸，以肾气名丸，而不以肾阳名丸，是则仲景之不轻言阴阳也，明矣。安得引阳旦两字，而为仲景诟病乎。

说细菌

　　《庄子·则阳篇》曰，"有国于蜗之左角者，曰蛮氏，有国于蜗之右角者，曰触氏，时相与争地而战，伏尸数万"。此虽为庄氏之寓言，要亦天地间至微至细之事物，为吾人所不能闻不能见者，不知其凡几。故为此寓言，以小而喻大耳。而孰知今日细菌之学说，殆有类于蛮触之寓言见诸事实也。尝考泰西医学界，自细菌之学兴，于病原、病理、诊断、治疗等，获有伟大之助力，为医界放一异彩，诚所谓实事实物，有凭有据者也，几使理想家无置喙之余地。回顾吾国医学，漫无进步，两两比较，未免有小巫大巫之诮矣。然本书之中，于细菌未曾言及，果何故耶，抑编者之遗忘欤，抑学说之不确欤？曰：非遗忘也，信详确也。在一显微镜之接眼镜中，睨而视之，则种种细菌，不啻蛮触之伏尸数万也，是则何以不言乎，请试言其故。

　　夫伤寒一证，性能传染，仲景自叙中已言之矣。曰"建安纪年以来，犹未十稔，其死亡者三分有二，伤寒十居其七，感往昔之沦丧，伤横夭之莫救"，是明言其有传染性也。故近人以西医书中之肠窒扶斯，相当仲景书中之伤寒，而其实不然。盖西医书中之肠窒扶斯，其病型病历，实为中医书中之湿温，亦即大江以南之所谓湿温伤寒也。至所谓湿温伤寒者，盖援《内经》伤寒有五之说，而泛名之曰，湿温伤寒也，今以肠窒扶斯为《伤寒论》中之伤寒，固误，若以湿温之治法，施诸伤寒，尤难吻合也。《伤寒论》中所言伤寒之症状，其主要者，为头项强痛，发热恶寒，脉紧无汗，体疼骨痛等，征之湿温证不如是也，曰"太阳病，始恶寒，后但热不寒，汗出胸痞，舌白，或黄，口渴不引饮"（见薛生白《湿热病篇》第一条，《中国医学大辞典》谓系《伤寒论》原文误）。由此观之，焉可混为一谈乎。西医书中之肠窒扶斯，既相当中医书中之湿温，则不能视为《伤寒论》中之伤寒，又何能以肠窒扶斯杆菌，牵合于《伤寒论》中之伤寒，而作曲解乎。此吾所不言细菌者，一也。

然则中医之伤寒，果为西医何病乎。中医所云，伤寒能传染，又果有何种细菌乎。此不可不研究者。前一说，余固不能知，后一说，余又不能详。岂特余哉，号称万能之优秀西医，亦不能知，不能详也。张君子鹤于其《中国医学科学讨论》中，言中医之伤寒，相当西医之流行性感冒，亦未能确言其细菌，斯说也颇为难满人意。盖流行性感冒杆菌，与肠窒扶斯杆菌，截然不同，是张君亦不认《伤寒论》中之伤寒，为西医书中之肠窒扶斯也。将谓伤寒为流行性感冒耶，则《伤寒论》中之六期型历，又与流行性感冒不尽同也。故汪企张《内科全书》流行性感冒篇曰，"我国冬季，本病甚多，俗谓重伤风者即此"。由此观之，则汪说较张说为确，且与中说通矣。中医以重伤风之流行，发于春者曰春感，发于秋者曰秋感，发于冬者曰冬感，其说不谋而合。既确定流行性感冒，为中医之春感、秋感、冬感，则自有其流行性感冒杆菌，又何能以流行性感冒杆菌，牵合于《伤寒论》中之伤寒，而为臆说乎。此吾所不言细菌者，二也。

夫肠窒扶斯有其菌，流行性感冒有其菌，而中医书中之伤寒，仲景明言其能传染，究为何菌乎，则不得而知之矣。此其弊在于中西医界两方面，果何故耶。盖中医缺乏细菌学识，且守旧者多，每恃治疗有效方，反以研究为多事，故不能知其为何菌也。西医虽有细菌学识，然其所得，究属有限，倍数极大之显微镜，其所能见者，则曰此某菌也，此某菌也，设有经任何检查，而不见一丝细菌者，则亦无以名之，因名之曰滤过性毒。秦氏《细菌学》曰："近三十年中，各国学者之研究，尚有许多疾病，由于较细菌更细之物体所致者，姑将此种物体，暂时分作一类，以待研究，名曰滤过性毒"。此名似不适当。因吾人既不知此体，在物质中，所居之位置，又无法加以辨别，其是否系属一类之物，抑或如细菌之可分作多种，皆不得而知。通常细菌，经滤过器之滤过，液能滤过矣，而菌则不然，若某种病之排泄物或血液，千方百计，虽经培养滤过，检不出一丝细菌，但其滤液有毒，因名之曰，滤过性毒也，如天花、瘈犬病、砂眼、白蛉子热、登革热、麻疹、腮腺炎、斑疹伤寒皆是。今以《伤寒论》中之伤寒为例，既非肠窒扶斯菌，又非流行感冒菌，而其传染猖獗，古今同轨，其病原如何，亦无以名之，于此不得不作时髦之说曰，此亦滤过性毒耳。今者病菌不明，安得将无作有？此吾所不言细菌者，三也。

中西医之治疗，有同轨而进者，有背道而驰者。以大体言，如救火然，中医之治疗，不管起火之根源，先以救火为急，只求火势一灭，亦不暇研究起火之原因。西医之治疗，不顾房室之焚如，必以原因为询，待其原因既详，业已火光烛天。例如急性真性霍乱，待其细菌检明，则病者已登鬼录矣。中医治疗，不如此也，见到起烟，即便泼水，盖认起烟为起火之症状也，如无汗恶寒，即用麻黄，热渴引饮，即用白虎，厥逆吐利，即用四逆。先决条件在识证，然后方再用药，此中医有种种汤证之名称也。不但此也，中医最大好处有二，一在善于排除病毒。一切热性病，无不有病毒者也，毒在人体，理应设法排除，虽不知为何种毒素，但排除之方法，不一而足。例如麻桂青龙，为表病而排除病毒者也，解肌发汗，虽有轻重之不同，然其使病毒随汗液而泄则一也。承气白虎，为里病而排除病毒也，清热攻滞，虽有彼此之互异，然使其病毒向下而泄则一也。柴胡诸方，为半表里病而排除病毒也，和解表里，虽有缓急之别，然使其病毒表里分解则一也。二在善于护持津液，其义关系于病者至巨，以表面言之。麻桂青龙承气诸方，皆大伤津液之剂也，然用之必当其时，当用之时而用之，伤其津液，正所以护持其津液也，适当用不用，则病即传变矣。何谓当其时耶，即当汗之时而汗之，或当下之时而下之，则表里津液未伤，病去而津液可缓复也。何谓不当其时耶，即失汗之后而汗之，或失下之后而下之，则表里已耗，病未愈而津液已竭矣。若果知此义者，病虽有菌，亦治之可愈，若不知此义者，病虽无菌，治之亦死也。且也，吾人之体内脏器，血肉之质也，不能如西医之试验管，试验管中能置杀菌药于其中而试验杀菌，但人体之内脏则不能也。故西医虽于细菌发现多种，而无法可治者，亦不在少数。何哉？血肉之躯不能与玻璃之试验管同其比例也，则又何必过信细菌之说哉。此吾所不言细菌者，四也。

虽然，细菌之学，吾愿其日有发明也，杀菌之药，吾愿其日有进步也。盖细菌学之确凿有据，可补我中医之不逮也。然吾中医之固有学术，认证之详确，治疗之神奇，有非西医所梦见，则尤愿发扬而光大之，使世界各国，皆有我中医之治疗成绩，则岂仅医者之荣，抑亦我炎黄祖宗之荣也。

附　复长沙杨先托同志书

敬爱的杨同志：

昨据上海中华书局留沪工作组，转来中国图书发行公司长沙分公司的来函说，"同志对于我的《伤寒论新义》之中，否认有伤寒杆菌之说，因之是反科学的，希望我作一答复"。我接到中华来信，心中非常高兴，因为你对我提出意见，正是你的爱我。并且知道你此时，必已了解我那篇《说细菌》的全文了。在当时，或者没有前后的贯串看下去，现在必已贯串的看过，并且知道我没有丝毫反科学了，现在我再摘要的说出几点，请你再把我原书对照一下。

第一点，张仲景《伤寒论》中的伤寒，不是薛生白《湿热病篇》中的湿温伤寒，现在西医书中的伤寒（肠窒扶斯），是湿温伤寒。在中医书中，伤寒有广、狭二义。（一）伤寒有五，曰中风、曰伤寒、曰湿温、曰热病、曰温病，《素问》所谓，热病皆伤寒之类，此是广义的伤寒。（二）伤寒为五种伤寒之一，但指寒邪外袭的，麻黄汤证起始的伤寒，此便是狭义的伤寒。绝不能把治疗伤寒的方法，去治湿温。因为仲景《伤寒论》中，湿温的条文缺略，到薛生白这一班人，才又研究出湿温的治法，所以我原文第二段末脚说，"不能以肠窒扶斯杆菌的湿温伤寒，牵合于仲景的伤寒"。

第二点，仲景《伤寒论》中的伤寒，又不是张子鹤所说的流行性感冒，所以张君也只说，是相当于西医的流行性感冒，并未敢肯定。一个学者，对某一问题，在没有得到确实的结论以前，是难于肯定的。仲景《伤寒论》中的伤寒症状，与湿温（肠窒扶斯）不同，与流行性感冒又不同。因为湿温有肠窒扶斯杆菌，流行性感冒又有流行性感冒杆菌，和麻黄汤证的伤寒，不能牵合。我说的是症状不同，不能牵合，而不是我不信细菌，反对科学，说不定《伤寒论》中的伤寒，也是一种所谓"滤过性毒"

第三点，我在原文中，也只仅说，不言细菌者一、者二、者三、者四。只说不言，但未有说不信，未说不信，就不是反对科学。所以不言的，仲景《伤寒论》中的伤寒，到底是什么菌，在没有确定以前，绝不能随便牵合的。而且我在我的原文里，一则曰，"自细菌之学兴，为医界放一异彩，实事实物，有凭有据"。再则曰，"西医书中之肠窒扶斯，其病型病历，实为中医书中之湿温"。三则曰，"细菌之学，吾愿其日有发明也，杀菌之药，吾愿其日有进步也，确凿有据，可补我中医之不逮也"。何尝不信细菌呢？不过不可信之太过，如其确系某种病菌，发生某病的，要深切信之，不能肯定是某种病菌而发生的病，不能勉强牵合而硬说是某菌发生。我的立论原则上就是说，"不能把肠窒扶斯所患的湿温伤寒，牵合到仲景书中的伤寒"。

关于以上所说，现在要归纳到一句话，就是仲景《伤寒论》中的伤寒，到底是什么菌，这个问题，我想将来可以解决的。因为过去时代，中医是中医的堡垒，西医是西医的堡垒，那是不易解决的。现在中西医大联合了，只要大家共同研究，把中医经方家，确认为是仲景《伤寒论》中麻黄汤证以下各系列的种种病症，再请西医用种种方法，检查他的体内，到底是什么菌，那么这个问题，便可大白于世界了。在你，以为我这句话，对吗？总之，你对于我提出的讨论，是有意义的，并且是很爱我的，我得向你致十二分的谢意。

公元一九五三年二月九日上海自忠路裕福里四号余无言
谨复

（附志）在今年（一九五三年）二月六日，接到澳门路中华书局编辑所留沪工作组的来信，云称，"中国图书发行公司长沙分公司来函，说有杨先托同志，对于我的《伤寒新义》里《说细菌》一文，有所讨论"。并说我有"否认有伤寒杆菌之说"。我觉得非常奇怪，但是又想到他是非常爱护我的，不过当他看我这篇文字时，是走马看花，或者是看的片断，所以才有这种误会。因于同月九日，即复了他这封信，仍由中华转寄长沙中图公司，再转给杨同志，不期果如予言，杨同志已早知道了，是他自己的误会。因与学术有关，特补刊之。（一九五三年十一月五版时编者志）

卷首 六经总篇

江苏射水余无言　编著

浙江黄溪陈无咎　审定

受业 袁正刚、杨茂如、朱佐才、潘纫娴、曹向平

徐心怡、季雨苍、邓灿兰、薛寒鸥、庞泮池 同校订

伤寒总纲

寒热辨

第一条　病有发热恶寒者，发于阳也。无热恶寒者，发于阴也。

余无言曰：本条依表面言之，发热恶寒，为伤寒太阳表病之的证，故曰发于阳也。无热恶寒，为伤寒直中三阴之的证，即程国彭所谓直中之邪，但寒而热，故曰发于阴也。以此解释，似乎可通，但余意不然。此节不当在阴阳两字上苛求，当在有热无热上活套作想。盖吾人思想，当活泼泼地，不能死于句下。所谓发热恶寒者，即初病时同时并见发热恶寒之症状也。此人卫气必强，营血亦盛，故其一受邪时体内立起抵抗，故发热与恶寒，同时并见。所谓无热恶寒者，并非永不发

热，乃时间上发热较迟耳，其人卫气必较弱，营血必较虚，体内不能立起抵抗，故发热不与恶寒同时并见。如第十四条太阳伤寒条下曰："太阳病，或已发热，或未发热，必恶寒。"正与此条吻合，其云或已发热者即言发热与恶寒并见也，其云或未发热者即言发热未与恶寒并见也。前者气血必较实，后者气血必较虚。但发热虽然较迟，并非终不发热，迨一旦发热，则太阳表证毕具矣。故余谓不当在阴阳两字上苛求，当在有热无热上作想者，此也。

愈期辨

第二条　发于阳者七日愈，发于阴者六日愈，以阳数七，阴数六故也。

余无言曰：此条诸家解释，至于不辨眉目，言虽千万，但无一可入余耳者。近人曹颖甫甚至谓发于阳者为中风，风为阳邪，当作六日愈，发于阴者为伤寒，寒为阴邪，当作七日愈，更属武断。不知《伤寒论》中之阴阳两字，举步换形，每条各有解释，不可牵混。诸旧本均将本条与前条，分为两条，而俗本则混为一条，此所以纠缠不清，而对于本条，反不得其解耳。

本条第三句云，以阳数七，阴数六，故也，骤视之不可解。盖阳数为偶，阴数为奇，何得云阳数七，阴数六耶。余思之者再，乃始得之。盖数者指日数言之，阴

46

阳者，指夜与昼言之也。太阳篇第十二条曰："太阳病欲解，时从巳至未上。"太阴篇第二六三条曰："太阴病欲解时，从亥至丑上。"据此推测，则太阳病欲解时在昼间十二时之前后，反推其发病之时亦必在昼间十二时之前后。盖吾国习惯，在记事上不论第一日起于何时，只要确在昼间，即算是第一日。例如初一日患病即算第一日，初二为第二日，由此而推至第七日昼间病自愈时，为第七日。若以二十四小时计算，则仍为六个二十四小时，六个二十四小时，实不足七日夜之数。故第九条曰："太阳病，头痛至七日以上自愈者，以行其经尽故也。"七日以上，即七日以前，明言其不足七日之数也，此更足为证。《易经》曰：七日来复，此七日病可自解，想亦正气来复，而病乃自解也。至于太阴病欲解时，在夜间十二时之前后。照吾国习惯，在初一日天未明时夜间起病，算不到初一日，只能以初二日昼间为第一日，初三日为第二日，由此推至初七日夜间十二时左右，病自愈时又算不到第八日，由初二至初七只能算六日。若以二十四小时计算，则亦为六个二十四小时。执是以观，无论太阳病、太阴病，由起时至解时，大约皆为六个昼夜，其中并无若何神秘，无如后人不明此理，乃各作别解耳。兹再列表如次以明之。（第四表）

第四表　太阳病及太阴病起止时日比较表

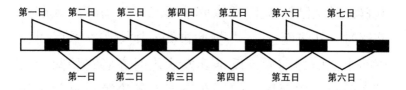

（一）白者指昼，示太阳病起止时日（起于昼止于昼）

（二）黑者指夜，示太阴病起止时日（起于夜止于夜）

依上表观之，可以得其解矣。然此乃言其常，非言其变也。盖病之轻者每不至六个二十四小时而解，病之重者每已过六个二十四小时而不解。体之弱者每不至六个二十四小时而传，体之强者每已过六个二十四小时而不传，不可一例绳之。此六经传变之刻版文章，又不可尽信也。

传不传辨

第三条　伤寒一日，太阳受之。脉若静者为不传。颇欲呕，若躁烦，脉数急者，乃为传也。

余无言曰：伤寒以一候为一日，一候，即七日也。故一日太阳，二日阳明，三日少阳，即言一候、二候、三候之传变也。脉若静者之静字，非脉不动之谓，脉不动，则人已登鬼录矣，尚何言哉。此静字，近当与本条脉数急者句之数急两字对照看来，远当与第一二九条太阳病脉浮而动数句之动数两字对照看来。盖伤寒之脉，本为浮紧，今脉变为数急，或动数，呈不静之象，则为传也。本条所谓脉静，亦即浮紧之脉，未变常态，无数急或动数之象，故曰为不传也。呕为少阳主证之一，躁烦为阳明主证之一，详见各篇本文。设病者脉见不静之象，又见欲呕者，则为初传少阳之兆，若见躁烦者，则为初传阳明之兆。至于呕与躁烦之病理，在少阳、阳明两篇言之，兹从略。

不传证

第四条 伤寒二三日，阳明少阳证不见者，为不传也。

余无言曰：本条即呼应前条者也，二日、三日，即指二候、三候言。二候之期，不见躁烦之症状，即为不传阳明。三候之期，不见欲呕之症状，即为不传少阳。此即阳明少阳不受邪也。内不受则外邪不得内传，既不得内传则邪仍在表，仍当汗解而愈。不得泥于传经之常例，以为二候必见阳明病，三候必见少阳病也。

例如阳明篇第一九七条曰："阳明病，脉迟，汗出多，微恶寒者，表未解也，可发汗，宜桂枝汤。"第一九八条曰："阳明病，脉浮，无汗而喘者，发汗则愈，宜麻黄汤。"此两条开始即曰阳明病，天下岂有阳明病，而用麻桂者乎。盖此言虽至阳明病期（即二候），但阳明症状不见，太阳表证仍在者，即当按其有汗无汗，而分别用麻黄、桂枝两方以治之也。此两条正可为本条下一注脚，阳明期如是，少阳期亦当如是。

不传脉

第五条　伤寒三日，少阳脉小者，欲已也。

余无言曰：前云少阳证不见为不传，此云少阳脉不见为欲已，皆示人以辨证之方也。

成无己曰：少阳脉当弦紧，小者，邪气微，欲已也。柯韵伯曰：脉弦细，属少阳，小，即细也。若脉小，而无头痛、发热等症，是少阳不受邪，为欲愈矣。（按：小字当活看，成说是也）

不传阴证

第六条　伤寒三日，三阳当尽，三阴当受邪。其人反能食而不呕，此为三阴不受邪也。

余无言曰：伤寒循经之传者，本一日太阳，二日阳明，三日少阳，四日太阴，五日少阴，六日厥阴。但亦有三阳次第传尽，而不入三阴者，若初传太阴脾经，必腹满而吐，食不下。至三阳既尽，理应传入太阴，而见腹满而吐，食不下之症。今反能食，而不见腹满、呕吐，此何故耶？乃太阴不受邪耳，太阴既不受邪，少阴厥阴，更不得传矣。

传阴证

第七条　伤寒六七日，无大热，其人烦躁者，此为阳去入阴故也。

余无言曰：此六七日，系指少阳一候中之第六七日，即三阳之传之末日也。邪传三阳既尽，故无大热，无大热而不躁烦则病自愈矣。若虽无大热，而忽转躁烦者，此即病邪进入三阴之征也。

夫躁烦之症状，太阳阳明均有之，不独少阳将入太阴有之也。然其躁烦有别，太阳之躁烦恶寒、发热、不汗出而躁烦也，阳明之躁烦，表里俱热、大渴、舌干而躁烦也。本条少阳入太阴之躁烦，乃无大热而忽转躁烦也。其各各不同，当细辨之。

卷一　太阳上篇

太阳病提纲（头项背脊病）

太阳病脉证

第八条　太阳之为病，脉浮头项强痛而恶寒。

余无言曰：此太阳、头项背脊病之提纲也。今以太阳，专指头项背脊。何哉？盖昔人谓太阳主一身之表，其言似是而实非。因病者，有全身症状之恶寒、发热而云然。且病者无不头痛。中医旧说谓头为诸阳之会，故指头痛、恶寒、发热之表证为太阳病也。不知全身症状之恶寒、发热，乃风寒初中人体之表，体温及血液起而自卫，拒邪不纳之表现也。而究其受病之根源，确在头项背脊。如云头痛、头项强痛、项背强几几等。皆是脑脊一系，受风寒侵袭之征也。

至第十七条云："啬啬恶寒，淅淅恶风，翕翕发热。"虽为全身感觉，然当恶风、恶寒、发热之始，其啬啬、淅淅、翕翕之初兆，必先自头项背脊，呈电击性，忽然而来也。世俗有神仙但怕脑后风之说，此语不为无因。想受病时，必自脑项始也，不然，何以第二十三条之表证，服桂枝汤不解者，而必欲刺风池、风府耶。其间蛛丝马迹，不无可寻。故恶寒发热，虽为全身症状，然不能独认此种症状，可代表全身之表病，当求其根源之所在，乃可得其纲领。夫如是则太阳病者，即头项背脊病，是已。

西医谓外感之症状约有三类：一为神经系性，如头痛、项强、脊痛、荐骨痛、眼痛、四肢痛等是；二为呼吸系性，如鼻卡他、喉头卡他及气管支卡他是；三为消化系性，如呕吐、泄泻、腹痛、腹胀、食欲缺乏等是。执是以观，则西医之所谓神经系性症状者，实为脑脊一系之病状，即中医之所谓太阳病者是也。考头项背脊，以神经系统及骨骼系统、筋肉系统言之，均有密切之关系。脑髓在头盖之内，神经之根即倒植于此，其在人身，犹倒置之小树然，主一身之知觉。自后脑起，延枕骨大孔，贯项后之颈椎，而下脊椎，又由颈后背上两侧，分两支于上肢，由臀下尾闾，分两支于下肢，沿背脊者，则分披如马鬃，在四肢者，则放散如尘尾。颈椎脊椎之外，则为形状不一之肌肉附着其上，肌肉之中则血管布焉，肌肉之外则皮肤被焉，此其大概也。故《金鉴·外科心法》亦曰："吾人身体，计有五层，皮、脉、肉、筋、骨也。"唯未言及神经，此时代关系，不足为病，然亦可以互相映证矣。（第三图）

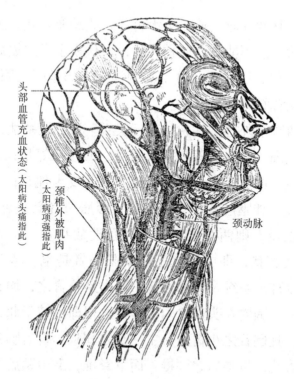

头部血管充血状态（太阳病头痛指此）

颈椎外被肌肉（太阳病项强指此）

颈动脉

第三图　头部脉络图

　　风寒外来之邪，既侵袭人体，则神经立有知觉，而命令各部组织同时起而自卫，于是症状发生矣。如恶寒，乃外来寒邪，欲由皮肤入内，使体内气血流行发生障碍，故患者恶之。脉浮，乃体内气血，觉有外邪欲入，立即奔凑于外以作自然之抵抗也。头项强痛，乃头项之神经及筋骨，皆为邪所中，而同时该处血管呈充血作用也。他如桂枝汤证条下之发热、自汗、恶寒、恶风等症，麻黄汤证条下之发热、无汗、身疼、腰痛、骨节疼痛等症，皆躯壳中皮、脉、肉、筋、骨五层，无不受其侵袭之确征。故凡现有以上诸症者，皆统称之曰太阳病。至近人以风中肌腠，寒伤皮毛立说，又以太阳两字，专指皮肤与肌腠，反不言头项背脊，则见既不广，说亦难通矣。（第四图）

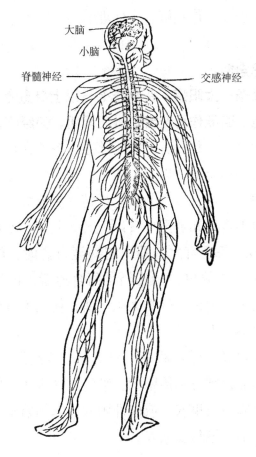

大脑
小脑
脊髓神经
交感神经

第四图　神经系统图

即以中医旧说证之，曰头为诸阳之会，曰背为阳，曰表为阳。《内经》亦曰"太阳之脉，上连风府，上头项，挟脊抵腰至足，循身之背。"是也。则太阳之病，明明指为头项背脊病矣，而太阳之症状，亦明示吾人曰头痛、曰头项强痛、曰项背强几几，更足为证。奈何世人不知此理而各作别解者，何耶。

经尽自愈

第九条 太阳病，头痛至七日以上自愈者，以行其经尽故也。若欲作再经者，针足阳明，使经不传则愈。

余无言曰：太阳病，包括脉浮，头项强痛，恶寒诸症。此言头痛至七日以上自愈者，盖头痛在诸症中为最苦，故独举头痛，以概其余。最苦之头痛既已自愈，则他症之愈不言可知。至七日以上者，明言其不足七日之数，前第二条已言之，即由起病至自愈时，约在六个二十四小时之数也。行其经尽而自愈者，内而阳明气充，拒之不使内传，外则太阳气盛，使之不得留恋，故邪乃不得不去也。

欲作再经，即言邪将传阳明也。若预先用针刺之，以助泄其邪，则可不传阳明。唯经文并未明言何穴，或曰当针足阳明三里穴，或曰冲阳穴，未知孰是。但余不解针灸，不敢臆断以欺人。

烦汗自解

第十条　若欲自解者，必当先烦，烦乃有汗，随汗而解。何以知之，脉浮，故知汗出当解也。

余无言曰：自解，与前节自愈同意，此条即承前条而言之者也。言自解者，邪欲夺路而出。必当先烦，烦者，烦躁发热不安之貌，经此一烦，不药而得汗，汗出则自解。此与战汗而解之原理正同，均邪正相争，正气胜邪而始得作汗也。不过发烦得汗而解，较之寒战得汗而解者为轻耳。

病传阳明，每现烦象，第三条已言之。本条汗解之前，亦现烦象。然则何以知此烦象，为欲作汗出而解耶？盖此时虽现烦象，脉浮依然，即前所谓脉若静者，为不传之义。言其浮脉未变常态，故知此烦，非传阳明之烦，必当汗出而解也。

待期自愈

第十一条　风家表解，而不了了者，十二日愈。

余无言曰：风家，指患中风者言。表解，言中风得桂枝汤，汗出而大邪已去也。不了了者，言尚觉有些微头昏不爽，似乎未能十分清澈者。此无大碍，盖大邪既去，即有些微未尽之邪，稍待数日，米饮常进，精气自复，至多不过十二日，则自愈矣。

太阳病解时

第十二条　太阳病欲解时，从巳至未上。

余无言曰：上列之图表，系余按照旧说，一日夜十二时之循环而绘成之也。此不过示明中医三阳三阴病，自解之大概而已，然而不敢信之也。即以前图观之，其三阳三阴自解之时间距离，亦有偏轻偏重之嫌，殊难自圆其说。此种说法，可算是中医书中之一个绝大的谜。盖六经之传，尚无定轨，病之自解，岂可准时以计而一无错误耶。不过病果自解，每在第七日，以时计算，每每约在六个二十四小时左右，征诸实验，此则无疑者也。其说参看前第二条。（第五表）

第五表　六经病解比例表

太阳病欲解时	从巳至未上
阳明病欲解时	从申至戌上
少阳病欲解时	从寅至辰上
太阴病欲解时	从亥至丑上
少阴病欲解时	从子至寅上
厥阴病欲解时	从丑至卯上

中风及伤寒

中风证

第十三条　太阳病，发热汗出，恶风脉缓者，名为中风。

伤寒证

第十四条　太阳病，或已发热，或未发热，必恶寒体痛，呕逆，脉阴阳俱紧者，名为伤寒。

日人丹波元简曰：风寒二证，譬如人之呵与吹，呵之风属阳，吹之寒属阴。阳主泄，阴主闭。故人之感邪气，其表虚泄而汗出者，名为中风；其表实闭而无汗者，名为伤寒。其实受邪之风寒，不知果为何如？只就其表虚、表实，有汗、无汗而立其目，以为处疗之方耳。故不曰此中风也，此伤寒也，而下"名为"二字，其意可自知也。恽铁樵极赏其说，以为未经人道之言。

余无言曰：余于丹氏此说，得一进一步之解说焉。夫风寒，同是天地间之气也，与吾人口中之呼吸气同。今吾人设自行试验，张口而缓呵自身之皮肤，则温而和缓，毫无所苦，设撮口而急吹自身之皮肤，则寒而慄急，即觉不适。夫同是一人口中之气，张口而缓呵则其气温，撮口而急吹则其气寒，岂非怪事。然而无足怪也，其着于吾人身体之方法不同，故感觉亦不同也，而风寒着人亦极类是。夫风寒，虽同是空中之气，但因时令关系，温寒显然有异。盖风之来也，如呵之气温而缓，故人每不知不觉而受之；寒之来也，如吹之气寒而急，故人必有知有觉而受之。不知不觉故皮毛开，有知有觉故皮毛闭，此亦风寒着人方法之不同，故感觉亦不同也。

风之中人以春季为最多，寒之伤人以冬季为最多。盖时至春令，气候之寒温常有变更，昨尚严寒，今忽暴暖，人每卸去重衣，以致受风。当其受病之始，根本即不知不觉，不但毫无所苦，反觉非常舒适。如宋朱光庭见程明道，归谓人曰"光庭在春风中，坐了一个月"。据此，则春风着人，反感舒适，更足为证。若夫冬令则不然，气候严寒，苟无非时之气者（指暴暖），即使每日相差亦不过一二度而已。故人在此时，出外受寒极易，亦有居家不轻外出而伤寒者。盖其人或喜静怕动，或体质不强，时当严寒，每易受病耳。总之，其受寒之时，必有知觉，觉气候侵袭身体，酷寒难当，职是之由，中风之证，感之于不知不觉，体内不起强剧之抵抗，故皮毛不闭；伤寒之证，感之于有知有觉，体内立起强剧之抵抗，故皮毛必闭。可笑世之注家，无古无今，尽在阴阳两字里兜圈子，自诩通神，而不在受病情形上说个明白，真乃昧尽天良，以自欺欺人也。

然吾更有说焉。注家于风寒之辨，姑不论其辨之合理与否，但人多知辨之矣。而中伤两字，由汉末至今，数千年来，独无一人知辨之者，此亦绝大遗憾。今试举中伤两字之例，以证吾说。

中者，着到之谓，由此达彼而着到也。《说文》从○，从一，为中。故发矢至的，其穿不穿不计也，果能着到，即曰中。伤者，创害之谓。《说文》段注刀部曰：刃，伤也。又《左》僖二十二年传：君子不重伤。注：伤，戕害也。此中伤两字，意义不同之点也。

按《左》桓五年传：郑伯御王，战于繻葛，祝聃射王中肩，王亦能军。然周王未以崩闻，盖祝聃之矢，仅中周王之肩耳。因伤之肤浅，故王亦能军也。又《左》庄九年传：管仲召忽奉子纠以伐齐，管仲射桓公中钩。然桓公亦未以死闻，盖管仲之矢，仅中桓公之钩耳。虽中而未伤，故桓公无恙也。此中字，仅为着到之义之铁证也。

《左》僖二十二年传：冬，十一月，宋襄公及楚人战于泓，宋师败绩，公伤股，二十三年，夏，五月，宋襄公卒，伤于泓，故也。先记其伤，后书其卒，明言伤之足以致死也。又《左》定十四年传：越王伐吴，大败之，灵姑浮以戈击阖庐，阖庐伤将指，吴兵还，阖庐卒于陉。此亦先记其伤，后书其卒，明言其伤之足以致死也，此又伤字为深重之义之铁证也。

尝考《左氏》书法，最为谨严，一字之微，意义极大。故于中、伤两字，轻重之义，书法乃有天渊之别。

乃后世学者不察，竟将中风病名，改为伤风，以之与伤寒并立，不通之极，无可为讳，仲景有知，必将勃然大骂而泫然流涕矣。

至中风、伤寒症状之不同，端在表虚、表实，有汗、无汗，丹波氏已言之矣。他如恶寒、恶风，则伤寒重，而中风轻；体痛、呕逆，则伤寒盛，而中风微；而脉象则伤寒浮紧，中风浮缓，此又不同者也，辨之亦极易易。至太阳病初起时之脉浮，头项强痛而恶寒，此不论中风伤寒之所同，察同察异，是在读者。故仲景诚恐后人于辨症不能明白，乃特举重要不同之症状，分析得明明白白，肯定一名称。凡有某种某种主症者，即名为中风，凡有某种某种主症者，即名为伤寒。用笔如分水犀，诚不愧为医中之圣矣。

温病及风温

温病证
第十五条　太阳病，发热而渴，不恶寒者，为温病。

风温证
第十六条　若发汗已，身灼热者，名曰风温。风温为病，脉阴阳俱浮，自汗出，便不利，直视，身重，多眠，睡鼻必鼾，语言难出。若被下者，小失溲。若被火者，微发黄色，剧则如惊痫，时瘈疭，若火熏之，一逆尚引日，再逆促命期。

余无言曰：伤寒、中风与温病，不独后来之经过绝对不同，即起始亦显然有别。温病初起，虽亦微觉恶寒，但不旋踵，即发热而渴，不恶寒矣。本条是仲景借作太阳病中风伤寒之衬笔，示人以鉴别诊断也，故所述温病症状，略而不详，末亦未出方治。而于温病误汗、误下、误火之情形，反略示梗概，使人知误治之危害。温病不可当作伤寒中风治也。

本条第一节，即直指发热而渴，不恶寒者，为温病，示人认清此种症候，与伤寒中风之恶风寒者不同。伤寒中风之恶风寒，故能用麻、桂之辛温以散风寒，温病但发热不恶寒，故不能用辛温之麻、桂以大发其汗也。

第二节，即言温病，用麻、桂以误汗，则变为身重，多眠，鼻鼾，语涩之逆症，此认为风寒表证而误汗之也。

第三节，即言温病，用硝、黄以误下，则变为小便不利、直视、失溲之逆症。此认为阳明里证，而误下之也。

第四节，即言温病，用烧针熨背等法以误火，则变为惊痫、瘈疭、黄若火熏之逆症，此认为风寒凝于经络，而误火之也。末又殿以二语曰"一逆尚引日，再逆促命期"。此又示人以自始至终，不可以温病作伤寒中风治也。温病之治，当于又可、香岩、鞠通、孟英、麟郊诸家求之。总之温病初起，即发热而渴，旋不恶寒，其症状已越乎麻桂范围以外，此种鉴别诊断，不得不赘言之耳。

太阳解肌法

桂枝汤证（一）

第十七条　太阳中风，阳浮而阴弱，阳浮者，热自发，阴弱者，汗自出，啬啬恶寒，淅淅恶风，翕翕发热，鼻鸣，干呕者，桂枝汤主之。

余无言曰：中风之证，与伤寒不同，即一为发热自汗，一为发热无汗。所谓阳浮而阴弱者，指体内气血及脉象而言之。卫气起自然之抵抗，热发于表，脉亦现浮，故曰阳浮。营血守运行之专职，既自汗出，脉乃不充，故曰阴弱。啬啬与瑟瑟同，其恶寒也，啬啬然如凉风之刺体。其恶风也，淅淅然如微雨之着肤。翕翕者，如鸟羽之开合，言皮肤发热，毛窍乍开乍合，翕翕不已也，较阳明病之蒸蒸发热者不同。鼻鸣者，呼吸气粗，鼻道不利也。干呕者，邪势上逆，空呕无物也。凡有以上见症者，即为中风的证，必须桂枝汤以治之。因须桂枝，故直称曰桂枝汤证。

《金鉴》曰：太阳中风，即举前第八条及第十三条合而言之。又详举其症，以出其治也，后凡称太阳中风者，皆指此脉此证也。阴阳，指营卫而言，卫为风客，则卫邪强而发热矣，故曰阳浮者，热自发；营受邪蒸，则营不固而汗出矣，故曰阴弱者，汗自出。营卫不和，则肌表疏缓，故有啬啬之恶寒，淅淅之恶风，翕翕之发热也，然在皮肤之表，非若伤寒之壮热无汗。恶寒，虽近烈火而不灭，恶风，虽处密室而仍畏也。皮毛内合于肺，皮毛不固，风邪侵肺，则气壅而为鼻鸣矣，卫阳为风邪所干，不能敷布，则气逆而为干呕矣。故宜桂枝汤，解肌固表，调和营卫也。

○桂枝汤方

桂枝三两，去皮　芍药三两　甘草二两，炙　生姜三两　大枣十二枚，擘

此药服后，须臾，啜热粥一升余，以助药力，温覆令一时余，身漐漐微似汗出。不可令如水流漓，病必不除。若一服汗出，病瘥，停后服，不必尽剂。若不汗更服依前法，令三服尽。禁生冷面食酒酪等物。

余无言曰：此为《伤寒论》中第一方也。其方固妙，而服法则更妙，兹特分别言之。中风之证，较之伤寒，本属轻微。初病之时，认准脉浮，头项强痛，发热，恶

风寒，鼻鸣，干呕等，即确为桂枝汤之主证。桂枝辛温散风，清轻上行而外达，芍药和营清热，循行经脉以内疏，用姜以佐桂之散，草以辅芍之和，更加大枣以实脾胃之气，使正气内充，邪去尤易，此立方之妙也。

服法所宜注意者：（一）服后须臾，啜热粥以助药力。但尤当注意于"须臾"两字。（二）温覆令一时余。但尤当注意于"一时余"三字。（三）取漐漐微似汗出，不可令如水流漓。但尤当注意于"微似汗"三字。

原夫中风初起，病本肤浅，只求清轻外解已足。桂枝有散风之力，但不似麻黄之猛迅，诚恐药力有不足之处，不能取得微汗，故令啜热粥。在无病之人，啜热粥时，往往有汗，今桂枝性散，佐以热粥，则微汗之目的，必不失之。须臾云者，言服桂枝汤后，必须稍停片时，再啜热粥。因服药之后，药力不能立时发展，稍待片时，则药力将作，此时啜以热粥，则一帆一桨，顺流而下矣，此当注意者一。既服药服粥之后，必须温覆身体，勿再受风，使有汗缓缓而透，但至少温覆须一时余。昔时计时，以地支十二字为准，今时计时，以钟点二十四小时为准，是昔之一时余，正今之三小时左右也。设不温覆至三小时左右，则微汗未透，邪去未清，病亦不能霍然矣，此当注意者二。

既取得汗矣，即可毕乃事乎？然而未也，须知服桂枝，啜热粥，其目的不在取大汗，而在取微似汗。盖服桂枝汤，必须如前法，否则必生变症，如后文第二十三条及第二十四条是，宜参看之。故又叮咛至再曰，取漐漐微似汗出，不可令如水流漓，乃示人不可粗心也，此当注意者三。故余尝谓，用承气不难，用桂枝为难；用麻黄不难，用桂枝为难也。

桂枝汤证（二）

第十八条　太阳病，发热汗出者，此为卫强营弱，故使发热汗出，欲救邪风者，宜桂枝汤。<small>"故使发热汗出"句"发热"两字编者补。</small>

桂枝汤证（三）

第十九条　太阳病，头痛，发热，汗出，恶风者，桂枝汤主之。

余无言曰：此两条示人以中风症状之大要也，不必如前第十七条之诸症毕具。盖但头痛而不项强者，有之；但恶风而不恶寒者，有之；但发热而恶风极微者，亦有之；但鼻鸣而不干呕者，亦有之。只要症状是发热，汗出，即宜用桂枝汤方。宜字，较主字为逊，不似主字之肯定。盖虽发热汗出，但恶风之微，或等于无，故曰宜桂枝汤，言用之相宜，不为误也。次条因显有头痛恶风之候，盖桂枝之确征也，故直曰主之。总之不问其病因之何若，只要是发热自汗，即宜桂枝；是头痛恶风，发热自汗，即当主以桂枝也。

营，指营血，是体内之营养要素。卫，指卫气，是体内之自然抵抗力。营弱卫强，即前第十七条阴弱阳浮之谓。前云阳浮者，热自发，阴弱者，汗自出。本条亦曰发热汗出者，此为营弱卫强，而下则曰故使汗出。盖脱去发热二字，则说难自圆，故斗胆补之。（欲救邪风之救字，与解字同义）

桂枝汤证（四）

第二十条　病常自汗出者，此为营气和。此下原文有"营气和者"四字，宜衍。**外不谐，以卫气不共营气和谐故尔，以营行脉中，卫行脉外。复发其汗，营卫和则愈，宜桂枝汤。**

桂枝汤证（五）

第二十一条　病人无他病，"病人"下原有"脏"字，或曰"脏"当作旧，然皆不可通，且亦无须，宜衍。**时发热自汗出，而不愈者，此营气不和也。**"营"字原作"卫"，误，今改正。**先其时发汗则愈，桂枝汤主之。**

余无言曰：此两条为前太阳桂枝证之衬笔也，叙述人之卫气不固，生理反常。亦有病自汗出者，或营气内虚，生理反常。亦有病发热自汗出者，与前受外感之中风证，病原虽然不同，而自汗，或发热自汗则同。亦宜桂枝汤治之者。盖桂枝不独能散有头痛恶寒、发热自汗之病理的病，而于卫气不固，常自汗出，营气内虚，时发热自汗出之生理的病，亦能治愈之也。

前条仅自汗一症，次条有发热、自汗两症，此不同者一。前条则常自汗出，言终日不已也，次条则时发热自汗出，言或作或止也，此不同者二。前条无热而常自汗出者，则营气本足，因卫气不固，不能卫外使然，次条发热而自汗出者，则发热即汗出，热止即汗止，是营气内虚，卫气因而不固使然。故皆用桂枝汤以治之，寓止汗于发汗之中，参养血于和血之内，则病自除矣。

桂枝汤证（六）

第二十二条　太阳病，外证未解，脉浮弱者，当以汗解，宜桂枝汤。

余无言曰：太阳病外证云者，即指前第十三条，及第十四条之诸症言之也。外证，即表证之互词。浮弱，即浮缓之互词。凡表证大端俱在，而脉象亦属浮缓者，此病仍在表，当以汗解为正治，宜桂枝汤之辛温以散之，不可以他法误治之也。当以汗解之当字，即为后文第二十六条"不可下也"句伏笔。

桂枝汤证（七）

第二十三条　太阳病，初服桂枝汤，反烦不解者，

先刺风池、风府，却与桂枝汤则愈。

余无言曰：桂枝汤证，本无烦象，今服桂枝汤，病不解而反烦者，是桂枝汤不误，服桂枝汤未如其法为误也。桂枝汤条下应注意之三点，一啜粥，二温覆，此两点关系尚在其次，第三点之不可令如水流漓尤为重要。本条即发汗较迅，出汗较多，故病反不除而增烦象。只要表病仍在，不变为第七十三条　大烦渴不解，脉洪大之白虎加人参汤证，则仍当以桂枝法治之。次条"服桂枝汤，大汗出，脉洪大者，与桂枝汤如前法"，其误正与此类似。盖服桂枝不得法反烦者有之，脉现洪大者亦有之，此当舍去烦与脉洪大之变症，只要表证头痛、恶风、自汗出等症存在，则仍当以桂枝法治之。至刺风池、风府，不过助泄其邪耳，不甚重要。仍当以方治如法为主。

按：中医旧说，风池、风府两穴名，风池，在耳后陷处，按之引于耳中者是，属足少阳经；风府，在项后，入发际一寸，大筋宛宛中，属足太阳经及督脉经。

桂枝汤证（八）

第二十四条　服桂枝汤，大汗出，脉洪大者，与桂枝汤如前法。

余无言曰：服桂枝汤，因大汗出而脉洪大，计有两证。一即本条所载者是，一为第七十三条所载者是。但两条所载，同为服桂枝汤大汗出后，而变为脉洪大。但一则与桂枝汤如前法，一则以白虎加人参汤主之，其故何欤？不知七十三条所载者，尚多大烦渴不解之两种证象，盖烦渴不解，饮水数升，热象毕露，此其所以用白虎加人参也。本条虽现脉洪大，但以与桂枝汤如前法两语观之，则其症未转热象而表证仍在也。可知此其所以与桂枝汤如前法也。

恽铁樵曰：此救大汗出之法也。服桂枝汤，当令微似汗，不可令如水流漓。今云大汗出，必服桂枝汤未如前法，是桂枝汤不误，而大汗出误也。为其误在大汗出，所以反见洪大之脉，病之不解，已在言外。前云服桂枝汤，不可令如水流漓，但未言水流漓有若何坏处，此条正是前条注脚。

桂枝汤证（九）

第二十五条　伤寒发汗，解半日许，复烦，脉浮数者，可更发汗，宜桂枝汤。

余无言曰：本条申言，不独太阳病之中风证，服桂枝汤反烦不解者，可再与桂枝汤，而伤寒用麻黄汤，发汗后复烦者，亦可用桂枝汤也。盖伤寒主症为无汗，故麻黄汤中以力迅之麻黄当先，以力缓之桂枝居次。只要麻黄迅速冲锋，攻开皮毛，使寒邪外溃，桂枝随后缓缓排进，沿线肃清，使肌腠肉脉之间，邪无丝毫留恋之余地，故一鼓成功也。本条云伤寒发汗，虽无服麻黄汤之明文，但以伤寒两字推之，必是服过麻黄汤以发汗也。解半日许复烦者，必麻黄分量较少，或服药未足，皆未能适如其分，故虽已得汗，邪去七八，人较安静，似已解矣，半日许复又烦者。其为余邪未尽而作祟，正与中风服桂枝汤反烦者同，而一则当取大汗而反未彻，一则当取微汗而反过汗，为不同耳。然不再以麻黄汤治之者，因前服麻黄，业经汗出，毛窍已开，故无须再用。盖有汗不得用麻黄，经有明训，吾辈当随时随地，体会之。且伤寒之脉，本属浮紧，今已变为浮数，虽数而无内热之象，故只认定浮而不紧，数非内热，即当以桂枝法治之。

桂枝汤证（十）

第二十六条　太阳病，外证未解，不可下也，下之为逆。欲解外者桂枝汤主之。

余无言曰：太阳表证，法当汗解，决不可误下。苟误下之，则为逆，然逆有大小之分。小则为微喘，或脉促胸满，或脉微恶寒，或心下满，小便不利（参看第七表，桂枝系变证变方表）；大则邪气乘虚内陷，或虚烦不眠，或结胸痞硬，或下利脉促，或喘而汗出，或协热而利，心下痞硬，或下利完谷，心下痞硬，干呕心烦。总之不论大逆小逆，皆误下之过也。

桂枝汤证（十一）

第二十七条　太阳病，下之后，其气上冲者，可与桂枝汤，如前法，若不上冲者，不可与之。

余无言曰：太阳表证，绝无可下之理，下之则前条注文所举诸症，必然发生，如发生诸变症，则其体腔内之大气，必内结或下陷，其气必不上冲。今其气仍可上冲，明其邪未内结，或下陷也。既未内结下陷，则邪仍在表，仍当以表药治之。故曰可与桂枝汤，用前法。至其气不上冲者，应照变证之情形治之，当然不能再以桂枝与之也。按：冲字，与逆字同义。

桂枝汤证（十二）

第二十八条　太阳病，先发汗，不解，而复下之，脉浮者不愈，浮为在外，而反下之，故令不愈，今脉浮，故知在外，桂枝汤主之。

余无言曰：本条先发汗不解，服汤未如法也。而复下之，治之更误也。但虽误下，幸其症未变，而脉仍浮。只抓准一浮字，不论为浮缓、浮弱、浮数，均为邪未内陷之确证，即仍当以表解之桂枝法主治之也。而太阳病总纲，首举脉浮，其意更可知矣。上两条，皆表证下后之认症法也。前条认定气上冲，本条认定脉仍浮，皆为邪仍在表，而未内陷。一凭证，一凭脉，妙不可言。（第六表）

第六表　桂枝汤主证及主方表

桂枝证毕具	桂枝证不毕具及小变证及其他
脉浮头项强痛发热自汗恶风恶寒鼻鸣干呕	1.发热汗出；2.发热汗出头痛恶风；3.常人无热自汗出；4.常人发热自汗出；5.脉浮弱；6.服桂枝汤未如法反烦不解；7.服桂枝汤大汗出脉洪大；8.伤寒汗不澈解后复烦脉浮数；9.表证未解；10.误下后气上冲11.汗下后脉仍浮

桂枝系变证

桂枝增芍药生姜加人参汤证

第二十九条　太阳病，发汗后，身疼痛，脉沉迟者，桂枝增芍药生姜加人参汤主之。

余无言曰：此因中风过汗，营卫两虚，故现身疼痛，脉沉迟也。身疼痛一症，半属表邪未尽，犹之后文第三十四条，仍头项强痛同。盖服药不如法，表不得尽解，此为必然之势。半属营血大虚，血中之水分，随汗泄出太多，故筋脉失于濡养，而作痛也。脉之沉迟，亦由血虚及气虚所致。血不足故脉沉，无充分之气以推进血行，故脉迟。所以用桂枝者，因身疼痛尚未除尽也。增姜芍者，恃以温养营血也。加人参者，所以补因过汗而虚之气也。

成无己曰：汗后身疼痛，邪气未尽也。脉沉迟，营血不足也。经曰：其脉沉者，营气微也。又曰，迟者，营气不足，血少故也。与桂枝汤以解未尽之邪。增芍药、生姜，加人参，以益不足之血。

○桂枝增芍药生姜加人参汤方（一名新加汤）

桂枝三两　芍药四两　甘草二两，炙　生姜四两　大枣十二枚　人参三两

上六味，以水一斗二升，微火煮取三升，去滓，分温服。余依桂枝汤法。

《金鉴》曰：是方，即桂枝增芍药生姜，加人参也。汗后身疼痛，是营卫虚而不和也，故以桂枝汤调和其营卫。倍生姜者，以脉沉迟，营中寒也。增芍药者，以营不足，血少故也。加人参者，补诸虚也。桂枝得人参，大气周流，气血足，而百骸理。人参得桂枝，通行内外，补营而益卫，表虚身疼，未有不愈者也。

桂枝加附子汤证

第三十条　太阳病，发汗，遂漏不止，其人恶风，小便难，四肢微急，难以屈伸者，桂枝加附子汤主之。

余无言曰：中风证本应汗解，治不为误。而发汗遂漏汗不止者，其因有三：（一）再三发表，使大汗出，而虚其卫气。（二）其人素本表虚，常自汗出，而再重发汗，以虚其卫气。（三）本桂枝证，而误服麻黄，使大汗出，以虚其卫气。以上三因，皆能促成漏汗不止之逆

症。其所以漏汗不止者，缘表虚而体温放散，卫气不能温充皮肤与肌腠，故漏汗之势，乃溃溃乎若坏都，汩汩乎不可止也（两语见《内经》生气通天论）。既漏汗不止，必恶风更甚，小便因难，四肢微急，而难以屈伸。其所以用桂枝加附子者，一以原方缓解表邪，一则加附子以温固卫气，使之不再走散，则逆症可挽回也。否则恶风者，变为厥逆，四肢微急者，变为拘挛，治愈难矣。（按：本条过汗较前条为重）

徐灵胎曰：太阳病发汗，遂漏不止，此发汗太过，如水流漓。或药不对证之故。其人恶风者，中风者本恶风，汗后当愈，今仍恶风，则表邪未尽也。小便难者，津液少也。四肢微急，难以屈伸者，四肢为诸阳之本，急则难以屈伸，乃液脱阳虚之象，但不至亡阳耳。桂枝加附子汤主之，桂枝同附子服，则能止汗回阳。若更甚，而厥冷恶寒，则有阳脱之虑，当用四逆汤矣。

○桂枝加附子汤方

桂枝三两　芍药三两　甘草二两，炙　生姜三两　大枣十二枚　附子一枚，炮，去皮

上六味，以水六升，微火煮取三升，去滓。适寒，温服一升。若一服汗止，停后服。

张路玉曰：用桂枝汤者，和在表之营卫。加附子者，壮在表之元气。本非阳虚，故不用四逆。

桂枝加厚朴杏子汤证（一）

第三十一条 太阳病，下之微喘者，表未解故也，桂枝加厚朴杏子汤主之。

余无言曰：前条以汗之而虚其在表之卫气，故漏汗不止。本条以下之而滞其上焦之肺气，故气觉微喘。因汗下误治之不同，而症象转变亦有异。但虽在下后，气未下陷，壅遏于上而微喘，不得以有汗中风之误下微喘，认为无汗伤寒之喘，而用麻黄及大青龙也。故仅用原方加厚朴、杏子，借朴以温中宽气，借杏以降逆止喘，则立可霍然矣。

○桂枝加厚朴杏子汤方

桂枝三两　芍药三两　甘草二两，炙　生姜三两　大枣十二枚　厚朴二两，炙　杏仁五十枚

上七味，以水七升，微火，煮取三升，去滓。温服一升，覆取微似汗。

桂枝加厚朴杏子汤证（二）

第三十二条 喘家作，桂枝汤加厚朴杏子佳。

余无言曰：喘家，指素有喘疾之人。其人喘本未作，因患中风标病，而带发喘急之本病，故曰，喘家作，桂枝汤加厚朴杏子佳。如不知经文简练，认喘家作为仅发旧有之喘病，则朴、杏可用，而与桂枝无涉矣。须知本条紧接前条之后，省去太阳病三字耳。所以亦用

桂枝加朴、杏者，盖病因虽异，病状则同，表证均发热自汗，里证均壅逆气喘，故亦主以本方也。

桂枝去芍药汤证——桂枝去芍药加附子汤证

第三十三条　太阳病，下之后，脉促胸满者，桂枝去芍药汤主之。若脉微恶寒者，"脉"字编者补。桂枝去芍药加附子汤主之。

余无言曰：《脉诀》以数中一止为促。此节之脉促，非数中一止也，即指数也。盖数与急同义，急与促同义，脉数亦称脉促。故脉缓亦称脉弱也。今太阳病虽经下后，邪未内陷，脉由浮缓变为浮数。数虽为虚，浮则在表，而浮数之脉，法当汗解，经有明训，故仍主用桂枝。若无胸满一症，则芍药本可不去。今去芍者，盖恐芍药之酸敛，劫持胸中满逆之气也。

原文"若""微"两字间无"脉"字，人每误以"微"字属下恶寒字为一句，此则误矣。特增一"脉"字，为"脉微、恶寒"。与上"脉促、胸满"，正为对文。脉微、恶寒者，乃营卫气血两虚也。血行无力，故营弱而脉微。体温低降，故卫虚而恶寒。其症较脉促、胸满为甚，故于桂枝去芍方中，加附子以温之。盖附子有强心温运之功，四逆汤中，以之为主药。今用以强心，心强则血行加速，脉有力矣；用以温运，温运则体温恢复，不恶寒矣。而所以去芍药者，亦以芍药之酸敛，恐其妨碍附子强心及温运之力也。

○**桂枝去芍药汤方**

桂枝三两　甘草二两，炙　生姜三两　大枣十二枚

上四味，以水七升，微火煮取三升，去滓。适寒，温服一升。

陈修园曰：阳亡于外，宜引其阳以入内，芍药在所必用。阳衰于内，宜振其阳以自立，芍药则大非所宜也。

○**桂枝去芍药加附子汤方**

桂枝三两　甘草二两，炙　生姜三两　大枣十二枚　附子一枚，炮，去皮

上五味，以水七升，微火煮取三升，去滓。适寒，温服一升。若一服恶寒止，停后服。

周禹载曰：恶寒阳虚也。下多亡阴，与阳虚何涉？而便加附子，可见仲景疗病，本不泥着。见误用大黄寒下，或伤脾家之阳，令人气不外充，阳必内弱，一遇恶寒，遂加附子。乃芍药为阴，仍宜急去。乃知汗下所误虽异，而恶寒则同；芍药去法虽同，而意则异。前恐引邪下陷，此以寒药非宜也。明乎此，可以进退诸位耳。

桂枝去芍药加茯苓白术汤证

第三十四条　服桂枝汤，或下之，仍头项强痛，翕翕发热，无汗，心下满微痛，小便不利者，桂枝去芍加茯苓白术汤主之。"去芍"原作"去桂"，编者改。

余无言曰：此太阳桂枝证，经先服桂枝汤，后又误下，而邪气半陷心下（中焦），半仍在表也。仍头项强痛，翕翕发热，此邪未尽陷，半仍在表也。心下满微痛，此水停心下，邪气半已内陷也。水停于心下，排泄之道路，因之无所化行，故外而无汗，下则小便不利。今用桂枝，以缓解其表，使无汗还为有汗，则头项强痛，及发热可去。加茯苓白术，以健脾行水，使小便不利，还为复利，则心下满，及微痛可除。其所以去芍者，亦恐酸敛之性，劫持心下停蓄之水，反牵掣桂枝之清轻外散。茯术之健运下行也。

按：古今注家，多照原文注释，不敢增损一字。《金鉴》谓：本条去桂，为去芍之误，甚是。近人如曹颖甫之老练，且随文训释，自剞以下者，更无论矣。不知桂枝汤如果去桂，则桂枝之名，根本即不能存在，犹之麻黄汤中，岂可无麻黄乎？顾名思义，去桂为去芍之误，无疑。且前条因脉促胸满而去芍，本条则心下满且微痛，其满较前为甚矣，岂可不去芍乎？于此更可见去桂为去芍之误也。

张路玉曰：此条颇似结胸，所以辨为太阳表证尚在者，全重在翕翕发热无汗上。

《外台方议》曰：心下满微痛，乃是欲成结胸，何缘作停饮治之？盖诸证皆是结胸，但小便不利一症，乃停饮也。故此条，仲景只作停饮治之。

〇桂枝去芍药加茯苓白术汤方

桂枝三两　甘草二两，炙　生姜三两　大枣十二枚　茯苓三两　白术三两

上六味，㕮咀，以水八升，煮取三升，去滓。温服一升。小便利，则愈。

喜多村曰：此方，为汗下后，表不解，而里有水者，立治法也。服桂枝汤或下之，均失其治矣。而仍头项强痛，翕翕发热，则为邪气仍在表也。无汗，成氏以为水饮不行，津液内渗之所致是也。心下满，微痛，小便不利者，皆停饮之症。盖宿饮为邪所动，而令然也。故予桂枝以驱表邪，加茯苓白术以行水饮也。案：此证与五苓散证近似，然无烦渴，即里无热之证。况头项强痛，翕翕发热，则里水轻而表证重，故予此汤，以专解表邪为主，兼利水也。（第七表）

第七表　桂枝系变证及变方表

桂枝系变证	桂枝系变方
过汗，身疼痛，脉沉迟	桂枝增芍药生姜加人参汤
漏汗不止，恶风肢急	桂枝加附子汤
误下，微喘，表未解	桂枝加厚朴杏子汤
喘家患中风证	同上
误下，脉促胸满	桂枝去芍药汤
误下，脉微恶寒	桂枝去芍药加附子汤
汗下后，仍头项强痛，发热，又无汗，心下满，微痛，小便不利	桂枝去芍加茯苓白术汤

太阳发汗法

麻黄汤证（一）

第三十五条　太阳病，头痛发热，身疼腰痛，骨节疼痛，恶风无汗而喘者，麻黄汤主之。

余无言曰：伤寒之主要症状，端在无汗，脉浮紧。盖伤寒受邪，必有知觉，觉气候酷寒难当，体内立起强剧之抵抗，故皮毛必闭，而恶寒无汗，此与中风见证不同之点也。因皮毛闭而无汗，血中水分，无丝毫损失，故脉管充实，而现浮紧。因体内温度，不能如常放散，故发热颇甚。血挟邪热上充于脑，则头痛必剧，血挟邪热散漫全身，故体痛必甚。若寒邪深入筋骨，则必骨节疼痛，肺脏因皮毛不开，则必气急而喘。

今用麻黄汤以治之者，重在开皮毛，而发其汗也。因其主症在无汗，故诸症毕至，一经发汗，则体温得以放散，寒邪必随之以外祛，水分得以外泄，脉管血自不充。血不充，则脉不紧矣，头痛除矣，身疼减矣，骨痛蠲矣，一鼓而下，尚何传变之可虑哉。

唐容川曰：骨节疼痛，是邪气已犯骨节，不止在皮毛矣。又喘者，是邪已入肺，上壅喉鼻，亦不止在皮毛矣。何以但发皮毛之汗，而各证即愈哉？盖太阳膀胱中所化之气，由气海，行气街，循油膜，上胸膈，入于肺，出之于鼻，为呼出之气。膀胱所化之气，又有从内油膜，透出肌肉，达于皮毛者，为卫外之气。今人但知口鼻出气，而不知周身毛窍，亦无不出气。鼻气一出，则周身皮毛皆张，鼻气一人，则周身皮毛皆敛。若毛窍之气，不得外出，则反入于内，壅塞于肺，上出口鼻而为喘。寒伤皮毛，卫气不外出，是以返于内，而上壅为喘。治法但将皮毛发散，使气外泄，不壅于内，则喘自止。皮毛内是肌肉，寒伤皮毛，不能禁之使不内犯也。周身疼痛，是邪兼犯肌肉，血脉受伤故痛。头项腰痛，又是邪兼犯太阳之经络。至于骨节疼痛，则兼邪入筋内。经曰：诸筋皆属于节。故骨节疼，是邪犯于筋。盖人身皮内为肥肉，名曰肌。肥肉内，夹缝中有纹理，名曰腠理。又内为瘦肉，瘦肉两头即生筋。筋与瘦肉为一体，皆附骨之物也。邪犯瘦肉则入筋，而骨节疼，瘦肉之膜，即连于内膜膈。今因邪在皮毛，而兼犯肌肉，兼犯筋节，并内壅而为喘。故用甘草以助胃气，使外达肌肉。用杏仁利肺降气，使不内壅，则气散于外，而出皮毛矣。用桂枝从血分外达筋节，宣之使出。唯麻黄直走皮毛，使各药内托之性，透毛窍而为汗，则邪不能留，是但发表，而由内及外，层层清彻矣。若徒以发表二字，囫囵言之，则于方证，未能了晰也。

○麻黄汤方

麻黄三两　桂枝三两　甘草一两，炙　杏仁七十个

上四味，以水九升，先煎麻黄，减二升，去上沫，

纳诸药煮取二升半，去渣。温服八合，覆取汗，不须歠粥。余如桂枝将息法。取汗两字间原有"微似"两字，今删。

余无言曰：此为《伤寒论》中之第二方也。其方之妙，妙在发汗之力迅。盖寒之伤人，皮毛紧闭，绝非桂枝汤中之力缓者，所可为力。必得麻黄之力迅者，冲锋陷阵，方可速发其汗，而攻溃其寒邪。次以桂枝继其后，缓缓进行，将肌腠肉脉之间，沿线肃清，寒邪必一致外解。加杏仁开肺，以降气定喘。用甘草补中，以佐散表寒，则无不霍然矣。盖麻黄味辛性温，长于散寒。故一服之后，皮毛立开，蒸蒸汗出，如水流漓，邪气外泄既尽，其病爽然若失。故往往一服麻黄，不须再剂，盖其效有如是者。

桂枝汤方其服法云，不可令如水流漓。由此而推之麻黄汤方，则必须令如水流漓，其意可知。盖伤寒无汗，皮毛紧闭，若不令如水流漓，则病亦必不除也。故前第二十五条曰："伤寒发汗，解半日许，复烦，脉数浮者，可更发汗。"此即发汗未如水流漓之余殃也。奈何本方服法原文作"取微似汗"，真不可解矣。故特删"微似"两字，以纠正其错误。伤寒之证，取微似汗，非不可也。如第一条起病之时，发热与恶寒并见者，其体内之抵抗力甚强，邪伤尚浅。若用麻黄汤之轻剂，或可微汗而解。若发热不与恶寒并见者，其体内之抵抗力必较弱，邪伤亦必深，恶寒项强特甚，头痛骨痛剧烈。若用麻黄汤之轻剂，欲取微汗而解，何济于事。故此"微汗"两字，必须删除之也。

方中行曰：麻黄汤者，君以麻黄也。麻黄辛温而苦，其用在迅升，力能发汗以散寒。桂枝性温，味辛而甘，其能在解表。然桂枝汤中忌麻黄，而麻黄汤中用桂枝，何也？曰：麻黄者，突阵擒敌之大将也。桂枝者，运筹帷幄之参军也。证属有余，故主以麻黄，必胜之算也。监以桂枝，制节之师也。杏仁之苦温，佐麻黄逐邪而降逆。甘草之甘平，佐桂枝和内而拒外。饮入于胃，行气于元府，输精于皮毛。斯毛脉合精，漐漐汗出，在表之邪，必尽去而不留，痛止喘平，寒热顿解。不须歠粥，而借汗于谷也。必须煮掠去上沫者，恐令人烦，以其轻浮之气，过于引气上逆也。其不用姜枣者，以生姜之性，横散解肌碍麻黄之迅升，大枣之性，泥滞于膈，碍杏仁之速降。此欲急与直达，少缓则不迅，横散则不升矣。然此为纯阳之剂，过于发汗，如单刀直入之将，用之若当，一战成功，若不当，则不戢而召祸，故可一而不可再。如汗后不解，便当以桂枝代之。此方为仲景开表逐邪，发汗第一峻药也。庸工不知其制，在温覆取汗，若不温覆取汗，则不峻也。遂谓麻黄专能发表，不治他病。孰知此汤合桂枝汤，名麻桂各半汤，用以和太阳留连未尽之寒热。去杏仁加石膏合桂枝汤，名桂枝二越婢一汤，用以解太阳热多寒少之寒热。若阳盛于内，汗出而喘者，又有麻杏甘石汤，以解散太阴肺家之邪。若阴盛于内而无汗者，又有麻黄附子细辛甘草汤，以温散少阴肾家之寒。《金匮要略》以此方去桂枝，《千金方》以此方桂枝易桂，皆名还魂汤。用以治邪在太阴，卒中暴厥，口噤气绝，下咽奏效，而皆不温覆取汗。因是而知麻黄汤之峻与不峻，在温覆与不温覆也。此仲景用方之心法，岂常人之所得而窥耶。

朱奉议曰：夏至后，用麻黄汤，量加知母、石膏、黄芩。盖麻黄性热，恐有发黄出斑之虑。

徐灵胎曰：麻黄治无汗，杏仁治喘，桂枝甘草治太阳诸证，无一味不紧切，所以谓之经方。

麻黄汤证（二）

第三十六条　脉浮者，病在表，可发汗，宜麻黄汤。脉浮而数者，可发汗，宜麻黄汤。

余无言曰：或曰本条文字，率直寡味。单举脉浮，及脉浮数，谓为病在表，可也，谓为必宜服麻黄汤，则不可也。设使中风之脉浮，及脉浮数，亦可用麻黄汤乎？余曰，不然。本条乃紧接前条麻黄汤证之后者，前条举证不及脉，本条举脉不及证，但总不出第十四条所举之范围。第十四条所言之证，后文不必悉言之，所言之脉，后文亦不必悉言之。此条既紧接上文，虽不言证，其证必为无汗无疑，虽略举脉，必为浮而兼紧，或浮数而兼紧无疑，故曰宜麻黄汤也。本条若在太阳病提纲条下，则脉浮，及脉浮数者，或用桂枝，或用麻黄，又当别论矣。此断言宜麻黄汤者，因在麻黄汤证条下也。

麻黄汤证（三）

第三十七条　太阳病，脉浮紧，无汗发热，身疼痛，八九日不解，表证仍在，此当发其汗，麻黄汤主之。

余无言曰：本太阳伤寒证，牵延未治，故脉浮紧，无汗，发热，体痛等不除。若依病变之通例，一候自解，则病已矣。若病邪内传，则或入阳明，或入少阳矣。今至八九日，已至二候，而表证仍在。此为阳明少阳不受邪，邪仍在表也。邪仍在表，故仍当发其汗，而用麻黄汤以主治之也。

按：阳明篇第一九八条曰："阳明病，脉浮，无汗而喘者，发汗则愈，宜麻黄汤。"与此条正遥遥相对。盖太阳八九日，正阳明病期之第一二日也。

麻黄汤证（四）

第三十八条　太阳病，十日已去，脉浮细而嗜卧者，外已解也。设胸满胁痛者，与小柴胡汤。脉但浮

者，与麻黄汤。

余无言曰：太阳病至十日左右，或服药得汗而解，或烦而有汗自解，则解后，脉不浮紧，而浮细矣。嗜卧者，恶寒，发热，头疼，身痛等均祛，故觉舒适而嗜卧也。此乃外邪已解之象，故安静嗜卧。此与热极昏糊，不省人事者不同。与少阴病，脉微细，但欲寐者又不同，不必疑惧。此为表已解毫无所苦之安睡也。设见胸满胁痛者，为邪入少阳之主征，即当以小柴胡治之。盖不论伤寒中风，只要有柴胡一二证，便当以柴胡法治之。故少阳篇第二四三条曰："伤寒中风，有柴胡证，但见一证便是，不必悉具。"正此义也。

脉但浮者，与麻黄汤。此申前条而言之也。言不但八九日表证仍在，当从表解，即至十日以上，果表证仍在，亦仍当从表解也。本条三节意义不同，一已解，二内传，三不解。一不须治，二三则治不同矣。

程知曰：脉浮细嗜卧者，较之少阴病之嗜卧，脉浮则别之。较之阳明中风之嗜卧，脉细又别之。脉静神恬，证解无疑矣。

麻黄汤证（五）

第三十九条　太阳与阳明合病，喘而胸满者，不可下，宜麻黄汤。

余无言曰：首言太阳与阳明合病，则无汗脉浮紧等，必然未除，而内兼阳明初病耳。病兼喘而胸满，乃半属阳明病胃家实之初兆。半属体内水分不能作汗以外出，停于胸膈之间也。由此观之，喘非阳明所独有。胸满而又非满痛，虽有阳明兼证，而表证实占重要，不得用攻下之剂。即使阳明病已具，只要太阳病在，亦不得攻下，攻之必成结胸或痞证也。宜麻黄汤者，一经畅汗，则胸膈间所停蓄之水，借麻黄之辛散以外泄，则胸自不满，喘自停矣。设表解后，仍有喘而胸满者，再以阳明法治之可也。

汪琥曰：喘而胸满，肺气必实而胀。所以李东璧曰："麻黄汤虽太阳发汗重剂，实为发散肺经火郁之药。"盖李氏以喘而胸满，为肺经有火邪，乃实热之证。汤中有麻黄杏仁，专于泄肺利气，肺气泄利，则喘逆自平，又何有阳明之胸满耶。

钱潢曰：以阳明病而心下硬满者，尚不可攻。攻之，利遂不止者，死，况太阳阳明合病乎。（第八表）

第八表 麻黄汤主证及主方表

麻黄毕具证	麻黄汤不毕具证
头痛发热，身疼，腰痛，骨节疼痛，恶风无汗而喘	脉浮者，脉浮数者脉浮紧，无汗，发热，身疼痛，八九日不解十日已去，脉但浮太阳阳明合病，喘而胸满

麻黄系变证

大青龙汤证（一）

第四十条　太阳中风，脉浮紧，发热恶寒，身疼痛，不汗出而烦躁者，大青龙汤主之。若脉微弱，汗出恶风者，不可服，服之则厥逆，筋惕肉瞤，此为逆也，以真武汤救之。末句据黄坤载《伤寒悬解》补。

余无言曰：本条首句即曰太阳中风，而以下四句全为伤寒症状，可见风寒之病源，不必拘泥。故仲景明示后学曰，见某种某种症状者名为中风，见某种某种症状者名为伤寒。故本条辟开原因，不论其为中风为伤寒，只要见证是脉浮紧，发热，恶寒，身疼痛，不汗出，即当用麻黄汤以治之。不过本条又多出一烦躁之症状，此为内有郁热之征。内有郁热，则非单用麻黄所能奏效，故加一石膏以助解其在内之郁热，庶乎表寒内热，一鼓而清也。

若脉象微弱，汗出恶风者，此为中风之桂枝证，则不可误以大青龙与之。盖中风本属汗出，用麻黄大汗，则津液愈伤；本无烦躁，用石膏清热，则体温被劫，有不变为四肢厥冷，筋惕肉瞤者乎？黄氏本以真武汤救之，颇有见地。

喻嘉言曰：天地郁蒸，得雨则和，人身烦躁，得汗则解。大青龙汤为太阳无汗而设，与麻黄汤何异。因有烦躁一证兼见，则非此法不解。

程知曰：此证之寒，得麻黄之辛温而外出，热，得石膏之甘寒而内解，龙升雨降，郁热顿除矣。然此非为一般烦躁而设，为伤寒在表不汗出之烦躁设也。

○大青龙汤方

麻黄六两，去节　桂枝二两，去皮　甘草二两，炙　杏仁四十枚，去皮尖　生姜三两，切　大枣十枚，劈　石膏如鸡子大，碎

上七味，以水九升，先煮麻黄，减二升，去上沫，纳诸药，煮取三升，去渣。温服一升。汗出多者，温粉扑之。一服汗者，停后服。汗多亡阳，遂虚，恶风，烦躁不得眠也。温服一升下，原有"取微似汗"四字，今删。

余无言曰：此即加味麻黄汤也。治证与麻黄汤悉同，惟多一烦躁，故加一石膏。烦躁为里有热，石膏性辛、凉，用之最为对证。然因加一石膏，而麻黄分量增至六两（麻黄汤原方为三两），何也？盖大青龙证并不重于麻黄汤证，而麻黄反倍增其量者，实为石膏而设也。经方之越婢汤，以麻黄与石膏并用，而为治水肿之主方，因麻黄得石膏，则发汗之力，半为石膏牵引下行，而不能专走表也。由此可推知本方，因加一石膏，而必增麻黄之用意。盖麻黄虽增至六两，而其效实等于三两也。

丹波元简曰：吴氏《医方考》，有扑粉方。龙骨、牡

蛎、糯米各等分为末，服发汗药出汗过多者，以此粉扑之。此方余常用，有效。又《伤寒类方》曰，论中无温粉方，后人用牡蛎、龙骨、铅粉、麻黄根亦可。又《孝慈备览》有扑身止汗法，麸皮、糯米粉二合，牡蛎、龙骨二两，上共为极细末，以疏绢包裹，周身扑之，其汗自止，免致亡阳而死，亦良法也。

恽铁樵曰：丹氏所言扑粉法，非龙牡、糯米粉不为功，且不必病至亡阳而始用。后世学者，无人理会，非至大汗亡阳，不复念及此物。但必至亡阳，然后用此，则成效亦有限矣。

大青龙汤证（二）

第四十一条 伤寒脉浮缓，身不疼，但重，乍有轻时，无少阴证者，大青龙汤发之。

余无言曰：前条开始，即曰太阳中风，脉浮紧，身疼痛；而本条开始，则曰伤寒脉浮缓，身不疼，但重。更可见仲景本意，从未拘拘在风寒上分别，而全在见证上以分别之也。换言之，本为中风，复伤寒邪，脉浮缓变而为浮紧，有汗变而为无汗者有之；本属伤寒，因抵抗力强，脉浮紧变而为浮缓，无汗变而为有汗者亦有之。是则风寒之界限，又何必强为之分而使之划然乎。只需在见症上认个明白，如表虚、表实，有汗、无汗，烦躁、不烦躁。认此三症之如何，而定大青龙之用否，则绝无遗误矣。凡表邪之袭及筋骨者，则必身体疼痛，骨节疼痛；表邪之袭及肌肉者，则必身重。盖气血流行，迟滞不利，故身重也。此条之身重，与第十六条风温之身重相同。其原因虽有温病及伤寒之不同，但均为邪气侵及肌肉而身重则同也。总之不论邪在肌肉，或邪在筋骨，只是热郁于表，而增烦躁者，要以散寒清热之大青龙治之为妥。盖石膏能内清阳明实热，外解太阳肌热，故温病风温之身重热甚者，亦每用葛根石膏，以清解胃热及肌热，此其例也。乍有轻时，言身虽重时或轻减，不似少阴病之但欲寐耳。至发热恶寒，无汗烦躁等证，虽未明言，但以大青龙汤发之一语观之，则知其必有之也。

末言无少阴证者，乃可以大青龙汤发之，此示人以鉴别诊断也。少阴篇第二七二条曰："少阴之为病，脉微细，但欲寐也"。可见本条之脉浮缓，病在表也。少阴证之脉微细，病在里也，本条之身重，乍有轻时，并不常常欲睡，不过身重，懒于动转耳。少阴证之但欲寐，则常常困睡，而目不启睫，此不同之点也。故谆谆示人曰，无少阴证者，大青龙发之。盖恐人之误治耳。末用一发字，更可见邪袭肌肉之身重，并不轻于邪袭筋骨之身疼痛，而亦以大青龙治之也。

小青龙汤证（一）

第四十二条　伤寒，表不解，心下有水气，干呕，发热而咳者，小青龙汤主之。原文"发热而咳"下，有"或渴或微利或噎或小便不利少腹满或喘"十七字，后人妄为增入，今删。

余无言曰：首云伤寒表不解，此明言恶寒，无汗，项强，体痛等症仍在也。惟多出心下有水气一症，故不以麻黄汤治之，而另出一小青龙汤。心下，为胃脘之分，心下有水气，即胃脘胸膈间，停有水饮也。干呕发热，太阳表证也。咳而或喘，水饮凌肺而气逆也。西医所谓渗出性肋膜炎，即为本病。

西医谓渗出性肋膜炎，一名湿性肋膜炎，因恶寒而发中等度之弛张热，呼吸困难，胸部刺痛剧甚，干咳，脉搏频数，食欲缺损，患侧之胸部扩张，肋间平坦云云。视此，与此证之征候，无不吻合矣。

钱潢曰：前条以风寒郁热之邪，不得外泄而烦躁，故以大青龙汤汗泄凉解之。此条以寒邪未解，水饮停蓄而咳喘，宜温宜散，可发可收，故以小青龙汤主之。

周扬俊曰：素常有饮之人，一感外邪，伤皮毛而闭肺气，则水饮停于心下，而上下之气不利，于是喘满咳呕，相因而见。尔时汗之，外邪未解，里证转增，何也？为水饮所劫持，不能宣越故也。况水饮停蓄者，脾胃必不健运，才感外邪，遂令上逆，岂可单以表药升散作治乎。

○小青龙汤方

麻黄_{去节}　桂枝_{去皮}　芍药　甘草_炙　细辛　干姜_各三两　五味子_{半升}　半夏_{半升，洗}

上八味，以水一斗，先煎麻黄，减二升，去上沫，纳诸药，煮取三升，去渣。温服一升。

加减法若渴，去半夏，加栝蒌根三两。若微利，去麻黄，加荛花如一鸡子大，熬令赤色。若噎者，去麻黄，加附子一枚炮。若小便不利，少腹满者，去麻黄，加茯苓四两。若喘，"喘"字下原有"去麻黄"三字，今删。麻黄定喘，岂可云去？加杏仁半升，去皮尖。

《医宗金鉴》曰：表实无汗，故合麻桂二方以解外。去大枣者，以其性滞也。去杏仁者，以其无喘也，有喘者仍加之。去生姜者，以有干姜也。若呕者，仍用之。佐干姜细辛，极温极散，使寒与水，俱得从汗而解。佐半夏逐痰饮，以清不尽之饮。佐五味收肺气，以敛耗伤之气。

若渴者，去半夏，加花粉，避燥以生津也。若微利与噎，小便不利，少腹满，俱去麻黄，远表而就里也。加附子以散寒，则噎可止。加茯苓以利水，则微利可止，少腹满可除矣。《金鉴》以荛花为传写之误，改作加茯苓四两。

柯韵伯曰：两青龙俱治有表里证，皆用两解法。大青龙是里热，小青龙是里寒，故发表之药相同，而治里之药则殊也。小青龙与五苓，同为治表不解，而心下有水气。然五苓治水之蓄于膀胱而不行，故专渗泻以利水，而微发其汗，使水从下而去也。小青龙治水之溢于胸脘而不泄，故备举辛温以散水，而大发其汗，使水从外而出也。仲景发表、利水诸法，精义人神矣。

余无言曰：按本方服法，指明若渴，若微利，若噎，若小便不利，少腹满，若喘等症，皆有加减之法。后人不察，不知此为加减法，乃妄将"或渴"以下十七字，加入本文，"发热而咳"句之下，以为此皆小青龙证，误之甚矣。不知加减法中，有某症始加某药，无某症始减某药，岂可将或有或无之种种兼症，一并混入小青龙本证方治乎？后人妄为增入，遗误非浅鲜也。更有许多注家，将本方服法一段文字，删去不载，使后人读伤寒者，竟至见不到此段服法之文字，何从辨其真伪乎？此辈不学之徒，诚堪痛恨矣。（又按：《千金》莞花作芫花，极是。）

小青龙汤证（二）

第四十三条　伤寒心下有水气，咳而微喘，发热不渴，小青龙汤主之。服汤已，渴者，此寒去欲解也。"小青龙汤主之"六字原在"寒去欲解也"句之下，今改正。

钱潢曰：与前文同意。发热不渴者，因心下有水气，故虽发热，亦不渴也。服汤已，渴者，则知心下之水气已消，胃中之寒湿已去，但以发散之后，温解之余，所以反渴也。前以有水气，故发热不渴，今服汤已而渴，故知寒水去而欲解也。小青龙主之句，当在发热不渴句下。原文在末句者，是补出上文所服之汤，非谓寒去欲解之后，更以小青龙主之也。此与发烦，目瞑，衄乃解之后，及不发汗，因致衄之后，皆以麻黄汤主之，其辞义相同。

《伤寒缵论》曰：虽渴而不必服药，但当静俟津回可也。

桂枝麻黄各半汤证

第四十四条 太阳病，得之八九日，如疟状，发热恶寒，寒多热少，原作"热多寒少"，今改正。其人，不呕，圊便欲自可，一日二三度发。脉微缓者，为欲愈也。脉微而恶寒者，此阴阳俱虚，不可更发汗、更下、更吐也。面色反有赤色者，未欲解也，不能得小汗出，身必痒，宜桂枝麻黄各半汤。

余无言曰：本条有一最大之误点，即"寒多热少"句，原文皆作"热多寒少"。余意非是。若果为发热恶寒，热多寒少，则与后第四十六条之发热恶寒，热多寒少，何所异乎？症状既无区别，何以一则用桂枝麻黄各半汤，而一则用桂枝二越婢一汤乎？由于此点，可推知本条原文热多寒少，必为寒多热少之误。盖本条之寒多热少，此邪仍在表之确征，故用桂麻各半，令得小汗，以和解其肌表。第四十六条之热多寒少，乃邪已渐见化热，故用桂二越一，因越婢内有一石膏，可以清解里热，及肌热也。此两方之义，正与麻黄及大青龙同其比例。

太阳病已至第八九日，若以循经传之常例言之，则为阳明病期之第一二日，以越经传言之，则为少阳病期之第一二日。此时若证见如疟状，发热恶寒，医家病家，每易误认为疟，不知疟疾之寒热往来，无论为每日疟、隔日疟、三日疟，但发有定时，绝无一日二三度发者。本条不独与疟疾不同，即与少阳病之寒热往来，亦不同。少阳柴胡证之往来寒热，其人必呕，而此则寒多热少，其人不呕，此不同者一；柴胡证心下满，口不欲食，而大便硬，而此则圊便自可，而不硬，此不同者二；柴胡证往来寒热，休作有对，而此则一曰二三度发，此不同者三。

设病人脉微缓者，其面必无热色，此未经误汗、误下、误吐，体气充实，邪气渐去，虽有一日二三度发，必逐次轻减，此欲愈之象也，不须施治。

设脉微而恶寒者，此已经过发汗，或下、或吐，而表里俱虚也。脉微为里虚，恶寒为表虚。何以知之耶？从下句不可更发汗、更下、更吐句之更字，而测知之也。此脉微恶寒，当用第三十三条，桂枝去芍药加附子汤主之。故曰不可更发汗、更下、更吐也。

设面色反有赤色，此邪尚在表，未欲解也。因不能得小汗，故身必痒甚，此与阳明篇第二一二条其身如虫行状者同属表虚，必得微汗，和其肌表，方可愈也。今以麻黄桂枝各半汤治之者，即欲取微汗以和其肌表也。

本条共分四节，第一节说明症状，第二节言表里俱实，故能自解，第三节言表里俱虚，不可再行误治，第四节言里虽实而表虚，不能得小汗，必得桂麻各半汤微汗以解之也。

〇桂枝麻黄各半汤方

桂枝一两十六铢　芍药　生姜　麻黄去节　甘草各一两，炙　大枣四枚　杏仁二十四枚，汤浸，去皮、尖及双仁者。按：二十四铢为一两，见班固《前汉书》。

上七味，以水五升，先煮麻黄一二沸，去上沫，纳诸药，煮取一升。去渣，温服一升。

桂枝二麻黄一汤证

第四十五条　若形如疟，日再发者，宜桂枝二麻黄一汤。

余无言曰：此条紧接前条，承前文而言之也。前言如疟状，一日二三度发，是二度三度不定也。此言形如疟，日只再发，是热多而寒较少，比前证表寒较轻矣，故汤亦减轻。又因表寒更少之故，而麻黄仅占桂枝之三分之一。奈何后人不察，竟将本条紧接于第二十四条，"服桂枝汤，大汗出，脉洪大者，与桂枝汤如前法"句之下，真不可解矣。

○桂枝二麻黄一汤方

桂枝一两十七铢　芍药一两六铢　麻黄十六铢　生姜一两六铢　杏仁十六枚　甘草一两二铢，炙　大枣五枚

上七味，以水五升，先煮麻黄一二沸，去上沫，纳诸药，煮取二升。去渣，温服一升，日再服。

桂枝二越婢一汤证

第四十六条　太阳病，发热恶寒，热多寒少，宜桂枝二越婢一汤方。脉微弱者，此无阳也，不可发汗。

柯韵伯曰：本论无越婢证，亦无越婢方，不知何所取义。窃谓二字必误也。此热多，是指表热，不是内热。无阳，是阳已虚，而阴不虚，不烦不躁，何得妄用石膏？观桂麻各半、桂二麻一二方，皆当汗之证。此方不可发汗，何得妄用麻黄？凡读古人书，须传信缺疑，不可文饰，况为性命所关者乎。且此等脉证最多，无阳不可发汗，便是仲景法旨。柴胡桂枝汤，乃是仲景佳方。若不头项强痛，并不须合桂枝矣。读书无目，至于病人无命，愚故表而出之。

日人喜多村直宽氏曰：此亦中风证，经日失汗，以

致邪郁更甚者，与前桂麻各半汤及桂二麻一汤互意。而麻一汤，省寒热字，但言如疟状。此条言寒热，而省去如疟状字，其人不呕，清便自可，亦此条所同。且前条言日再发者，则其邪稍轻，此条不言发几次，则其热为重，于是设此汤以发越郁热（热原作阳，今改），殆犹麻黄之有大青龙也。其脉微弱者，不可发汗两语，盖是示此方不可轻用之意，与各半汤之脉微而恶寒，大青龙之脉弱微同例。此系倒笔法，无阳，与亡阳同，只是阳虚之谓。或云无阳者，亡津液也。但本文甚约，故不易察。诸注扭捏，总说不去矣。

余无言曰：柯氏、喜氏之说，在诸家中，为最可采者，然尚未搔到本条之痒处。盖皆不知前第四十四条"热多寒少"句，为"寒多热少"之误，则本条自不能得其解也，前以寒多热少，有如疟状，故用桂麻各半。此以热多寒少，渐见化热，故用桂二越一。盖桂麻各半之目的，在解表散寒，故必需取得小汗。桂二越一之目的，在和营清热，故并小汗亦不取，此二方之不同也。至宜桂枝二越婢一汤句，原文在不可发汗句下，喜氏谓为系倒笔法，诚卓识也。柯氏说误矣。

末谓脉微弱者，此无阳也，不可发汗，其义与前第四十四条，脉微而恶寒者，此阴阳俱虚，不可更发汗句，正同。言脉微体虚者，不可用麻黄、大青龙以发之，此本条与前条所同。而本条之脉微无阳，不但不得用麻黄、大青龙，并前取小汗之桂麻各半，亦不可用，此又同中之异也。近人曹颖甫以为，脉微弱而无阳者，恶寒甚，则宜干姜附子汤。不甚，则宜芍药甘草附子汤。甚是。

○桂枝二越婢一汤方

桂枝去皮　芍药　甘草炙，各十八铢　生姜一两二铢，切　大枣四枚　麻黄十八铢　石膏二十四铢，碎，绵裹

上七味，以水五升，煮麻黄一二沸，去上沫，纳诸药，煮取二升。去渣，温服一升。（第九表）

第九表　麻黄系变证及变方表

脉浮紧，身疼痛，发热恶寒，无汗烦躁 脉浮缓，身不疼但重，无少阴证	大青龙汤
表不解，心下有水，干呕发热而咳 表不解，心下有水，咳而微喘，发热不渴	小青龙汤
如疟状发热恶寒，寒多热少，一日二三发，不呕，便调，面赤身痒	桂枝麻黄各半汤
形如疟，日再发	桂枝二麻黄一汤
发热恶寒，热多寒少	桂枝二越婢一汤

辛温甘凉合用解表法

小葛根汤证

第四十七条　太阳病，项背强几几，反汗出恶风

者，小葛根汤主之。小葛根汤原作桂枝加葛根汤，今改正。

葛根汤证

第四十八条 太阳病，项背强几几，无汗恶风者，葛根汤主之。

余无言曰：此两条之症状，无不相同。所不同者，一为有汗，一为无汗。为其有汗，故小葛根汤中用桂枝；为其无汗，故葛根汤中用麻黄。恶风项强，为中风伤寒之所同。故一以有汗，仍用桂枝，一以无汗，仍用麻黄。惟项强蔓延及于背脊，循神经之路径而下行，此延髓神经及脊髓神经，均受风寒侵袭之征，几几者，项背强痛不舒也。凡症见此者，非麻桂所独能为力，故主以葛根，而用量亦为诸药冠。盖葛根发散解肌，及宣通经脉之邪，有专功也。

昔张元素谓，葛根，非太阳药也，项背强几几而用葛根者，所以断太阳入阳明之路也。此说殊有卓见。盖征之西医解剖学，背脊之交感神经，入腹直达胃囊，而网于胃壁之上，使有运动及知觉。邪热由太阳传阳明者，必由此道而来。此交感神经，不啻邪热之桥梁。以张氏之说，与西说证之，则得其确解矣。

成无己曰：几几，伸颈貌，动则伸颈摇身而行，项背强者，动则如之。《明理论》曰：几，音殊，引颈之貌，短羽之鸟，不能飞腾，动则先伸引其头，项背强痛亦如之。按：成说极是。

〇小葛根汤方（原名桂枝加葛根汤）

葛根四两　桂枝三两，去皮　芍药三两　甘草二两，炙　生姜三两　大枣十二枚，劈

上六味，以水七升，纳诸药，煮取三升。去渣，温服一升。不须啜粥，余如桂枝将息法及禁忌法。

〇葛根汤方

葛根四两　麻黄三两，去节　桂枝二两，去皮　芍药二两　生姜三两，切　甘草二两，炙　大枣十二枚，劈

上七味，以水一斗，先煮麻黄葛根，减二升，去上沫，纳诸药，煮取三升。去渣，温服一升。覆取微似汗，余如桂枝法将息及禁忌。

余无言曰：前二方均治项背强几几，恶风，而一则用于有汗，一则用于无汗，且均以葛根为主药，故量亦最重。奈何仲景命名，竟越出方义乎？既以用于有汗者，命名曰桂枝加葛根汤，何不以用于无汗者，命名曰桂枝加麻葛汤乎？用于无汗者，命名曰葛根汤，何不以用于有汗者，命名曰小葛根汤乎？如大青龙，小青龙之例是也。余一再思之，原名桂枝加葛根汤，其义欠当，特改名为小葛根汤。盖二方中皆以辛平甘凉之葛根一品，领袖诸药也。知我罪我，是在读者。日人丹波元简之《伤寒辑义》，于小葛根汤中（即桂枝加葛根汤）加入麻黄一味，以致小葛根汤与葛根汤，药味完全雷同，且

服法亦同。此大谬也。不知小葛根汤中，绝无麻黄。盖本已汗出，毛窍已开，何得再用麻黄。且原名为桂枝加葛根汤，是明言桂枝汤中，加一葛根也。丹波氏于中国文法，欠于理解，以致误解方义，而妄加麻黄，诚属非是。盖桂枝加葛根汤，原属于桂枝加减法内之一方，并非桂枝汤、葛根汤，合为一方也。设使仲景原文为桂枝汤加葛根方主之，则丹波氏不致误解，而谬于该方加入麻黄矣。且也，不但日人如此，即近人恽铁樵氏，以伤寒大家自居，而于其《伤寒辑义按》中，并未矫正日人之错误，而亦随文训释，亦可笑矣。（第十表）

第十表　葛根汤证方治表

| 太阳病，项背强几几，汗出恶风 | 小葛根汤 |
| 太阳病，项背强几几，无汗恶风 | 葛根汤 |

太阳衄血证

衄血自解证（一）

第四十九条　太阳病，脉浮紧，无汗发热，身疼痛，八九日不解，表证仍在，此当发其汗，麻黄汤主之。服药已，微除，其人发烦，目瞑。剧者必衄，衄乃解。所以然者，阳气重故也。"麻黄汤主之"句原在"阳气重故也"句之下，今改正。

余无言曰：本条第一节，解见第三十七条。第二节，言服药已者，服麻黄汤也。因服麻黄汤，故表证微除。其所以微除，不能霍然而愈者，其故有二。一即脉浮紧，无汗，体痛，用麻黄正为对证，惟因药量太少，未能适如其分，故只微除也。此责在医者，病者无与焉。二因病者惮服苦药，服之太少，或呕去若干，或药俟稍凉而后服。凡此皆不能使之充分作汗，故亦只微除也。此责在病者，医者无与焉。微除才片刻，其人忽转发烦，目瞑，此邪热上奔，欲夺路而出之象。倘发烦目瞑，渐渐加剧，则势必致衄，此俗所谓红汗是也。一衄之后，邪乃自解。衄汗虽属两途，而为邪解也则一，此乃其人之卫气素盛，故能如是也。

柯韵伯曰：血之与汗，异名同类。不得汗，必得血，不从汗解，而从衄解。上与热结膀胱，血自下者愈，同一局也。

衄血自解证（二）

第五十条　太阳病，脉浮紧发热，身无汗，自衄者愈。

余无言曰：本条所述诸证，与前条同，所不同者，即前条因服麻黄汤，未能适如其分，或不得其法，复又发烦目瞑，致衄而解者，其人之卫气已重。本条则并麻黄汤亦未服，而居然能自衄而解者，其人之卫气更强也，不言可知。然此两条中，为人所不注意者，厥有一点，即仅言发热，而未言恶寒也。不知不言恶寒，而寒已包于脉浮紧，无汗之中。单言发热，而热实为血液上升致衄之原，故略去恶寒，而独标发热。其旨微矣，此不可不知者也。至致衄之原因，盖因鼻腔为呼吸气出入之道路，热势过重，不论为表热里热，其呼出之气，亦必热甚。鼻道黏膜，最为菲薄，火曰炎上，热势上冲，鼻黏膜之血管一破，则衄血作矣。

麻黄汤证

第五十一条　伤寒脉浮紧，不发汗，因致衄，而邪仍不解者，麻黄汤主之。"而邪仍不解"五字编者补。

余无言曰：本条只言脉浮紧，不发汗，并发热两字，亦未标出。若以前条发热为致衄之原言之，则本条无发热字，则不应致衄矣。不知经文简练，往往前条言之，后条即略之，不过字里行间，仍可意会而出。如本条言脉浮紧，不发汗，其为表不解也可知。表不解，则热必甚，热甚，乃可致衄。故因致衄句之因字，实有着落。因者何？因于热甚耳。热甚何据？因于脉紧及无汗耳。

前条自衄，霍然而愈，故无须再出方治。本条致衄，仍用麻黄，故知邪仍未解也。后人读经，于此等处，每每意乱心迷，故特补"而邪仍不解"五字，以申其义，读者幸毋以余之增补为忤欤。

桂枝汤证

第五十二条　伤寒不大便，六七日，头痛有热者，与承气汤。其小便清者，知不在里，仍在表也，当须发汗。若头痛者，必衄，宜桂枝汤。

余无言曰：首言伤寒，指脉浮紧无汗之证，倘太阳病期已过，此六七日中，不大便者，此为腹有燥屎之征。其舌苔必厚腻而燥黄，头痛有热者，是明言头痛因于燥屎，且但有热，而不恶寒也。但热不恶寒，而又有燥屎，此邪气已入阳明，故可与承气汤也。此与后第七十二条，"不恶寒，但热者，实也，与调胃承气汤"同义。不过但热者实也，与调胃承气可矣。而本条除有热外，又多一不大便六七日，及头痛之证，则非调胃所能为力，是又当视其轻重，而用大小承气也。第二节，首言小便清者，知不在里，此是着眼处。盖邪在表者，小便必清，不似邪在里者，不大便六七日，小便必赤黄不清也。邪既在表，当以发汗解表为正治，以一发字，与首节伤寒二字测之，则所用发汗之药，必为麻黄汤无疑。

末言若头痛者，必衄。此明言先服麻黄汤，未能适如其分，表邪虽因有汗而略解，但营热甚盛，头部充血，头痛反剧，如此则必见衄血。前第五十一条，因致衄而邪仍不解，曰麻黄汤主之者。盖前者症属无汗，未衄之前，又未服麻黄，故仍因其无汗，而用麻黄也。本条之因头痛而必衄，曰宜桂枝汤者，盖已服过麻黄，无汗业已有汗，虽有汗，而大邪实未去，故改用桂枝以去其邪，以有汗不得再用麻黄故也。此与前第二十五条，"伤寒发汗，解半日许，复烦，脉浮数者，可更发汗，宜桂枝汤"同一意义。（第十一表）

第十一表　衄血证方治表

伤寒，脉浮紧，无汗，服麻黄汤后，微除，复发烦，目瞑而衄血	阳气重自解
伤寒，脉浮紧，无汗，未服麻黄汤，自衄血	阳气重自解
伤寒，脉浮紧，无汗致衄，邪仍不解	麻黄汤
伤寒，不大便六七日，小便清者，邪在表，须发汗，汗后头痛者，必衄	桂枝汤

卷二 太阳中篇

桂枝汤禁证

脉紧无汗禁

第五十三条　桂枝本为解肌，若其人脉浮紧，发热，汗不出者，不可与也，当须识此，勿令误也。

余无言曰：桂枝汤，为调和营卫，清解肌热之妙方，而用之于脉浮缓，发热，恶风，自汗出之中风者也。若脉浮紧而非浮缓，汗不出而非自汗出，发热恶风又较甚，此明为伤寒，乃麻黄汤证，则桂枝汤不可与也。非桂枝汤中之桂枝不可与，乃桂枝汤中之芍药及大枣不可与也。盖芍药、大枣，甘酸缓敛，若用桂枝汤以治伤寒，则桂枝只能解肌而不能开泄皮毛，芍、枣更行缓敛，而反闭塞汗窍，是欲去其邪，而反留之也。

坏病禁

第五十四条　太阳病三日，已发汗，若吐若下，若温针，仍不解者，此为坏病，桂枝汤不中与也。观其脉证，知犯何逆，随证治之。

余无言曰：此条当注意三日两字。三日，乃太阳病未及半也。一候尚未及半，桂枝正复当时。此言桂枝不中与者，盖已发汗，或吐下温针，邪不解而变为坏病也。既已变为坏病，则不得以病才三日，认为邪仍在表而复用桂枝以解其肌表也。

曹颖甫曰：假如发汗温针亡阳，则有脉微身寒之变，宜桂枝加附子汤。吐伤中气，气逆脉促者，宜生姜半夏汤。下之利遂不止，脉濡滑者，宜四逆理中辈。汗吐下温针之后，胃中干燥，脉洪渴饮者，宜人参白虎汤。发汗烧针，少腹之气，上冲心而作奔豚者，则宜桂枝加桂汤。发汗后，脐下有水气，欲作奔豚者，则宜苓桂甘枣汤。散见《伤寒》《金匮》中者，不胜枚举，略标出之，以俟类推。

酒客禁

第五十五条　若酒客病，不可与桂枝汤，得汤则呕，以酒客不喜甘故也。

成无己曰：酒客内热，喜辛而恶甘。桂枝甘温，酒客得之，则必中满而呕。

柯韵伯曰：仲景用方，慎重如此，言外当知有葛根芩连以解肌之法矣。

余无言曰：成云喜辛而恶甘，余意当作喜辛凉而恶甘温。盖甘以满其中焦，温又并于酒热，则必胸脘气逆而为呕。柯氏谓有葛根芩连法，甚当。葛根辛凉解肌，芩连清热止呕，酒客用之，正为对证。其他如傅青主方，用荆防柴芩夏草，亦可变通加减以用之也。

服汤吐者禁

第五十六条　凡服桂枝汤吐者，其后必吐浓血也。

"浓血"原作"脓血"，今改正。

钱潢曰：投桂枝而吐者，以热壅上焦，故吐出而不能受。若邪人不衰，熏灼肺胃，必作痈脓，热愈淫溢，蒸为败浊，必吐脓血。

舒驰远曰：酒客得桂枝则呕，其后果吐脓血乎？积饮素盛之人，服表药而动其饮，上逆为吐，亦常有之。若吐脓血者，从未之见也。

丹波元坚曰：舒说似有理。

恽铁樵曰：吐脓血当求其理，不能言其理，当求之经验。若二者皆无，当阙疑耳，纵曲为之说，宁有当乎？

余无言曰：钱说大误。舒说以怀疑始，以断然未之见终，殊有卓识。丹信舒说似有理。恽谓当求其理与经验，否则宁付阙疑。于是知舒、恽，皆善读书者也。盖吐脓血者，非胃痈无此症状。因胃内生痈而吐脓血，亦必十余日之久，方有此现象。决未有服桂枝汤，而其后吐脓血者也。胃痈吐脓血之经过，非明外科学者不能知。吾国之内科医，多不明外科学，故其说每每难通。

不知此吐脓血之"脓"字，乃"浓"字之误。酒客之胃
内黏膜，常有轻度炎症，即胃黏膜中，常有红热而肿之
情势，因服桂枝而吐，吐之过剧，则必伤胃黏膜，而吐
出浓厚之鲜血也。此与呕伤胆囊，而吐出黄苦水，同一
原理。后人不解其理，望文生训，诚可慨也。

麻黄汤禁证

咽喉干燥禁

第五十七条　咽喉干燥者，不可发汗。

余无言曰：病在少阳，则口苦咽干。病在少阴，则
口燥咽干，皆不能用发汗之法。须知中风用桂枝，只称
解肌，伤寒用麻黄及大青龙，始称发汗。发汗之法，专
为恶风恶寒之伤寒表证而设，恶寒而发热者可用之，但
发热而不恶寒者，即不可用之。何况病人少阳之口苦咽
干，病人少阴之口燥咽干乎？昔人谓少阳病，其胆热
甚，故口苦咽干，若误汗之，则口苦咽干，势必愈甚。
少阴病，其津液亏，故口燥咽干，若误汗之，则口燥咽
干，亦必愈甚也。

钱潢曰：咽喉干燥者，上焦无津液也。上焦之津
液，即下焦升腾之气也。邪在少阴，故气液不得上腾，
下焦之气液不腾，则咽喉干燥矣。

淋家禁

第五十八条　淋家不可发汗，发汗必便血。

余无言曰：淋家，患淋病白浊之人也。患淋浊既久者，体必虚羸，时轻时重，不易速愈，治当以清利水道为主。间有寒热，不可认为伤寒表证而误发其汗。若误汗之，必小便下血。盖淋病与白浊，虽一为花柳，一为体虚，而小便下如脓如浆之分泌物，则颇类似。盖一则为尿道黏膜发炎，一则为膀胱黏膜发炎也。因发炎而黏膜破损，每每伤及血管，因之血液与淋浊混和而出，尚往往有之，若淋家再误发其汗，则汗药激荡周身血液，血流进行加速，则其黏膜破损处之血管，必立被激破，而为小便血也。

疮家禁

第五十九条　疮家虽身疼痛，不可发汗，汗出则痉。

余无言曰：经云，汗之则疮已，而此则云，疮家不可发汗，何居？不知经所云者，乃指痈疽疮疡之初起，恶寒发热，漫肿无根，在三四日内者言之也。初起之时，气血未伤，胃纳亦佳，故可一汗而愈。若既破溃流脓，气血大泄，则虽周身疼痛，不可认为表证，而误发其汗。盖此身疼痛者，属于气血两虚，不能濡充筋脉所致，当以人参养荣等法治之。若误汗之，则营血愈虚，筋脉抽搐，而为痉矣。

衄家禁

第六十条 衄家不可发汗。汗出必额上陷，脉紧急，目直视，不能眴，不得眠。

余无言曰：衄家，即素有衄血之人，西医称之曰血友病。常有衄血，则其人必然血虚，且素有衄血者，属于生理病的衄血，而非太阳病之病理病的衄血仍得用麻黄以治之，而此生理病的衄血，则不得误用麻黄以强发其汗也。何哉？盖本已血虚，脑部必感贫血，再大发其汗，则脑愈空虚，而觉昏痛。额上陷者，非囟门骨凹陷之谓，乃囟门内觉空虚之谓耳。脉紧急者，因汗药之激荡，而现紧急之象也。目直视，不能眴，不得眠者，因视神经发源于脑，脑既贫血，故视神经无充分之血，以濡润之，故直视不能眴，不得眠也。（按：眴，与瞬义同，目睛转动也。）

丹波元简曰：额上陷，谓额上肉脱而下陷也。恽铁樵曰：额上日角之间，其大血管瘪也。曹颖甫曰：太阳穴形脱肉削，下陷不起也。诸家所解，均不可通，因泥于陷字属于有形，故如此误解也，而不知此陷字，属于无形，即脑部空虚作眩之谓也。

亡血家禁

第六十一条 亡血家，不可发汗。发汗则寒栗而振。

余无言曰：亡血家，指吐血、衄血、便血、溺血、崩漏、产后以及刀伤出血等而言。凡此等病，往往有发热现象，此营虚不能与卫和，卫气无所附丽也，不可误认为太阳表证，而用麻黄大发其汗。盖本已血虚之极，再发其汗，则血中水分，随汗而泄，血液愈少，血温自然不充，故营虚而卫亦虚，必寒栗而振颤也。

曹颖甫曰：予治宋姓妇人血崩，恶寒蒙被而卧，用大熟地四两，潞党参三两，陈皮五钱，一剂手足温，二剂血崩止。初未尝用桂附之属，盖血分充，则卫气自复，意寒战而振者，亦当如是耳。

汗家禁

第六十二条　汗家重发汗，必恍惚心乱，小便已阴疼。此下原有"与禹余粮丸"五字，今删。

余无言曰：汗家，即素来卫虚多汗之人。患此者每因多汗体倦，而求治于医，医者问诊疏忽，误为表证，而重发其汗，则必夺汗而水竭，血中水少，则上无以充于脑，故神情恍惚，中无以养其心，故中心昏乱，下无以润其阴，故小便已而阴疼。

本篇数条，皆只叙误治之变证，而未出方治。独本条有"与禹余粮丸"五字，体例似有不伦。且禹余粮丸，原方已佚，若以赤石脂禹余粮汤推之，则均为收涩之品，与本证又不相同，兹从《金鉴》说，删之。

胃家寒禁

第六十三条　病人有寒，复发汗，胃中冷，必吐蛔。

余无言曰：此有寒，非指表有寒，乃指胃中有寒也。不过胃中有寒者，其人亦必时有形寒之象，亦不可认为表证，而误用麻黄，大发其汗。盖胃中有寒，治当温中，中温则胃寒自去，形寒亦除。若不知此理，而误发其汗，则胃中热力，愈被汗药所劫，中寒益甚。寒甚则消化愈钝，蛔虫寄居于肠中，以人之体温为温，以人之饮食为食。一旦温食两缺，故蛔不能安，必搅扰上窜，而由胃中吐逆而出也。

柯韵伯曰：吐蛔多而不止者死，吐蛔不能食者亦死。《金鉴》云，宜理中汤，送乌梅丸。

尺中脉迟禁

第六十四条　脉浮紧者，法当身疼痛，宜以汗解之。假令尺中迟者，不可发汗。何以知其然，以营气不足，血少故也。

钱潢曰：浮紧，伤寒之脉也，法当身疼腰痛，宜以麻黄汤汗解之。假若尺中迟者，不可发汗。夫尺主下焦，迟则为寒，尺中迟，是以知下焦真阳不足，不能蒸谷气而为营为卫也。盖汗者，营血也，为热气所蒸而为汗，若不量虚实而妄发之，则亡阳损卫矣。

许叔微曰：乡人丘生，病伤寒，发热头痛，烦渴，脉虽浮数而无力，尺迟而弱。予曰，仲景云，尺中迟者，营气不足，血少故也，不可发汗。予与建中汤，加黄芪、当归，令服。翌日，脉尚尔，其家日夜督服发汗药，予忍之，但只用建中调营而已。至五日，尺部方应。遂投麻黄汤，啜第一服，发狂，须臾稍定，略睡，已得汗矣。

恽铁樵曰：尺中迟，寸口亦必不数，是即弱脉，所谓脉搏与体温不并进者是也。此等病在《伤寒论》，即是太阳病，已伏少阴病在内，鄙意当用桂二麻一汤，即是不可汗之汗法。又无汗者，不可与桂枝，此却是定例，丝毫不得通融。盖经文下语，皆有分寸，在读者善悟耳，故此条断断不可与桂枝汤。（按：许用建中，即桂枝加饴糖，故恽云然）

余无言曰：许说是经验，恽说是理想。经验可凭，理想无据，读者当再求之临床实验可也。

误下尺脉微禁

第六十五条 脉浮数者，法当汗出而愈。若下之身重心悸者，不可发汗，当自汗乃解。所以然者，尺中脉微，此里虚，须表里实，津液自和，便自汗出愈。

余无言曰：首两句与第三十六条，"脉浮而数者，可发汗，宜麻黄汤"同义，故曰，法当汗出而愈。若误下之，则血中之水，倾肠直泻而出，营血必虚。筋脉血虚则身重，心脏血虚则心悸，凡见此者，不可发汗。盖汗之则营血必愈虚也，必俟其津液自复，自可自汗而解。所以然者，尺中脉微，属于里虚，但虽下之，而邪未内陷，故知津液尚能自和而来复，津液来复，便当自汗而愈矣。（第十二表）

第十二表　桂枝禁例及麻黄禁例合表

桂枝禁例	脉浮紧，汗不出
	汗吐下，温针不解
	酒客病
麻黄禁例	咽喉干燥
	淋家
	疮家
	衄家
	亡血家
	汗家
	病人胃寒
	伤寒，尺中迟
	下之，身重心悸

汗吐下变证

误治脾胃和自愈

第六十六条　凡病，若发汗，若吐若下，若亡津液，阴阳自和者，必自愈。

余无言曰：凡病，指伤寒、中风，一切病也。若，作"或"字解，言或发汗、或吐、或下，皆足以亡津液也。阴阳，指脾胃言，脾胃消化力不败，时时摄取饮食，津液自能调和，昔之余热未清者，今且肤有微汗而余热清，昔之脘腹不舒者，今且二便自调而脘腹舒，邪气以汗吐下而祛，正气以脾胃和而复，故知必自愈也。

自来注家，于本条之阴阳，或释为津液，或释为气血，或释为表里。方中行、张志聪及《金鉴》，甚或释为脉之阴阳，皆非探源之论。盖既为汗吐下所伤而亡津液，试问津液何能自和？气血何能自和？表里及脉搏又何能自和？须知此数者，皆秉气于脾胃，脾胃能和，则津液、气血、表里、脉搏，无不自和矣。

误治小便利自愈

第六十七条　大下之后，复发汗，小便不利者，亡津液故也。勿治之，得小便利，必自愈。

汪琥曰：先汗后下，治伤寒之正法也。今病未曾发汗，而先大下之，既下之后，复发其汗，是为汗下相反，津液重亡。按本条必病人表里证悉具，以故汗下相反，但小便不利，无他变也。设使无里证而先下，无表证而复汗，则变证蜂起，岂但小便之不利哉。

余无言曰：此与前条同意，仍是大邪已去，脾胃未伤，津液渐复，小便自利而愈也，不得强责其小便。此小便不利之不利两字，当作少字解，此为无水而小便故少，与五苓散证之蓄水而小便不利者不同。

误治致冒自愈

第六十八条　太阳病，先下之而不愈，因复发汗，以此表里俱虚，其人因致冒，冒家汗出自愈。所以然者，汗出表和故也。得里未和，然后复下之。

余无言曰：前以先下后汗，而致小便少，此以先下后汗，而致郁冒。若先汗之，则邪从表解，绝无郁冒之象。今有此象者，乃先下之以虚其里，次再汗之，因里气不充，则不能助汗药之力以作汗，故表解不彻而致冒。倘脾胃自和，表里津液渐充，亦可自有微汗而冒愈，即不然者，以小建中加黄芪亦得矣。冒者，头昏，目眩，面赤，头皮痒之谓，本条之冒，与第四十四条"面色反有赤色，不能得小汗出，身必痒"，同属余邪欲解不解之象，故均须微汗以和其表。彼以表有寒，故用麻桂各半，此以里气虚，故宜小建中加黄芪。表既和矣，当再察其里，里已和则勿药，否则再以调胃微和之。

误治战汗自愈

第六十九条　太阳病未解，脉阴阳俱微，必先振栗，汗出而解。但阳脉微者，先汗出而解，但阴脉微者，下之而解。若欲下之，宜调胃承气汤。"脉阴阳俱微"，"微"字，一本作"停"。

余无言曰：首言太阳病未解，则头项强痛，发热，恶寒等表证仍在也。表证仍在，则脉应浮，而不应微，而反脉微者，亦以汗下之后，未能中病，大邪未去，而表里俱虚也。但体内津液未全被劫，饮食自和，气血可复，故当气血来复之始，脉必先现微象，甚或脉不可见，有似停止，此时额头、鼻尖、耳垂、手指、足趾均冷如冰，而周身体温亦低降，口唇青黑，眼球发蓝，面色苍白，振寒战栗，几无人色，而呼吸亦促，如此经二三十分钟，周身渐渐转热，皮肤有汗，头面手足及躯干，无处无之，寒战渐止，脉亦现浮，于是一汗而邪尽解矣。此即俗称战汗是也。然战汗之前，必先脉微，甚或脉停。何故？此犹鸟之将飞，必先伏身敛翼，曲足缩颈，以期一奋而直上也。《易》云，尺蠖之屈，以求伸也。知此义者，始可与言本节脉微战汗之理。

次言但阳脉微者，先汗出而解，明其寸脉独微，尺脉不兴也。此乃体气较充，邪亦较轻，故津液来复，亦可自汗而解。又次言但阴脉微者，下之而解，此言表邪虽因得汗而解，而尺脉独微者。此为表已和而里未和之象，即前条得里未和，然后复下之之意。和之之剂，则调胃承气尚矣。

〇调胃承气汤（见阳明篇第一六三条）

下汗振寒脉微证

第七十条　下之后，复发汗，必振寒，脉微细。所以然者，以内外俱虚故也。

余无言曰：下后复汗，卫气营血两皆受伤，为其卫伤，故外虚而振寒，因体温不能充于肌腠也。为其营伤，故内虚而脉细，因血液不能充于脉管也。症至此时，总以补虚为主，常器之曰："素无热人，可芍药附子汤，有热人，可黄芪建中汤。"甚善。

芍药甘草附子汤证

第七十一条　发汗病不解，反恶寒者，虚故也，芍药甘草附子汤主之。

余无言曰：本条之症，较前条为轻。前者为振寒，而此为恶寒，前有脉微细，而此则脉不微细，此属外虚而内不虚。推其原因，盖前条汗下两伤，此则仅为汗伤，故只虚其外，而未虚其内也。何以知此，恶寒为外虚，因无发热，头痛，项强等象耳。首言发汗病不解者，乃指恶寒不解，非其他表证之不解也。今用芍药甘草附子汤，以旺其体温，强其心脏，和其营卫，则恶寒自去矣。

○芍药甘草附子汤方

芍药二两　甘草二两，炙　附子二枚，炮，去皮，破八片

以上三味，以水五升，煮取一升五合。去渣，分温服。

调胃承气汤证

第七十二条　发汗后，恶寒者，虚故也。不恶寒但热者，实也，当和胃气，与调胃承气汤。

余无言曰：本条承前条而言，谓发汗之后，但恶寒，而无其他表证者，此属于虚，即前条芍药甘草附子汤证也。设但热而不恶寒，且无其他表证者，此属于实，当与调胃承气，以和其胃，则其热自除。故阳明篇第一五六条曰："阳明之为病，胃家实是也"。盖实字有二义，滞实，实也，热实，亦实也。故不独承气为治实之方，即白虎亦为治实之方也。

曹颖甫曰：汗后恶寒为虚，恶热为实。虚寒者当温，实热者当泻，此意最为平近。

白虎加人参汤证（一）

第七十三条　服桂枝汤，大汗出，大烦渴不解，脉洪大者，白虎加人参汤主之。

余无言曰：此条与前第二十四条，同为服桂枝汤，大汗出之变症。其大汗出脉洪大虽同，而本条变为大烦渴不解则不同也。渴而曰烦，则胃热必甚，渴而不解，则需饮孔多。太阳表证全无，阳明里证独盛，安得不用白虎加人参乎。

白虎加人参汤证（二）

第七十四条 伤寒病，若吐若下后，七八日不解，热结在里，表里俱热，时时恶风，大渴，舌上干燥而烦，欲饮水数升者，白虎加人参汤主之。

余无言曰：前条言大汗出后，变而为烦渴不解之白虎加人参证，本条言吐下后，变而为热结在里，燥烦渴饮之白虎加人参证。盖汗与吐下之误治虽不同，而总之伤津液则同也。吐下两法，乃直接伤肠胃之津液者也。津液伤，故胃燥而烦渴。汗法，乃间接伤肠胃之津液者也。盖津液之在体内，常自保持其平均之状态，不足于此者，必取给于彼，若用汗药大发其汗，则体表津伤无余，势必取给于胃，因胃为水谷之源也，胃中津液，突被借去多量，故大烦渴而不已也。汗吐下虽然不同，而为胃中津液大伤则一，故均用白虎加人参以治之，益气生津，清解燥热也。

〇白虎加人参汤（见阳明篇第一九〇条）

麻黄杏仁石膏甘草汤证（一）

第七十五条　发汗后，不可更行桂枝汤，汗出而喘，无大热者，可与麻黄杏仁石膏甘草汤。

麻黄杏仁石膏甘草汤证（二）

第七十六条　下后，不可更行桂枝汤，汗出而喘，无大热者，可与麻黄杏仁石膏甘草汤。

余无言曰：经文于汗后再用桂枝，或下后复用桂枝，已有明文，即只要表证仍在，即可用之。而此两篇皆言不可更行桂枝汤，何居？不知非汗后下后，不可更用桂枝汤，乃症状变而为汗出而喘，无大热者，不可更用桂枝汤也。盖此两条之证，在未汗未下之前，其邪热已经入肺，虽汗之而邪热不能尽出，以致余热壅遏于肺，热遏于肺，故呼吸喘促，而外无大热，此即西医所谓"续发性肺炎"。盖"原发性急性肺炎"起病时，即见呼吸增加及困难，故曰原发。本条之症，则为汗后，或下后，余邪入肺之症，故曰续发。原发证，热度颇高，此续发证，则无大热，是其不同之点。不论原发性及续发性之肺炎，麻杏石甘汤颇有特效，可依其证之缓急，而定其量之轻重。或曰，即明言汗出而喘，有汗之证，何得再用麻黄？不知麻黄为发散肺经热郁之药，李东璧已言之，并谓麻黄不与桂枝同用，止能泄肺邪，而不致大汗泄也。观后贤之麻黄定喘汤，皆因之以立法，余意李氏之说，极当。且麻黄与石膏并用，清解肺热之力尤大，必不致大汗泄也。

○麻黄杏仁石膏甘草汤方

麻黄四两，去节　　杏仁五十枚，去皮、尖　　甘草二两，炙　　石膏半斤，碎，绵裹

上四味，以水七升，先煮麻黄，减二升，去上沫，纳诸药煮，取二升。去渣，温服一升。

厚朴生姜半夏甘草人参汤证

第七十七条　发汗后，腹胀满者，厚朴生姜半夏甘草人参汤主之。

余无言曰：腹胀满者，西医称之曰鼓肠，言腹中充满瓦斯也。然瓦斯何以充满腹中而不散，盖因发汗之后，脾胃气弱者，再因汗后体表津伤，不足于此者，取给于彼，脾胃津液，为体表所借，则热力必较微，热力较微，则脾胃之气，不能上下斡旋，滞于腹中，而为胀满矣。此即俗所谓脾虚气胀也。脾胃虚，则饮不化，故用姜朴半夏，以温运水饮，脾胃虚，则气不充，故用人参、甘草，以大补元气。饮化则下行，气充则腾达，胀满自除矣。

〇厚朴生姜半夏甘草人参汤方

厚朴半斤，炙，去皮　生姜半斤，切　半夏半升，洗　甘草二两，炙　人参一两

上五味，以水一斗，煮取三升。去渣，温服一升，日三服。

发汗阳虚冒心证

第七十八条　未持脉时，病人叉手自冒心，因试令咳，而不咳者，此必两耳聋无闻也。所以然者，以重发汗，虚故如此。因试令咳，原作"师因教试令咳"，今改正。

张路玉曰：叉手冒心，加之耳聋，阳虚极矣。常见阳虚耳聋，诸医施治，不出小柴胡加减，愈治愈甚，必大剂参附，庶可挽回也。按：丹波元坚极赞张氏之说。

余无言曰：叉手冒心，此心虚而悸，故以手冒覆而镇抚之也。令咳不咳，此汗后虚极。恽铁樵所谓惮烦不欲发言，不定是耳聋也。魏荔彤谓轻则桂枝甘草汤，重则加参附，此言得之。

桂枝甘草汤证

第七十九条　发汗过多，其人叉手自冒心，心下悸，欲得按者，桂枝甘草汤主之。

茯苓桂枝甘草大枣汤证

第八十条 发汗后，其人脐下悸，欲作奔豚者，茯苓桂枝甘草大枣汤主之。

曹颖甫曰：发汗过多，虚其心气，水气乘虚上僭，则心下悸，欲得按。若于发汗之后，虚气上吸，牵引水邪上僭，则脐下悸，欲作奔豚。病虽不同，其为水邪上僭则一。前举两方治，皆所以培养脾胃，而厚其堤防，使水气不得上窜，乃汗后正虚救逆之法也。

○桂枝甘草汤方

桂枝四两，去皮 甘草二两，炙

上二味，以水三升，煮取一升。去渣，顿服。

○茯苓桂枝甘草大枣汤方

茯苓半斤 桂枝四两，去皮 甘草二两，炙 大枣十五枚，劈

上四味，以甘澜水一斗，先煮茯苓，减二升，纳诸药煮，取三升。去渣，温服一升。

作甘澜水法 取水二斗，置大盆内，以勺扬之，水上有珠子五六千颗相逐，取用之。

《医宗金鉴》曰：此方即苓桂术甘汤，去白术，加大枣，倍茯苓也。彼治心下逆满，气上冲胸，此治脐下悸，欲作奔豚。盖以水停中焦，故用白术，水停下焦，故倍茯苓，其病由汗后而起，自不外乎桂枝之法也。若已作奔豚，又非此药所能治，则当从事于桂枝加桂汤法矣。

茯苓桂枝白术甘草汤证

第八十一条　伤寒若吐若下后，心下逆满，气上冲胸，起则头眩，脉沉紧者，茯苓桂枝白术甘草汤主之。发汗则动经，身为振振摇也。末两句原在"脉沉紧"之下，今改正。

余无言曰：吐下皆伤中气，中气愈伤，则素有之水饮，愈不能升发蒸化，饮留于中，则胃脘之间逆满，于是虚气挟水饮，上冲于胸矣。因水气上冲，故现头眩，因水饮内实，故脉沉紧。《金匮》云："膈间支饮，其人喘满，心下病坚，脉沉紧，"又云，"心下有痰饮，支满目眩"。故证见此者，与茯苓白术，健脾化饮，而以桂枝甘草，温运胸脘之大气。

成无己曰：脉浮紧为邪在表，当发汗，脉沉紧为邪在里，则不可发汗。发汗则外动经络，损伤阳气，身为振振摇也。

张路玉曰：吐下后重发汗，亡阳，厥逆，烦躁，或仍发热，心悸，头眩，身𥆧动，振振欲擗地者，又属真武汤证，非此汤所能治也。

余无言曰：末两句，为吐下后重发汗之又一变证，虽身为振振摇，尚不如次条振振欲擗地之甚，余意以真武汤酌减分量，用之为得。

○茯苓桂枝白术甘草汤方

茯苓四两　桂枝三两　白术　甘草各二两，炙上四味，以水六升，煮取三升。去渣，分温三服。

真武汤证

第八十二条　太阳发汗，汗出不解，其人仍发热，心下悸，头眩，身瞤动，振振欲擗地者，真武汤主之。

钱潢曰：汗出不解，仍发热者，非仍前表邪发热，仍汗后亡阳，虚热浮散于外也。振振欲擗地者，即所谓发汗则动经，身为振振摇之义，因卫分之真阳，丧亡于外，周身经脉，总无定主也。方用真武者，非行水导湿，乃补其虚，而复其阳也。

余无言曰：第四十条大青龙节曰，"若脉微弱，不可服，服之，则厥逆，筋惕肉瞤，此为逆也"。第四十四条桂枝麻黄各半汤节曰，"脉微而恶寒者，此阴阳俱虚，不可更发汗更下更吐也"。第四十六条桂枝二越婢一汤节曰，"脉微弱者，此无阳也，不可发汗"。第六十四条曰，"假令尺中迟者，不可发汗"。第六十五条曰，"身重心悸者，不可发汗，所以然者，尺中脉微，此里虚"。以上所举皆在禁汗之例，反之则变证百出，而身重心悸，筋惕肉瞤，身振振摇而欲擗地等，相因而至矣。

○真武汤方（见少阴篇第二八四条）

茯苓四逆汤证

第八十三条　发汗若下之，病仍不解，烦躁者，茯

苓四逆汤主之。

徐彬曰：此证惑人，在病仍不解四字。

汪琥曰：此虚烦虚躁，乃假热之象也。

《金鉴》曰：大青龙证不汗出之烦躁，乃未经汗下之烦躁，属实。此条病仍不解之烦躁，乃汗下后之烦躁，属虚。然脉之浮紧沉微，自当别之，恐其误人，故谆谆言之也。

丹波元简曰：此汤证似乎阳证具备，而实不然。身虽烦热，而手足指尖，必微有厥冷，口虽烦渴，亦必喜热而恶冷，舌苔白滑，或假生燥苔，脉或洪大散数，或弦大浮疾，而皆空虚。

余无言曰：综前诸说观之，本条病仍不解，与前条汗出不解，其人仍发热，同皆属于虚也。烦躁一症，根据《金鉴》说，辨其虚实最当，唯经文未言及脉，而《金鉴》以浮紧沉微别之，误矣。不知本条之证，既现假热之象，脉亦必现假热之象，必不沉微也。必如丹波氏说，辨证辨脉，乃可无误。

○茯苓四逆汤方

茯苓四两　人参一两　甘草二两，炙　干姜一两半　附子一枚，生用，去皮，破八片

上五味，以水五升，煮取三升。去渣，温服七合，日二服。

干姜附子汤证

第八十四条　下之后，复发汗，昼日烦躁不得眠，夜而安静，不呕不渴，无表证，脉沉微，身无大热者，干姜附子汤主之。

程应旄曰：昼日烦躁不得眠，虚阳扰乱，外见假热也。夜而安静，不呕不渴，无表证，脉沉微，身无大热者，阴气独盛，内系真寒也。宜干姜附子汤，直回其阳，不当于昼日烦躁一假证，而狐疑也。

余无言曰：前条标出烦躁，不言昼夜，是昼夜皆烦躁也，不言可知，此乃汗之一伤其表，下之再伤其里，表里两伤相均，故昼夜皆烦躁也。本条标出烦躁，独在昼日，夜则安静。此乃初下不甚，微伤其里，次汗太过，独伤其表，故烦躁只见于昼日也。烦躁昼夜皆见，故彼则用参、苓、甘草以补里虚，姜、附以复表阳。烦躁独见于昼，故此则独以姜、附复其表阳，而不以参、苓、甘草补其里虚，此其不同之点也。

○干姜附子汤方

干姜一两　附子一枚，生用，去皮，破八片

上二味，以水三升，煮取一升。去渣，顿服。

汗后饮多喘证

第八十五条　发汗后，饮水多必喘。原文下有"以水灌之亦喘"句，今删。

钱潢曰：中风发汗后，欲得饮水者，少少与之可也。若饮水过多，则胃虚不运，水冷难消，必致停蓄不渗，水气凌肺，呼吸不利，故肺胀胸满，气逆而喘急也。柯氏主以五苓散，汪氏则主以茯苓桂枝生姜甘草汤，加厚朴杏仁。

余无言曰：钱氏引五苓散条，欲得饮水者，少少与饮之，为本条注脚，极有识力。柯氏主以五苓，见识与钱氏同。汪氏主用茯苓桂枝生姜甘草汤，加厚朴、杏仁，亦颇对症。于此更可见前第三十一条及第三十二条之喘，加厚朴、杏子之用意。

又原文末有"以水灌之亦喘"句，毫无意义。若作浸灌之灌字解，则发汗后，热已解，决无用水浸灌之理。若作强饮而灌之解，不过与饮水多句原意相仿佛，一为自动的饮，一为勉强的饮，但同一饮水也，又何必如此分说。故钱氏只释前句，而不释末句，极有见地，于义无可取，特删之。

汗后水药不入证

第八十六条　发汗后，水药不得入口为逆。若更发汗，必吐下不止。

钱潢曰：过汗则胃气虚损，胃本司纳，因胃中虚冷，气上逆而不受，故水药俱不得入口，以主纳者不得纳，故谓之逆。然与水逆证之人水则吐，又不同也。

程知曰：发汗后，证见此者，由未汗之前，其人已是胃中虚寒，故一误不堪再误。

丹波元简曰：《活人书》曰"发汗后，水药不得入口，为逆。若更发汗，必吐下不止，小半夏加茯苓汤"。按此条证，其人素有痰饮，误汗，则风药挟饮，结于上焦，以致水药格拒不入也，故主以小半夏加茯苓汤，以下逆驱饮。若寒多者，理中去术加生姜汤之属，须酌用也。

余无言曰：此症重发汗，而吐下不止，剧者，则四肢厥冷，脉沉等症必见。治当同于寒霍乱，理中、四逆，正可用也。（第十三表）

第十三表　汗吐下变证及处方表

汗吐下，亡津液	阴阳和自愈
下后复汗，亡津液	小便利自愈
先下后汗，表里虚因致冒	汗出自愈
太阳病，脉阴阳俱微	振栗汗出自愈
下后复汗，振寒，脉微细	（补）芍药附子汤黄芪建中汤
发汗后，反恶寒	芍药甘草附子汤
发汗后，但热不恶寒	调胃承气汤
服桂枝，大汗出，烦渴，脉洪大	白虎加人参汤
伤寒，吐下后，表里俱热，燥烦大渴	白虎加人参汤
发汗后，汗出而喘，无大热	麻杏石甘汤
下后汗出而喘，无大热	麻杏石甘汤
发汗后，腹胀满	厚朴生姜半夏甘草人参汤

发汗过多，心下悸	桂枝甘草汤
发汗后，脐下悸	苓桂草枣汤
吐下后，逆气上冲，头眩，脉沉紧	苓桂术甘汤
汗后，仍发热，心悸，身瞤动欲擗地	真武汤
汗下后，病不解，烦躁	茯苓四逆汤
下后复汗，昼烦夜静，无表证，脉沉微	干姜附子汤
汗后，饮水多而喘	（补）五苓散
汗后，水药不入口，更发汗，吐泻不止	（补）小半夏加茯苓汤

吐逆证

吐后小逆证

第八十七条　太阳病，当恶寒发热。今自汗出，反不恶寒发热，关上脉细数者，以医吐之过也。一二日吐之者，腹中饥，口不能食。三四日吐之者，不喜糜粥，欲食冷食，朝食暮吐。以医吐之所致也，此为小逆。

钱潢曰：病在太阳，自当恶寒发热。今自汗出而不恶寒，似属阳明，然阳明当身热汗出，不恶寒而反恶热，今不发热，及关上脉见细数，则又非阳明之脉证也。其所以脉证不相符合者，以医误吐所致也。夫太阳表证，当以汗解，自非邪在胸中，岂可用吐，若妄用吐法，必伤胃气，然因吐得汗，有发散之义寓焉，故不恶寒发热也。关上，脾胃之部位也，细则为虚，数则为热，误吐之后，胃气既伤，津液耗亡，胃阳虚燥，故细数也。一二日，邪在太阳尚浅，因吐而散，故表证皆去，虽误伤其胃中之阳气，而胃未大损，所以腹中犹饥，然阳气已伤，胃中虚冷，故口不能食。三四日，则邪已较深，若误吐之，损胃尤甚，胃气虚冷，状如阳明中寒之不能食，故不喜糜粥也。又因胃阳虚燥，故反欲食冷食，及冷食入胃，胃中虚冷不化，故上逆而吐也。此虽因误吐致变，然表邪既解，无内陷之患，不过当温中和胃而已，此为变逆之小者也。

常器之曰：可与小半夏汤，亦可半夏干姜汤。

郭白云曰：《活人书》云，大小半夏加茯苓汤，半夏生姜汤，皆可选用。

吐后内烦证

第八十八条　太阳病吐之。但太阳病，当恶寒，今反不恶寒，不欲近衣者，此为吐之内烦也。

《医宗金鉴》曰：太阳病吐之，表解者，当不恶寒发热。今不恶寒而不欲近衣者，是恶热也，此由吐之后，表解而内生烦热也。盖无汗烦热，其热在表，大青龙汤证也。有汗烦热，大便已硬，热悉入腑，调胃承气汤证也。今因吐后内生烦热，是为气液已伤之虚烦，非未经汗下之实烦也。已上之法，皆不可施，惟宜竹叶石膏汤，于益气生津中清热宁烦可也。

方中行曰：此亦误治变证。不恶寒不欲近衣，言表虽不显热，而热在里也。内烦者，吐则津液亡，胃中干，而热内作也。

汗后胃冷吐证

第八十九条　病人脉数，数为热，当消谷引食。而反吐者，此以发汗，令阳气微，膈气虚，脉乃数也。数为客热，不能消谷，以胃中虚冷，故吐也。

钱潢曰：发热自汗之中风，误发其汗，致令卫外之阳，与胃阳俱微，膈间宗气大虚，故虚阳浮动，而脉乃数也，若胃脘阳气盛，则能消谷引食矣。然此数非胃气盛而数，乃误汗后，阳气微，膈气虚，其虚阳外越所致也。以其非胃脘之真阳，故为客热。其所以不能消谷者，以胃中虚冷，非唯不能消谷，抑且不能纳谷，故吐也。

常器之曰：可与小半夏汤。又云，宜小温中汤。

极吐胸痛微烦证

第九十条　太阳病，过经十余日，心下温温欲吐，而胸中痛，大便反溏，腹微满，郁郁微烦。先此时自极吐下者，与调胃承气汤。若不尔者不可与。但欲呕胸中

痛，微溏者，此非柴胡汤证。以呕故知极吐下也。

余无言曰：此亦吐逆，证似少阳，而实非柴胡证
也。柴胡证所必具之症为口苦，咽干，目眩，寒热往
来，而此则无之。柴胡证心烦，而此则郁郁微烦，言虽
烦而不甚也。柴胡证喜呕，而此则温温欲吐，而未吐
也。柴胡证胸胁满痛，而此则仅胸中痛，言胸痛而胁不
痛也，仅腹微满，言腹满而胁不满也。柴胡证大便每
硬，而此则大便反溏也。故本条所述诸证，显然与柴胡
证有别。此皆误用吐下药太急之所致，以调胃承气汤，
和其肠胃，即可愈矣。若不尔者，不可与，言如不是温
温欲吐等症状者，则不可误与调胃承气也。然犹恐后人
误为柴胡证，特又举但欲呕，胸中痛，微溏数症，以明
非柴胡证，此示人以鉴别诊断也。末谓以呕故知极吐下
也，言柴胡证以其必呕，故推知此温温欲吐而不吐，乃
为急用吐药之吐逆也（按，极，急也，《淮南子》曰，安
之而不极）。（第十四表）

第十四表　吐逆证方治表

太阳病，一二日吐之，口不能食；三四日吐之，欲食冷食，朝食暮吐	（补）小半夏汤、半夏干姜汤
太阳病，吐之，不恶寒而内烦，不欲近衣	（补）竹叶石膏汤
发汗令阳气微膈气虚，脉数，为客热不能消谷，胃中虚冷而吐	（补）小半夏汤、小温中汤
过经十余日，温温欲吐，胸痛便溏，腹微满，郁郁微烦，先此时自极吐下者	调胃承气汤

火逆证

误火下利自解证

第九十一条　太阳病二日，反躁，反熨其背，而大汗出，火热入胃，胃中水竭，躁烦，必发谵语。十余日，振栗自下利者，此为欲解也，故其汗从腰以下不得汗，欲小便不得，反呕，欲失溲，足下恶风，大便硬，小便当数，而反不数，及多大便已，头卓然而痛，其人足心必热，谷气下流故也。

余无言曰：太阳病二日，则邪在表也。不当见烦躁之象，有表证而见烦躁，则为大青龙证无疑，亦当以大青龙治之，而不应以火劫之法。反熨其背，因其误治，而迫使大汗出，故火热入胃，胃中水竭，烦躁更甚，而发谵语矣，此为第一段。若见此者，亦只应以承气下之，设任其火热内结，危险必多也。

设其人经过十余日，前症不变，米饮常进，是其内腑津液，尚有来复之机，待津液一旦来复，正气与火热之邪相抗，必先振栗，经一番寒战之后，外而皮肤通汗，内而津液下行，故自下利也。其汗自腰以下不得汗者，言当振栗之时，皮肤通汗，但腰以下则无汗，盖邪结上焦，往往颈以下不得汗，邪结中焦，往往腰以下不得汗也。欲小便不得，胃中津液本竭也。欲失溲者，膀胱津液，将复未复也。反呕者，胃气将复，欲促胃中火热四散也。足下恶风者，火热结于内，往往四肢发冷，而本节发生振栗时，故足下恶风尤甚也。大便硬，小便当数，此反不数者，非阳明病里未伤津之可比，此乃胃中水竭之故也。及振栗之后，火热之邪四散，津液表里交通，故多大便，而足心亦热。大便已，而头部卓然而痛者，此火热之结邪，当大便乍通时，突然上冲之所致，但不久即痛止。足心热，乃谷气下流，可见未振栗，谷气未下流时，其足心必不热，四肢必发冷也，此为第二段。言幸而津液恢复，亦可不药而自解也。

误火谵哕证

第九十二条　太阳病中风，以火劫发汗，邪风被火热，血气流溢，失其常度，两阳相熏灼，其身发黄，阳盛则欲衄，阴虚则小便难。阴阳俱虚竭，身体则枯燥，但头汗出，剂颈而还，腹满微喘，口干咽烂，或不大便，久则谵语，甚者至哕，手足躁扰，捻衣摸床。小便利者，其人可治。

余无言曰：首标太阳病中风，是明为桂枝证，今以火劫发汗，是治之误也。火热在外，迫邪风内陷，故邪被火热，于是卫气营血之流行于全身者，失其常度矣。火热与邪风相并，故曰两阳，两阳互灼，则身必发黄。但此黄与黄疸之发黄不同。盖黄疸之发黄，为湿润之黄；此两阳熏灼之发黄，为枯燥之黄，此为气血两竭之初兆。两阳熏灼之甚，则必鼻道热甚，而至衄血，倘因一衄而自解，此转机也，若彼阴虚血少者，津液自然不足，故小便亦难也。

次言阴阳俱虚竭者，此阴阳，系指气血言。体内气血因邪风火热之熏灼，而致虚竭，则身体必枯槁也，但头汗出，剂颈而还者，此火热上攻，迫津液外亡也。自腹满微喘，至循衣摸床止，皆极言火热之甚，乃至于如此，是为大承气的证。但证至此时，津液内耗垂竭，不下必死，下之亦死，与其坐以待毙，不如含药而亡。

末言小便利者，其人可治，此为判断生死之一大关键。盖小便利者，其津液尚有来复之机，津液不竭，终不难一下而愈。若彼小便竭绝者，虽下之亦无生望矣。

误火汗解证

第九十三条　形作伤寒，其脉不弦紧而弱，弱者必渴，被火者，必谵语。弱者发热，脉浮解之，当汗出愈。

余无言曰：形作伤寒，明其非伤寒也。脉不弦紧而弱，弱，即缓之互词，故桂枝汤证，或曰浮缓，或曰浮弱。唯此节弱字，似又兼营血素虚之象，营血虚者，往往脉弱无力，口干作渴，故曰，弱者必渴也。若营血素虚，复感表邪，脉弱而渴者，再加火劫误治，则必发谵语矣。

营血虚者，感有表邪，必然发热。而脉弱，弱再兼浮，则邪全在表。与桂枝证之脉浮缓，何异？桂枝本为解肌，故曰，解之当汗出愈也。唯余意本证以桂枝增芍药，或小建中为宜，参看第六十四条。

误火清血证

第九十四条　太阳病，以火熏之，不得汗，其人必躁，到经不解，必清血，名为火邪。

余无言曰：太阳病误以火熏，火熨，有得汗者，如前举诸条是也，有不得汗者，如本条是也。不得汗，则热无从出，血虚被火热，必发躁也。到经者，过经也，言过太阳经而至阳明也，过经之邪，与火热合并，入于肠中，迫血下行，肠黏膜破，而为圊血矣。（按：清与圊同意）

喻嘉言曰：名曰火邪，示人以治火邪，而不必治其血也。

常器之曰：用救逆汤。

误火吐血证

第九十五条　脉浮热甚，反灸之，此为实，实以虚治，因火而动，必咽燥吐血。

程知曰：脉浮热甚，无灸之理，而反灸之，由虚实不辨故也。表实有热，误认虚寒，而用灸法，热无从

143

泄。因火而动，自然内攻，邪束于外，火攻于内，故咽燥吐血。

常器之曰：可依救逆汤法。

余无言曰：此邪热合并入于胃中，迫血上行，胃中黏膜破，而为吐血也。

误火伤筋烦逆证

第九十六条　微数之脉，慎不可灸，因火为邪，则为烦逆，追虚逐实，血散脉中，火气虽微，内攻有力，焦骨伤筋，血难复也。

程知曰：血少阴虚之人，脉见微数，尤不可灸。虚邪因火内入，上攻则为烦为逆。阴本虚也，更加以火，则为追虚，热本实也，更加以火，则为逐实。夫行于脉中者，营血也，血少被追，脉中无复血聚矣。艾火虽微，孤行无御，内攻有力矣。无血可逼，焦燎乃至筋骨。盖气主呴之，血主濡之，筋骨失其所濡，而其所到处，其骨必焦，其筋必损，虽滋养营血，终难复旧耳。

误火腰痹证

第九十七条　脉浮宜以汗解，用火灸之，邪无从出，因火而盛，病从腰以下，必重而痹，名火逆也。欲自解者，必当先烦，烦乃有汗而解，何以知之，脉浮故知汗出解也。

张锡驹曰：本论曰"脉浮者，病在表，可发汗"，故宜以汗解。用火灸之，伤其营血，无以作汗，故邪无从出，反因火势而加盛，火性炎上，阳气俱从火而上腾，不复下行，故病从腰以下，必重而痹也。经云"真气不能周，命曰痹"，此因火为逆，以致气不能周而为痹，非气之为逆，而火之为逆也。

欲自解者，邪正分争，必为烦热，乃能有汗而解也。何以知之？以脉浮者，气机仍欲外达，故知汗出当解也。

余无言曰：此节言火邪欲自解，而由汗而解者，从表解也。前第九十一条所载之火邪欲自解，而由自下利而解者，从里解也。同一自解，而表里之路径不同。

桂枝去芍加蜀漆牡蛎龙骨汤证

第九十八条　伤寒脉浮，医以火迫劫之，亡阳，必惊狂，卧起不安者，桂枝去芍药加蜀漆牡蛎龙骨汤主之。

《金鉴》曰：伤寒脉浮，医不用麻桂之药，而以火劫取汗，过汗亡阳，故见惊狂，起卧不安之症，盖火劫之误，津液大脱，热邪扰心，神明失守也。然不用附子、四逆辈者，以其为火劫亡阳也。

〇桂枝去芍药加蜀漆牡蛎龙骨汤方（一名救逆汤）

桂枝三两，去皮　甘草二两，炙　生姜三两，切　大枣

十二枚，劈　牡蛎五两，熬　龙骨四两　蜀漆洗，去腥

上七味，以水一斗二升，先煮蜀漆，减二升，纳诸药，煮取三升。去渣，温服一升。

《金鉴》曰：桂枝汤去芍药者，恐其阴柔迟滞，兼制桂枝，不能迅走其外，反失救逆之旨。况既加龙蛎之固脱，亦不须芍药之酸收也。蜀漆气寒味苦，寒能胜热，苦能降逆，火邪错逆，在所必须也。

桂枝加桂汤证

第九十九条　太阳伤寒者，加温针，必惊也。烧针令其汗，针处被寒，核起而赤者，必发奔豚，气从少腹上冲心者，灸其核上各一壮，与桂枝加桂汤。原文末有"更加桂二两也"六字，今删。

余无言曰：太阳伤寒，为麻黄汤证，今以温针取汗，寒反为火热迫而内攻，故必振惊动摇也。设针处再被寒邪所束，外则核起而赤，内则气上冲心，是为奔豚。今灸其核上各一壮，乃导引针处新寒外散也。与桂枝加桂汤，乃温散腹中之伏寒也，表里兼施，于是一鼓而解矣。

考奔豚之证，不因烧针而致者，往往有之，尤以女子为多。其病状由脐下少腹中，突起一块，如吹长形气球，顷刻之间，由小渐大，大至四五寸，五六寸不等，起即痛甚，直上冲心，扪之可得，其粗如臂，按之作

响，气闷欲绝，甚至额流冷汗，手足发冷，在此痛无可忍之时，乃能忽然消散，痛苦立解，来去飘忽，有如鬼祟，此奔豚证之特征也。

○桂枝加桂汤方

桂枝五两，去皮　芍药三两　生姜三两，切　甘草二两，炙　大枣十二枚，劈

上五味，以水七升，煮取三升。去渣，温服一升。

余无言曰：桂枝加桂汤，古今来论之者多矣。或以为是加重桂枝，或以为：是另加肉桂，然主张加肉桂者甚少，而主张加桂枝者独多，不独中医界多以为是加桂枝，即近人阎德润氏，亦于其所著《伤寒评释》中云，系加重桂枝。盖彼以西医立场，谓桂枝为芳香性健胃药，中医之奔豚，或即西医书中之特发性胃扩张，或胃肌衰弱症，因有空气及液体之存在，故服以芳香性健胃药，则可刺激其胃壁而助排出，假桂枝制腐之力，则奏止酵之功也云云。惟恽铁樵氏知其错误，云桂枝加桂，下一桂字，当是肉桂，然以一"当"字测之，恽氏仅知其误而已，而究无实验以证明之，仍不能决读者之疑也。

余于奔豚一症，往昔用桂枝加肉桂治愈者多矣，此得于庭训乃如是。然未敢以加桂枝一法，而以病家作试验品也。前年因与同道争论此点，乃欲一穷其究竟。适有赵姓妇，年四十余，以产后三日，体虚受寒，始则阵

阵腹痛，继则气由少腹上冲。群医以为恶露未尽，多用行瘀散结之品，不效。其痛益剧，发则其气暴起，由脐下直上冲心，粗如小臂，硬如木棍。病者则咬牙闭目，气息俱停，手足发冷，如此四五分钟，腹中气散，气息复旧，神情渐安。一日夜中，约发七八次不等。延已一星期之久，始延余诊。余决为奔豚症，因欲试验桂枝是否有此能力，乃用桂枝六钱，芍药四钱，他药准此比例，与服一剂，不效。再剂亦不效，而病者则痛更加剧，体更惫甚，米饮且亦不进。余思不能再以病者为试验品矣，乃将桂枝减为四钱，加顶上油桂五分，嘱令将肉桂另行炖冲与服，迨一服之后，其痛大减，脘腹之积气四散，时时嗳气，或行浊气，继服二剂，其病若失。余经此试验，适足证明桂枝无此能力。读者之疑可以决矣。盖桂枝气味俱薄，散表之力为专，肉桂气味俱厚，温里之力为大。今用桂枝以代肉桂，何济于事乎。

桂枝甘草龙骨牡蛎汤证

第一百条　火逆下之，因烧针烦躁者，桂枝甘草龙骨牡蛎汤主之。

吴仪洛曰：病者既火逆矣，又从而下之，因烧针余毒，使人烦躁不安者，外邪未尽，而真阳欲亡，故但用桂枝以解外，龙蛎以安内，甘草以温补元气，而佐散表寒也。（第十五表）

〇桂枝甘草龙骨牡蛎汤方

桂枝一两，去皮　甘草二两，炙　牡蛎二两，熬　龙骨二两

上四味，以水五升，煮取一升半。去渣，温服八合，日三服。

第十五表　火逆证方治表

太阳病，熨其背，大汗出，火热入胃，躁烦谵语	振栗下利自愈
邪风被火热，阴阳俱虚竭，谵语，躁扰，捻衣摸床	小便利者下之可愈
脉不弦紧而弱，被火，谵语发热，脉浮	当汗出自愈
太阳病，火熏不得汗，到经不解，圊血	（补）救逆汤
脉浮，灸之，实以虚治，咽燥吐血	（补）救逆汤
脉微数，误灸，烦逆，火气内攻，焦骨伤筋	（补）救逆汤
脉浮，灸之，邪无从出，腰以下重而痹	先烦而后汗解
伤寒，脉浮，火劫亡阳，惊狂不安	救逆汤
伤寒，温针，针处被寒，核起而赤，内发奔豚	桂枝加桂汤
火逆又下之，因烧针烦躁	桂枝甘草龙骨牡蛎汤

汗吐下坏证

误治心痞胸烦证

第一〇一条　太阳病，医发汗，遂发热不恶寒。因复下之，心下痞，表里俱虚，阴阳气并竭。无阳则阴

浊，复加烧针因胸烦，面色青黄肤瞤者难治，今色微黄，手足温者易愈。遂发热不恶寒句原文无"不"字，曹颖甫先生增。无阳则阴浊，"浊"字原作独，不可通，编者改正。

曹颖甫曰：岂有未经发汗之前，本不发热恶寒，而因发汗之故，遂致发热恶寒乎？若初不见发热恶寒乎？若初不见发热恶寒，何以知为太阳病乎？此不可通者一。医虽至愚，谁不知发热恶寒之当发其汗，何至误用硝黄，则因复下之一句，"因"字全无着落，此不可通者二。今细玩全文，特于恶寒上，脱去一"不"字耳，如此，则因字方有着落。盖太阳病一汗之后，遂至发热不恶寒，此时颇类传入阳明，因其似传阳明而下之，太阳水气，已由一汗而衰，不能再作结胸，于是虚气无所附丽，因结于心下而成痞。

余无言曰：初经发汗，而遂不恶寒，汗之太过，不言可知，复又下之，而成心下痞，下之太过，又不言可知。过汗伤表，过下伤里，故曰表里俱虚也。阴阳气并竭句，阴阳指脾胃，气指脾胃之阳气，即消化力是也。脾胃之消化力并竭，则脾胃之热力不能腾达，故曰无阳，虚气内陷，结而为痞，故曰阴浊，浊者，浊滞不能升腾之谓，原作"阴独"，真不可解矣。证至此时，犹可治也，泻心等法，可随其见症而用之。若再误加烧针，耗其气血，则面色青暗焦黄，胸满烦惊，肌肤瞤动，难于疗治矣。若面色微黄，手足温者，是气血未竭之象，调摄得宜，尚有来复之机，故易愈也。

误治筋惕成痿证

第一〇二条　伤寒吐下后，发汗虚烦脉甚微，八九日心下痞硬胁下痛，气上冲咽喉，眩冒，经脉动惕者，久而成痿。

余无言曰：伤寒初不发汗，而先以吐下，治之误也。继再发汗，表里俱伤，因之虚烦脉微，势所必然也。至八九日，正气果能自复，邪气常罢，症自可愈。设心中反痞，胁下反痛，气上冲咽喉，眩冒，经脉动惕者，此为胸中有寒，类似第一四七条之瓜蒂散证。惟瓜蒂散证，初未再三误治，虽气上冲咽喉，与此相同，但彼痞在胸中，此在心下，彼脉微浮，此脉甚微，故彼可吐而越之，此则不能援其例也，且此条经脉动惕，为瓜蒂散证所无。此气血不能濡充筋脉，虚甚之象也，岂可再吐以追其虚乎？郭白云谓，宜茯苓桂枝白术甘草汤。魏荔彤谓，宜茯苓桂枝白术甘草汤加附子，或倍桂枝，极有见地。曹颖甫谓，此证惟柴胡龙骨牡蛎汤，最为近似，可参。

甘草干姜汤证——芍药甘草汤证——调胃承气汤证——四逆汤证

第一〇三条　伤寒脉浮，自汗出，小便数，心烦，微恶寒，脚挛急，反与桂枝汤，以攻其表，此误也。得之便厥，咽中干，烦躁，吐逆者，作甘草干姜汤与之，以复其阳。若厥愈足温者，更作芍药甘草汤与之，其脚即伸。若胃气不和谵语者，少与调胃承气汤，若重发汗，复加烧针者，四逆汤主之。

《金鉴》曰：伤寒脉浮，自汗出，中风证也。小便数，心烦，里无热之虚烦也。微恶寒者，表阳虚，不能御也。脚挛急者，表寒收引拘急也。是当与桂枝增桂加附子汤，以温经止汗，今反与桂枝汤攻发其表，此大误也。服后便厥者，阳因汗亡也。咽干者，阴因汗竭也。烦躁者，阳失常也。吐逆者，阴拒格也。故作甘草干姜汤与之，以缓其阴，而复其阳。若厥愈足温，则是阳已复，宜更作芍药甘草汤与之，以调其阴，而和其阳，则脚即伸也。若胃不和而谵语，知为邪已转属阳明，当少少与调胃承气汤，令其微溏，胃和，自可愈也。若重发汗者，谓不止误服桂枝汤，而更误服麻黄汤也。或复加烧针，劫取其汗，以致亡阳证具，则又非甘草干姜汤所能治，故又当与四逆汤，以急救其阳也。

曹颖甫曰：自汗出，微恶寒，为表阳虚，更发汗以亡其阳，故手足厥冷也。心烦，小便数，脚挛急，为里阴虚，更发汗以劫其液，故咽中干也。烦躁吐逆者，乃阳亡于外，中气虚寒之象，故但需草姜温胃，以复其阳，而手足自温矣。此误用桂枝汤后，救逆第一方治（回复中阳）。脾统血而主四肢，血温随汗散亡，不能达于上下，故手足厥。阳气上逆，至于咽干吐逆，则津液不降，血不濡于经脉，故脚挛急，故用芍甘，一达营分，一和脾阳，使脾阳动，而营气通，则血能养筋，而脚伸矣。此误用桂枝汤后，救逆第二方治（调达血分）。若胃中之液，为汗所伤，燥实不行，壅而生热，上冲于脑，语言谵乱，则稍稍用调胃承气以和之。若再发汗烧针，以重亡其阳，又不得不用四逆矣。

○甘草干姜汤方

甘草四两　干姜二两，炮

上二味，以水三升，煮取一升五合，去渣，分温再服。

○芍药甘草汤方

芍药四两　甘草四两，炙

上二味，以水三升，煮取一升五合，去渣，分温再服。

柯韵伯曰：甘草干姜汤，得理中之半，取其守中。不须其补中，芍药甘草汤，减桂枝之半，用其和里，不取其攻表。

○调胃承气汤（见阳明篇第一六三条）

○四逆汤（见太阴篇第二六七条）

误下发黄证

第一〇四条　得病六七日，脉迟浮弱，恶风寒，手足温，医二三下之，不能食，而胁下满痛，面目及身黄，头项强，小便难者，与柴胡汤后，必下重。本渴而饮水呕者，柴胡汤不中与也，食谷者哕。

余无言曰：脉浮弱，恶风寒，为桂枝汤证，然脉迟及手足温，则为系在太阴脾矣。法当温中散寒，而反二三下之，脾胃热力更失，于是不能食矣。胁下满痛者，脾胃肌质弛缓，而胁下膨满作痛也。面目及身黄者，胆汁不助消化，逆行于肝，随肝动脉散行于全身，而作黄也。颈项强者，脾血虚不能濡充筋脉也。小便难者，因下之则津液暴注，倾肠直下，故小便不利也。故太阴篇第二七一条曰，"伤寒脉浮而缓，手足自温，是为系在太阴，身当发黄，若小便自利者，不能发黄"。视此，则本条之小便难，正发黄之一主因也。本条之发黄，亦即阳明篇第二二七条，"身目为黄，寒湿在里不解"之证。当于寒湿中求其治法，即表证仍在者治以五苓散，因下之脾虚者合真武汤以温化之，万不能以胁下满痛一症，而误与以柴胡汤。与之不当，故必下重，故末又殿以数语曰，"本渴而饮水呕者，柴胡汤不中与也，食谷者哕"。盖本渴而饮水呕者，是名水逆，明其为五苓散证，或脾虚有留饮也，于此时也，不以五苓利使下行，而以柴胡和其少阳，则药不对证，脾胃虚寒，孤立无援，宁不食谷则哕耶。

误治谵语证

第一〇五条　本太阳病，不解，转入少阳者，胁下硬满，干呕，不能食，往来寒热，尚未吐下，脉沉紧者，与小柴胡汤。若已吐下发汗温针谵语，柴胡汤证罢，此为坏病，知犯何逆以法治之。

余无言曰：以本条与前条并列，更足证明前条与柴胡汤之误。盖少阳病提纲曰，"少阳之为病，口苦，咽干，目眩也"。此程知所谓少阳终篇，无一条不具有此条之证者也。既具有少阳提纲之证，加以胁下硬满，寒热往来之一二症状，再加系转入少阳，未经误汗误下，故小柴胡最为对证。若前条则本为系在太阴，又加二三下之，致成脾虚寒湿发黄之证。仅一胁下满痛，又无口苦，咽干，目眩，寒热往来等症，故不可误与柴胡汤也。

若本为柴胡证，而误用吐下，发汗，温针等法，则正伤邪炽，必发谵语，而柴胡证亦因之以罢，此则为坏病。知犯何逆，即以何法治之。（参看第五十四条曹注）

麻黄升麻汤证

第一〇六条　伤寒六七日，大下后，寸脉沉而迟，手足厥逆，下部脉不至，咽喉不利，唾脓血，泄利不止者，为难治，麻黄升麻汤主之。

余无言曰：伤寒六七日，医以为邪传阳明，而大下

之，虚其表里气血，故寸脉沉迟，手足厥逆也。下部脉
不至者，营血虚甚，不能与卫气偕行也。咽喉不利，唾
脓血者，热灼于上也。泄利不止者，寒凝于下也。方中
用石膏、知母、黄芩、天冬清肺利咽喉，佐归、芍、萎
蕤以生津止血，用干姜、苓、术温健脾气，以止泄利。
再以麻黄、升麻、桂枝通和经络，表里上下，一旦和
谐，则病或可解，然而不可必矣。

○麻黄升麻汤方

麻黄一两半　升麻一两半　当归一两　知母　黄
芩　萎蕤各十八铢　石膏碎，绵裹　白术　干姜　芍
药　天冬　茯苓　桂枝　甘草各六铢，炙

清水一斗，先煮麻黄一二沸，去上沫，纳诸药，煮
取三升，去渣。分温三服。相去如炊三斗米顷，令尽汗
出即愈。

柴胡加龙骨牡蛎汤证

第一○七条　伤寒八九日，下之，胸满烦惊，小便
不利，谵语，一身尽重，不可转侧者，柴胡加龙骨牡蛎
汤主之。

余无言曰：伤寒至八九日，医更以为邪传阳明而下
之。但阳明本身未结为实，邪亦未传阳明，若误下之，
则邪反微结于半表半里，故而胸满烦惊，小便不利也。
谵语者，是胃燥水竭之象。一身尽重，不可转侧者，是

经脉气血，因下之而俱虚，失于濡养之故。方以柴胡、桂枝，和解肌表三焦之邪，龙、蛎、铅丹，镇摄以止烦惊，大黄攻下，泻热以止谵语，半夏化痰，降逆以散胸满，人参、姜、枣，补下后之不足，庶乎表里错杂之邪，一鼓可清矣。（第十六表）

第十六表　汗吐下坏证方治表

一汗，不恶寒；再下，心下痞；三烧针而胸烦	面色青黄，肤瞤难治，色微黄，手足温，易愈
吐、下、发汗，虚烦，脉微，心下痞，胁下痛，气上冲经，脉动惕，久而成痿	（补）茯苓桂枝白术甘草汤○柴胡龙骨牡蛎汤
伤寒，脉浮，自汗，心烦，微恶寒，脚挛急，误与桂枝汤	甘草干姜汤○芍药甘草汤○调胃承气汤○四逆汤
伤寒，脉迟浮弱，系在太阴，误下，不能食，胁满，身黄芩	（补）在表用五苓，脾虚合真武
太阳转入少阳，误吐、下、发汗、温针，谵语，柴胡证罢	知犯何逆，以法治之
伤寒，大下，寸脉沉迟，手足厥逆，唾脓血，泄利不止	麻黄升麻汤
伤寒下之，胸满烦惊，小便不利，谵语，身重	柴胡加龙骨牡蛎汤

○柴胡加龙骨牡蛎汤方

柴胡　桂枝　龙骨　牡蛎　铅丹　黄芩　生姜　人参　茯苓各一两半　大黄二两　半夏二合　大枣六枚

上十二味，以水八升，煮取四升，纳大黄，更煮一二沸。去渣，温服一升。

卷三　太阳下篇

余热虚烦证

栀子豉汤证（一）—— 栀子甘草豉汤证 —— 栀子生姜豉汤证

第一〇八条　发汗吐下后，虚烦不得眠。若剧者，必反覆颠倒，心中懊侬，栀子豉汤主之。若少气者，栀子甘草豉汤主之。若呕者，栀子生姜豉汤主之。

余无言曰：大青龙证脉浮紧，不汗出之烦躁，白虎汤证脉洪大，大渴引饮之烦躁，皆与本条栀豉汤证之烦躁不同。盖彼两证，一属于未经发汗之表实，一属于邪传阳明之里实，而此则为经汗吐下后之虚烦也。欲知栀豉之效能，当先明病邪之所在，即本条之证，其邪热经汗吐下后，已溃不成军，既不在躯壳之表，又不在肠胃之里，其残余邪热，仅局促于胸腔之内，胃脘膈膜之空隙间而已。邪不在表故外热不甚，邪不在里故口渴亦微，而仅现虚烦不得眠也。剧者，指虚烦言，谓虚烦甚者，必反覆颠倒，心中懊侬也，凡现此者，即以栀子豉汤治之。因栀子性凉，能下泄在里之郁热，香豉性散，能清解在表之余热也。至少气则加炙草，作呕则加生姜，此又见一症加一药之定例，无他秘也。

恽铁樵曰：发汗吐下后，虚烦不得眠，其甚者，懊
恼颠倒，栀豉主之，则知栀豉能治懊恼。次条，烦热，
胸中窒，主栀豉，则知栀豉，能清烦热，通胸窒。次
条，身热，胸中结痛，主栀豉，则知栀豉能除身热，止
心痛。其曰，若少气者，栀子甘草豉汤，则知补气，须
加甘草也。凡药皆当相配，今以甘草一味为出入，则知
栀豉为最平之剂，栀豉既为平剂，则知所谓懊恼，所谓
少气，皆非甚剧之病症。其云，呕者，栀子生姜豉汤，
则知止呕，有赖乎生姜也。同时反证栀豉决不令人作
呕，注家以栀豉为吐剂者，非也。至于腹满者加厚朴，
中寒者，加干姜，与麻桂各方见症加药同例。

〇栀子豉汤方

栀子十四枚，劈香豉四合，绵裹

上二味，以水四升，先煮栀子，得二升半，纳豉，
煮取一升半，去渣。分为二服，温进一服。原文末有
"得吐止后服"五字，今删。

〇栀子甘草豉汤方

栀子十四枚，劈甘草二两，炙　香豉四合，绵裹

上二味，以水四升，先煮栀子甘草，取二升半，纳
豉，煮取二升半，去渣。分二服，温进一服。

〇栀子生姜豉汤方

栀子十四枚，劈　生姜五两　香豉四合，绵裹

上三味，以水四升，先煮栀子生姜，取二升半，纳豉，煮取一升半，去渣。分二服，温进一服。

栀子豉汤证（二）

第一〇九条　发汗若下之，而烦热，胸中窒者，栀子豉汤主之。

张锡驹曰：窒者，窒碍而不通也。热不为汗下而解，故烦热。热不解而结于胸中，故窒塞而不通也。亦宜栀子豉汤升降上下，而胸中自通矣。

余无言曰：前条云心中懊恼，明余热有扰动之势；此条云胸中窒，明余邪有内结之情。但其情势虽稍异，而其为余热在胸中空隙之间则同，故均主以栀豉也。

栀子豉汤证（三）

第一一〇条　伤寒五六日，大下之后，身热不去，心中结痛者，未欲解也，栀子豉汤主之。

余无言曰：伤寒五六日，是太阳后半期，医以为热不去，而将传阳明矣，乃误下之。但下后，身热仍不去，而心中结痛者，此为余邪未欲解之象，以结痛两字测之，是较胸中窒为重矣。证情虽有轻重，但仍为邪热在于胸中空隙间，故仍主以栀豉也。

栀子厚朴汤证

第一一一条　伤寒下后，心烦腹满，卧起不安者，栀子厚朴汤主之。

《医宗金鉴》曰：论中下后，满而不烦者有二：一为热气入胃之实满，以承气下之；一为寒气上逆之虚满，以厚朴生姜甘草半夏人参汤温之。其烦而不满者亦有二：一为热邪入胸之烦，以竹叶石膏清之；一为余邪在胸之烦，以栀子豉汤解之。今既烦且满，故起卧不安也，唯仅热与气结，壅于胸腹之间，故用栀子枳朴，胸腹和而烦自去，满自消矣。

〇栀子厚朴汤方

栀子十四枚，劈　厚朴四两，姜炙，去皮　枳实四枚，水浸，炙令黄

上三味，以水三升半，煮取一升半，去渣，分二服，温进一服。张志聪曰：栀子之苦寒，能泄心中之热烦。厚朴之苦温，能消脾家之腹满。枳实之苦寒，能解胃中之热结。

栀子干姜汤证

第一一二条　伤寒，医以丸药大下之，身热不去，微烦者，栀子干姜汤主之。

余无言曰：此丸药，必内有巴豆者也。何以知之？按阳明篇调胃承气证条有曰，"知医以丸药下之"，非其

治也，明明三承气，均为下剂，而又曰，"知医以丸药下之"，则推知所谓丸药者，必巴豆制成无疑也。

喻嘉言曰：丸药大下，徒伤其中而不能荡涤其邪，故以栀子合干姜用之，亦温中散邪之法也。

钱潢曰：以峻厉丸药大下之，宜乎陷入而为痞结矣。而邪热不去，是邪未全陷，尚有留于表者，微觉烦闷，乃下后之虚邪陷膈，将结未结之征也。

○栀子干姜汤方

栀子十四枚，劈　干姜一两

上二味，以水三升半，煮取一升半，去渣。分二服，温进一服。

栀子汤禁证

第一一三条　凡用栀子汤，病人旧微溏者，不可与服之。

成无己曰：病人旧微溏者，里虚而寒在下也，虽烦而非蕴热，故不可与栀子汤。

程知曰：凡治上焦之病者，辄当顾中下两焦。栀子为苦寒之品，病人今受燥邪，不必其溏否，但旧微溏者，便知中禀素寒，三焦不足，栀子之苦，虽去得上焦之邪，而寒气攻动脏腑，坐生他变，困辄难支。凡用栀子汤者，俱不可不守此禁，非独虚烦一证也。（第十七表）

第十七表 栀子汤证治表

发汗、吐、下后，虚烦不眠，反覆颠倒，心中懊憹	栀子豉汤
虚烦，兼少气者	栀子甘草豉汤
虚烦，兼呕者	栀子生姜豉汤
发汗或下后，烦热，胸中窒者	栀子豉汤
伤寒大下，身热不去，心中结痛者	栀子豉汤
伤寒下后，心烦腹满，卧起不安者	栀子厚朴汤
伤寒大下后，身热不去，微烦者	栀子干姜汤

下利证

葛根汤证——葛根黄芩黄连汤证

第一一四条 太阳病桂枝证，医反下之，利遂不止，脉促者，表未解也，葛根汤主之。"葛根汤主之"五字，恽铁樵补。喘而汗出者，表已解也，葛根黄芩黄连汤主之。"表已解也"四字，恽补。

恽铁樵曰：此脉促，乃暂局，下药太暴，邪正互争，脉气因乱故也。既如此，邪之将内陷者，不得入里，势必还归于表，因此知表未解。表未解是表未陷之变词。喘而汗出者一句，亦千古无人解得，须知此节之文字，当云"太阳病，桂枝证，医反下之，利遂不止，脉促者，表未解也，葛根汤主之。喘而汗出者，表已解也，葛根黄芩黄连汤主之"。何以知之？表未解，当用表药，伤寒之定例。凡言表言汗，皆指麻黄，其桂枝葛根，只是解肌药，不名为表，故知表未解之下，当接葛根汤主之五字，因葛根汤中有麻黄也。内陷有寒，有实，有热，喘而且汗出者，是热结上膈。何以知其热，以用芩连知之，即证可以知药，即药可以知病，亦伤寒之例。喘而汗出，是表已解，何以知表已解，因汗出两字知之。观无汗而喘，麻黄汤主之，即知无汗，是表不解，因而推知有汗，是表已解，又因而推知表未解之未字，正对表已解立说，惟其如此，故省去一句，读者可以自明，否则不能省也。故知喘而汗出之下，有表已解也一句。

余无言曰：此条原文本分两节，即第一节，至表未解也句止，第二节，至葛根黄芩黄连汤主之句止。且原文此条，在葛根汤证之后，故第一节表未解也句之下，正隐有葛根汤主之五字。至喘而汗出句下，恽氏补表已解也一句，实有至理。因表解只有内热，故用葛根芩连也。从来注家搔不着痒处，恽氏此释仲景之功臣也。（参看第二五三条余注）

○葛根黄芩黄连汤方

葛根半斤　黄芩三两　黄连三两　甘草二两，炙

上四味，以水八升，先煮葛根，减二升，纳诸药，煮取二升，去渣，分温再服。

桂枝人参汤证

第一一五条 太阳病,外证未除,而数下之,遂协热而利,利下不止,心下痞硬,表里不解者,桂枝人参汤主之。

曹颖甫曰:外证未除,误数下之,表热与水气俱陷心下则为结胸,表热独陷心下则为气痞,下后胃虚,客气上逆则亦为气痞。但与表热独陷心下之痞,有濡硬之别耳。若外证未除,而数下之,水气与表热俱陷,遂至利下不止,寒水之气,结于心下而为痞硬,仍见发热恶寒之外证,仲师特以桂枝人参汤主之,炙草、白术、人参、干姜以温胃祛寒,桂枝助脾以解外,而表里俱解矣。

○桂枝人参汤方

桂枝四两 甘草四两,炙 白术三两 人参三两 干姜三两

上五味,以水九升,先煮四味,取五升,纳桂枝,煮取三升。日再服,夜一服。

曹颖甫曰:后纳桂枝者,以里寒重于外证,恐过煎力薄,失其肌解之功也。所以日夜三服者,则以数下之后,表热内陷,非一服所能开泄也。

四逆汤证

第一一六条 伤寒医下之,续得下利,清谷不止,

身疼痛者，急当救里。后身疼痛，清便自调者，急当救表，救里宜四逆汤，救表宜麻黄汤。末句原作"宜桂枝汤"。

曹颖甫曰：伤寒下后，续得下利清谷，既经误下，表证仍在，里证复起，法当先救里，而后救表。所以然者，一因里寒下陷，有生命之虞；一因水气在下，虽经发汗，汗必牵制而不出。唯体痛为伤寒的证，故本论之"身疼腰痛，骨节疼痛，麻黄汤主之，脉浮紧者，法当身疼痛，宜以汗解之"。师虽未出方治，其为麻黄汤证，决然无疑。本论又云，"桂枝本为解肌，若其人脉浮紧汗不出者，不可与之"，则身疼痛而急当救里之证。身必无汗，脉必浮紧，桂枝汤正在禁例，何得云"宜桂枝汤"，故知仲景原文必云，"救表宜麻黄汤"也。

余无言曰：本条开端即曰，伤寒医下之，此伤寒两字，即下文身疼痛之根据也。曹氏改桂枝汤为麻黄汤，甚当。

赤石脂禹余粮汤证

第一一七条　伤寒服汤药，下利不止，心中痞硬，服泻心汤后，以他药下之，利不止，医以理中与之，利益甚。理中者，理中焦，此利在下焦，赤石脂禹余粮汤主之。复不止者，当利其小便。

成无己曰：伤寒服汤药下后，利不止，而心下痞硬者，气虚，而客气上逆也。与泻心汤攻之，则痞也。医复以他药下之，又虚其里，致利不止也。理中，凡脾胃虚寒下利者，服之愈，此以下焦虚，故与之其利益甚。《圣济经》曰，"滑则气脱，欲其收也"，如开肠洞泄，便溺遗失，涩剂所以收之。此利由下焦不约，与赤石脂禹余粮汤，以涩洞泄，下焦主分清浊，下利者，水谷不分也。若服涩剂而利不止，当利小便，以分其清浊。（第十八表）

第十八表　下利证方治表

桂枝证反下之，利不止，脉促，表未解	葛根汤
桂枝证反下之，喘而汗出，表已解	葛根黄芩黄连汤
太阳表证，数下之，协热而利，利下不止，心下痞硬，表里不解	桂枝人参汤
伤寒医下之，下利清谷，身疼痛	四逆汤、麻黄汤
伤寒服下药，利不止，心下痞硬，服泻心汤不愈，后下之利不止，与理中利益甚	赤石脂禹余粮汤
前证复不止者，当利小便	（补）五苓散

○赤石脂禹余粮汤方

赤石脂一斤　禹余粮一斤

上以水六升，煮取二升，去渣，分温三服。

烦渴蓄水证

五苓散证（一）

第一一八条　太阳病，发汗后，大汗出，胃中干，烦躁不得眠，欲得饮水者，少少与饮之，令胃和则愈。若脉浮，小便不利，微热消渴者，五苓散主之。

汪琥曰：此条当作两截看。太阳病发汗后云云，至胃和则愈，此系胃中干，烦躁作渴，只须饮水以和胃气，非五苓散证也。若脉浮，小便不利，微热消渴，此系水热结于膀胱而渴，乃为五苓散证。

魏荔彤曰：大汗出，所谓如水流漓也，于是胃中津液受伤而干，因干而躁，因躁而烦，因躁烦而不得眠，此一串而至者，唯恐后人误认为传里之躁烦，于是独标出欲饮水一症。

余无言曰：本条第一节，所云大汗出，胃中干，烦躁不得眠，欲得饮水等，骤视之，绝类白虎汤证。若果为白虎汤证，则又非两白虎汤，不能解其烦渴矣，而此则云，少少与饮之，令胃和则愈，则又明其非白虎证也。究竟本条稍稍与饮水则愈之证，与白虎证何所区别乎？而不知此节着眼，在胃中干一句。特标出胃中干，因胃中干，而烦躁不得眠，欲饮水则以饮水，缓缓救其胃中干，即可愈矣。不似白虎证之热结在里，表里俱热，舌上干燥而烦，欲饮水数升之可比也。细观白虎证诸条，则又可反证本条第一节之证，表里必无热象可言也，故本条少少与饮水则愈，而白虎证，非白虎汤不愈也。

第二节，特举出小便不利，微热消渴，为膀胱蓄水之征。小便不利，与白虎证小便利者异也；微热，与白虎证表里俱热者异也；消渴，虽与白虎相似，但此欲热饮，与白虎证欲冷饮者，异也。而究其小便不利之原因，以汗后体腔内蒸气般之热气大减，气虚水结，停蓄于膀胱，失其渗化之力，而为少腹急满也。故用二苓、泽泻，利水下行，而以桂与白术，温化健脾，使水气分利，余邪外解，则津气流行，微热自除，消渴自止矣。

〇五苓散方

猪苓十八铢，去皮　　茯苓十八铢　　泽泻一两六铢　　白术十八铢　　桂半两，去皮

上五味，捣为散，以白饮和服方寸匕，日三服。多饮暖水，汗出愈。

五苓散证（二）

第一一九条　发汗已，脉浮数，烦渴者，五苓散主之。

《医宗金鉴》曰：发汗已，为太阳病已发过汗也。脉浮数，知邪仍在表也。若小便利而烦渴者，是邪入阳明而胃热，白虎汤证也；今小便不利而烦渴，是膀胱水

蓄，五苓散证也。故用五苓如法服之，外疏内利，表里均得解矣。

五苓散证（三）—— 茯苓甘草汤证

第一二〇条　伤寒汗出而渴者，五苓散主之，不渴者，茯苓甘草汤主之。

《医宗金鉴》曰：伤寒发汗后，脉浮数，汗出，烦渴，小便不利者，五苓散主之，今唯曰汗出者，省文也。渴而不烦，是饮盛于热，故亦以五苓主之，利水以化津也。若不烦且不渴者，是表无热也；唯见脉浮数，汗出，小便不利，是表里未和也。故主以茯苓甘草汤，和表以利水也。

〇茯苓甘草汤方

茯苓二两　桂枝二两，去皮　甘草一两，炙　生姜三两，切

上四味，以水四升，煮取二升，去渣，分温三服。

五苓散证（四）

第一二一条　中风发热，六七日不解而烦，有表里证，渴欲饮水，水入则吐者，名曰水逆，五苓散主之。

余无言曰：本条之证，较前为重矣，其着眼在有表里证一句。不独有表里证，且表里证俱甚。第一一八条曰微热，而此则曰发热，且因发热六七日不解而烦，此

表证甚也。第一一八条曰消渴，曰小便不利，然未因小便不利，渴饮而吐水也。此曰渴欲饮水，水入则吐，是不但水蓄膀胱，且亦水停胃脘矣，此里证甚也。虽症状较甚，但因体内蒸气力微，不能升腾上下，因而水停不渗则同，故仍以五苓主之。须知此水人则吐者，乃随饮随吐之水，与素有水饮之停于胸脘者不同，故可以五苓表里双解，一服即祛也。

文蛤散证——五苓散证（五）

第一二二条　病在阳，应以汗解之，反以冷水潠之，若灌之其热被劫不得去，弥更益烦，肉上粟起，意欲饮水，反不渴者，服文蛤散。若不瘥者，与五苓散。

汪琥曰：病在阳者，为邪热在表也，法当以汗解之，医反以冷水潠之。潠者，口含水喷之也。若灌之，灌者，浇也，灌则更甚于潠矣。表热被水止劫，则不得去，阳邪无出路，其烦热必更甚于未用水之前。弥更益烦者，犹言甚之扱也。水寒之气，客于皮肤，则汗孔闭，故肉上起粒如粟也。意欲饮水不渴者，邪热虽甚，反为水寒所制也。先与文蛤散，以解烦导水。若不差者，水寒与热相搏，下传膀胱，与五苓散，内以消之，外以散之，乃表里两解之法也。

○文蛤散方

文蛤五两

上一味为散，以沸汤，和一方寸匕服汤用五合。

甄权曰：文蛤，治水气浮肿，下小便。方有执曰：文蛤，即海蛤之有文理者。王宇泰曰：即海蛤粉也。河间丹溪多用之，大能治痰。钱潢曰：文蛤，似蛤而背有紫斑，即今吴中所食花蛤是也。

饮多心悸里急证

第一二三条　太阳病，小便利者，以饮水多，必心下悸。小便少者，以饮水多，必苦里急也。"小便少者"下"以饮水多"四字编者补。

余无言曰：此条当作两节看。自太阳病至心下悸为第一节，末两句为第二节，此两节皆以饮水多为特征，唯以小便之利与不利，以分水之停于心下或膀胱。若小便利者，膀胱必不蓄水，饮水甚多而不已，则必水气上僭，而为心下悸。如小便少者，则膀胱气化不行，必然蓄水，再饮水甚多，必苦里急也。

前第一一八条曰，"欲得饮水者，少少与饮之，令胃和则愈"，但未言不少少与之，有若何害处，而此条言小便利者，饮水多必心下悸，小便少者，饮水多必苦里急，此正极言不少少与之之害，则本条正可为前条注脚也。或曰，小便少者下，并无饮水多字样，何得妄加，不知经文简练，前节已言之，后节即略之，此与"病发于阳，而反下之，热入，因作结胸，病发于阴，而反下之，因作痞"，一条，在下节略去热入两字正同。然字里行间，有蛛丝马迹可寻也，读者当体会之。汪琥曰：常器之云，可茯苓甘草汤，又猪苓汤。推常氏之意，小便利者，用茯苓甘草汤，小便少者，用猪苓汤。（第十九表）

第十九表　蓄水证方治表

太阳病发汗后，大汗出，胃中干，烦躁欲得饮水	少少与饮水则愈
太阳病发汗后，脉浮，小便不利，微热，消渴	五苓散
发汗已，脉浮数，烦渴，小便不利	五苓散
伤寒汗出而渴，小便不利	五苓散
伤寒汗出不渴，小便不利	茯苓甘草汤
中风发热，六七日不解而烦，有表里证，渴欲饮水，入水则吐	五苓散
病在表，以冷水潠之，其热被劫，益烦，肉上粟起，意欲饮水，反不渴	文蛤散或五苓散
太阳病，小便利，饮水多，心下悸	（补）茯苓甘草汤
太阳病，小便少，饮水多，苦里急	（补）猪苓汤

热结蓄血证

桃仁承气证

第一二四条　太阳病不解热结膀胱，其人如狂，血自下，下者愈。其外不解者，尚未可攻，当先解外，外

解已，但少腹急结者，乃可攻之，宜桃仁承气汤。

余无言曰：此条诸家解释，无一是处，亦无暇一一置辩，今试释之如次。

首言太阳病不解，是头项强痛，发热恶寒等俱在也，此表证也。次言热结膀胱，是邪热入里，而下传膀胱，膀胱热甚，故黏膜出血，此里证也。又次言其人如狂，是表里热势俱甚，烦躁不安，少腹急结，胀痛亦甚，故其人如狂也。其曰如狂，则非真狂也可知，不过形容不安之状态耳。但膀胱内黏膜出血，果然能随小便自下（溺血），热结得以排泄，则每每有自愈者，此时表证里证，同时获愈，其理与第四十九条衄乃解，第五十条自衄者愈，同一局也。故曰血自下，下者愈。若夫内而热结膀胱，外而表证不解，虽其人如狂，亦不可攻，盖表里同病，当先解表，此是伤寒治法之定例，俟表邪解后，但少腹急结者，乃可用攻下之法。盖结者，不通也。急者，胀急也。然何以致不通胀急耶，因热结膀胱，致膀胱黏膜出血也。其立随小便排出者，则为血尿，其未能立即排出，而容留时间较久者，则结为瘀块。既成瘀块，则不能随小便自下，甚至堵塞尿道，而小便淋沥不利，故少腹急结也。凡表证既解，但少腹急结者，乃可攻之以桃仁承气也。

〇桃仁承气汤方

桃仁五十个，去皮、尖　大黄四两　芒硝二两　桂枝二

两，去皮　甘草二两，炙

上五味，以水七升，煮取二升半，去渣，纳芒硝，更上火微沸，下火。温服五合，日三服，当微利。

钱潢曰：《神农本经》曰，桃仁，主瘀血，血闭。洁古云：桃仁治血结，血秘，破蓄血。大黄，下瘀血积聚。芒硝，走血软坚。桂枝为用，通血脉，消瘀血。甘草所以保脾胃，和大黄、芒硝之寒峻耳。

余无言曰：桃仁承气，非因热结膀胱血自下而用，乃因热结膀胱，内有瘀血，少腹胀急而用之也，读者不可于本条经文，草草读过。

抵当汤证（一）

第一二五条　太阳病，六七日，表证仍在，脉微而沉，反不结胸，其人发狂者，以热在下焦，少腹当硬满，小便自利者，下血乃愈，抵当汤主之。所以然者，以太阳随经，瘀热在里故也。

钱潢曰：太阳病至六七日，乃邪当传里之候，不应表证仍在，若表证仍在者，法当脉浮，今反脉微而沉，又非邪气在表之脉矣。邪气既不在表，则太阳之邪，当陷入而为结胸矣，今又反不结胸，而其人发狂者，何也？盖以邪不在气分，故脉微，邪不在上焦胸膈而在下，故脉沉热在下焦者，即前桃仁承气证所谓热结膀胱也。邪热煎迫，血沸妄溢，留于少腹，故少腹当硬满。

热在血分，无伤于气分，则三焦之气化，仍得运行，故小便自利也。若此者，当下其血乃愈，其所以然者，太阳在经之邪，随经内入于腑，其郁热之邪，瘀蓄于里故也。热瘀膀胱，逼血妄行，溢入回肠，所以少腹当硬满也。前桃仁承气证不言脉，此言脉微而沉。彼言如狂，此言发狂。彼言少腹急结，此言少腹硬满。彼条之血，尚有自下而愈者，其不下者，方以桃仁承气下之，此条之血，必下之乃愈，证之轻重，迥然不同，故不用桃仁承气，而以攻坚破瘀之抵当汤主之。

余无言曰：前条云其人如狂，本条云其人发狂。前条云热结膀胱，本条云热在下焦。据此，则发狂之症状，重于如狂，下焦之范围，不仅膀胱。如狂者，盖其人躁烦不安，有如狂态，明其非真狂也，至发狂则为真狂矣。下焦者，则包括整个少腹中之脏器而言，内有大肠之最下部膀胱及妇人之子宫、卵巢等，不仅是膀胱一种器官也。由此观之，则前条之证，蓄血仅在膀胱，故用桃仁承气，即可毕事，本条之证，蓄血满占下焦，故必用抵当，乃可生效。钱说谓热在下焦，即所谓热结膀胱，非是，余说可参。

又吴氏《温疫论》曰：抵当汤，为行瘀逐蓄之最者，无分前后二便，并可取用。然蓄血结甚者，在桃仁力所不及，则宜抵当汤，盖非大毒猛厉之剂，不足以抵当，故名之。然抵当证，所遇亦少。（参看第二二九条余注）

抵当汤方

水蛭熬 虻虫各三十个，去翅、足，熬 桃仁二十个，去皮、尖 大黄三两，酒洗

上四味，以水五升，煮取三升，去渣。温服一升，不下更服。

柯韵伯曰：蛭，昆虫之巧于吸血者也。虻，飞虫之猛于吮血者也。兹取水陆之喜取血者攻之，同气相求耳。更佐桃仁以推陈致新，大黄以荡涤邪热。

抵当汤证（二）

第一二六条 太阳病，身黄，脉沉结，少腹硬，小便不利者，为无血也。小便自利，其人如狂者，血证谛也，抵当汤主之。

钱潢曰：身黄，遍身俱黄也。沉为在里，而主下焦，结则脉来动而中止，气血凝滞，不相结续之脉也。前云少腹当硬满，此则竟云少腹硬，脉症如此，若犹小便不利者，终是胃中瘀热郁蒸之发黄，非蓄血之发黄也，故为无血。若小便自利而如狂，则知邪热与气分无涉，故气分无乖，其邪在血分矣。

抵当丸证

第一二七条 伤寒有热，少腹满，应小便不利，今反利者，为有血也，当下之，不可余药，宜抵当丸。

成无己曰：伤寒有热，少腹满，是蓄血于下焦。若热蓄津液不通，则小便不利，其热不蓄津液，而蓄血不行，小便自利者，乃为蓄血，当与桃仁承气汤、抵当汤下之。然此无身黄尿黑，又无喜妄发狂，是未至于甚，故不可用其余快峻之药也，可与抵当丸小下之。（第二十表）

〇抵当丸方

水蛭三十个，熬　虻虫二十个，去翅、足，熬　桃仁二十五个，去皮、尖　大黄三两

上四味，捣分四丸，以水一升，煮一丸，取七合，服之。晬时当下血，若不下者更服。

陶弘景曰：晬时者，周时也，从今旦至明旦也。

第二十表　蓄血证方治表

太阳病不解，热结膀胱，其人如狂	血自下者愈
太阳病外解已，但少腹急结，热结膀胱，其人如狂	桃仁承气汤
表证仍在，脉微而沉，不结胸，其人发狂，热在下焦，少腹当硬满，小便自利	抵当汤
太阳病，身黄，脉沉结，少腹硬，小便自利，其人如狂	抵当汤
伤寒有热，少腹满，小便反利	抵当丸

结胸证

结胸证病原

第一二八条　病发于阳，而反下之，热入，因作结胸。病发于阴，而反下之，热入，因作痞。"热入"两字编者补。**所以然者，以下之太早故也。**"所以然者句"原作"所以成结胸者"，因不能包括痞证，故改正。

余无言曰：程知云，"发于阳者，从发热恶寒而来，发于阴者，从无热恶寒而来"。其说可从，其他诸家，则无一是处。所谓发热恶寒者，即太阳病初起，发热与恶寒同时并见之症也。其人卫气必强，营血亦盛，故发热与恶寒同时并见。所谓无热恶寒者，并非永不发热，乃时间上发热较迟耳。其人卫气必较弱，营血必较虚，故发热不与恶寒同时并见。据此，则本条阴阳两字，作虚实解，则得矣。发于阳者，即病发于体质壮实之人也，体质壮实者，一旦有病，其胃脘胸膈必夹痰滞，不过此时表证未解，不得用下药，若误下之，则表热陷于里，与胸脘中之痰滞相搏，则成结胸矣。发于阴者，即病发于体质不足之人也，体质不足者，虽有表病，但里无痰滞为内应。此时表证未解，亦不得用下药，若误下之，则表热陷于里，因无痰滞相结，故但邪热内结而成痞耳。

或谓因作痞句上无"热入"两字。所以然者句，原作所以成结胸者，今增改，何居？不知经文简练，前文言之，后文即略之，前文有"热入"两字，故知后文亦有热入两字之义存焉。且痞证首方，即为大黄黄连，名曰泻心，泻心者何，泻其胸中之结热也，由此观之，则后文有"热入"两字，更无疑也。所以然者句，经文常见之，原文作所以成结胸者，其呼应上文，只及于结胸，而不能及于痞证，是为漏笔。今改为所以然者，则结胸痞证，均包括于其中矣。末云，以下之太早故也，乃极言其不当下而下之之误也。

大陷胸汤证（一）

第一二九条　太阳病，脉浮而动数，浮则为风，数则为热，动则为痛，数则为虚，头痛发热，微盗汗出，而反恶寒者，表未解也。医反下之，动数变迟，膈内拒痛，胃中空虚，客气动膈，短气烦热，心中懊憹，阳气内陷，心下因硬，则为结胸，大陷胸汤主之。若不结胸，但头汗出，余处无汗，剂颈而还，小便不利，身必发黄。

余无言曰：太阳病，脉浮而动数，乃邪盛有内传之趋势也，此动数两字，当与第三条脉若静者之静字对看，脉数急者之数急两字同看。头痛发热，表证也。盗汗，则阳明证也。此云微盗汗出，但除微盗汗一证，其他阳明证，一无所有，是明阳明证实未具也。若果为阳明病已具之盗汗，则当不恶寒，今反恶寒者，是明太阳表邪实未解也，表邪未解，当发其汗，是为定例。即使太阳阳明合病，阳明病已具者，亦当先解其表，不当下之，下之实为误也。至浮则为风四句，是为脉浮而动数句，自下注脚也。脉浮则为风寒在表，脉数则为表热过甚，脉动而不静，则为邪盛，而使头痛及身体疼痛也。动数并见，则为邪盛正虚，若果正能胜邪，则脉静而不传矣。

医者于上之症状不加细察，只注意其脉之动数，而遗其浮，只注意其头痛发热，微盗汗出，而忽其恶寒，认为阳明已具，而反下之，是治之误也。不当下而下之，故动数变迟，膈内拒痛，胃中因下之而空虚，客气因内陷而动膈。空虚者，非胃中无所有之谓，乃有隙可乘之谓，有隙可乘，故客气内陷而动膈也。短气者，气微急而短也。烦热者，热陷胸而烦也。心中懊侬，甚于栀豉汤证，盖彼属虚烦，此属实烦也。阳气内陷，指表热内陷。因之心下硬满，而成结胸之证，以大陷胸汤主之者。因结胸之证，胸膈胃脘之间，邪热夹食滞痰涎，互相搏结，故以大黄之荡涤，芒硝之软坚，甘遂之逐痰利饮者治之也。

次言医反下之之后，若不作结胸，而但头汗出，余处无汗，剂颈而还，小便不利者，此必邪结于三焦之半表半里。小便不利，邪蒸三焦与胆，必发黄疸也。

○大陷胸汤方

大黄六两，去皮　芒硝一升　甘遂一钱匕，另碾

上三味，以水六升，先煮大黄，取二升，去渣，纳芒硝，煮一二沸，纳甘遂末。温服一升，得快利，止后服。

大陷胸汤证（二）

第一三〇条　伤寒六七日，结胸热实脉沉而紧，心下痛，按之石硬者，大陷胸汤主之。

程知曰：结胸一证，虽曰阳邪陷入，然阴阳二字，从虚实寒热上区别，非从中风伤寒上区别。表热盛实，转入胃腑，则为阳明证，表热盛实，不转入胃腑，而陷入胸膈，则为结胸证，故不必误下始成。伤寒六七日，有竟成结胸者，以热已成实，而填塞在胸中也。脉沉紧，心下痛，按之石硬，知邪热聚于此处矣。不因下而成结胸者，必其人胸有燥邪，以失汗而表邪合之，遂成里实。此条之脉紧，从痛得之，不作寒断。

余无言曰：程云，结胸不必误下始成，示人以病变不一，不可泥于经文，必误下之，乃始成结胸也。前条为误下而成，本条为转属而成，而《傅青主男科》中，又有因急与饮食而成此者，又不可不知也。傅云，"伤寒邪火正炽，不可急与饮食，饮食而成此者，方用瓜蒌一个捶碎，甘草一钱，水煎服勿迟。"

大陷胸汤证（三）

第一三一条 伤寒十余日，热结在里，复往来寒热者，与大柴胡汤。但结胸无大热者，此为水结在胸胁也，但头微汗出者，大陷胸汤主之。

余无言曰：伤寒至十余日，不传阳明，必传少阳，若邪传阳明，则热结在里，里指肠胃而言，此承气证也。若邪传少阳，则热微结于半表里，而寒热往来，此小柴胡证也。本条云，热结在里复寒热往来，此阳明之里，与少阳之半表里同病也。故用大柴胡汤，以大柴胡内有大黄、枳实也。

次言但结胸无大热者。此大热，指表热而言，言胸中虽有热，而外表反无大热。而征之实验，结胸证之内热偏盛者，往往手足反为发冷，此旧说所谓阳极似阴，热现寒象是也。但一扪其胸部心口，则热必炽甚，有如火炉，此特征也。故本条曰，无大热也。此为邪热与水结在胸胁，故但头汗出，盖邪结上焦，往往但头汗出，因胸中隔绝，津液不通也，故亦以陷胸汤主之。

喻嘉言曰：治结胸之证，取用陷胸之法者，以外邪挟内饮搏结胸间，未全入里也。无大热与上文热实互意。内陷之邪，但结胸间，表里之邪，反不炽盛，是为水饮结在胸胁。其人但头微汗，乃邪结在胸而阳气不能下达之明征，此则主用大陷胸，允为对证也。后人反谓结胸之外，复有水结胸一证，可笑极矣。

钱潢曰：若是水饮不与邪热并结，则大陷胸中，何必有逐水利痰之甘遂乎？（按：钱氏说，可谓一言破惑）

大陷胸汤证（四）

第一三二条　太阳病，重发汗，而复下之，不大便五六日，舌上燥而渴，日晡所，小有潮热，从心下至少腹，硬满而痛，不可近者，大陷胸汤主之。

喻嘉言曰：不大便燥渴，日晡小有潮热，心下少腹硬满，证与阳明颇同。但小有潮热，则不似阳明大热，从心下至少腹，手不可近，则阳明又不似此大痛，因是辨其为太阳结胸，兼阳明内实也。缘误汗，复误下，重伤津液，不大便而燥渴潮热，虽属阳明下证，但痰饮内结，必须用陷胸汤。由胸胁以及胃肠，荡涤始可无余，若但下肠胃结热，反遗胸上痰饮，则非法矣。

大陷胸丸证

第一三三条　结胸者，项亦强，如柔痉状，下之则愈，宜大陷胸丸。

余无言曰：前条云心下至少腹，硬满而痛；此条云项亦强，如柔痉状，此程知先生所谓一为胸上结硬，势连甚于下者；一为胸上结硬，势连甚于上者。盖邪热内陷，与痰滞相搏于胸中，因之胀痛拒按，甚则颈项仰而不俯，有似柔痉之状，此乃邪盛上越之所致。似柔痉，而实非柔痉也。改陷胸汤为丸者，丸之力缓，取其缓导以下行，不似邪之连甚于下者，可以一荡而肃清也。

○大陷胸丸方

大黄半斤　葶苈子半斤，熬　芒硝半升　杏仁半升，去皮、尖，熬黑

上四味，捣筛二味，纳杏仁、芒硝，合研如脂，和散，取如弹丸一枚，别研甘遂末一钱匕，白蜜二合，水三升，煮取一升。温，顿服之，一宿，乃大下，如不下更服，取下为效，禁如药法。

小陷胸汤证

第一三四条　小结胸证，正在心下，按之则痛，脉浮滑者，小陷胸汤主之。

成无己曰：心下硬痛，手不可近者，结胸也。正在心下，按之则痛，是热邪犹浅，谓之小结胸。结胸脉沉紧或寸浮关沉，今脉浮滑，知热未深结，与小陷胸汤，以除胸膈上之结热也。

王宇泰曰：上文云硬满而痛，不可近者，是不待按而亦痛也，此云按之则痛，是以手按之，然后作痛耳。上文云心下至少腹，是统一腹而言之，此云正在心下，则少腹不硬痛可知矣。热微于前，故云小结胸也。

○小陷胸汤方

黄连一两　半夏半升，洗　栝蒌实大者一枚

上三味，以水六升，先煮栝蒌，取三升，去渣，纳诸药，煮取二升，去渣。分温三服，解下黄涎即愈。

钱潢曰：夫邪结虽小，同是热结，故以黄连之苦寒，以解热开结，非比大黄之苦寒荡涤也。邪结胸中，则胃气不行，痰饮留聚，故以半夏之辛温滑利，以化痰蠲饮，而散其滞结也。栝蒌之甘寒，能降上焦之火，使痰饮下降。

三物白散证

第一三五条 **寒实结胸，无热证者，与三物白散。**

末句原文作"与三物小陷胸汤，白散亦可服"，误，今改正。

《金鉴》曰：结胸证身无大热，口不燥渴，则为无热实证，乃寒实也，与三物白散。然此证脉必当沉紧，若脉沉迟或证见三阴，则又非寒实结胸可比，当以枳实理中丸治之矣。

郑重光曰：水寒结实在胸，自非细故，用三物白散下寒而破结，皆不得已之用兵也。

○三物白散方

巴豆一分，去皮、心，熬黑，研如脂。《玉函》作六铢　桔梗三分　贝母三分，《玉函》作桔梗、贝母各十八铢

上三味为散，纳巴豆，更于臼中杵之，以白饮和服，强人半钱匕，羸者减之。病在膈上必吐，在膈下必利不利，进热粥一杯，利过不止，进冷粥一杯。

钱潢曰：寒实结于胸中，水寒伤肺，必有咳喘气逆，故以桔梗开之，贝母入肺解结，又以巴豆之辛热有毒，斩关夺门之将，以破胸中之坚结。盖非热不能散其水寒，非峻不足以破其结实耳。

结胸禁下证

第一三六条 结胸证，其脉浮大者，不可下，下之则死。

喻嘉言曰：胸既结矣，本当下之，以开其结，然脉浮大，则表邪未尽，下之是令其结而又结也，所以主死，此见一误不堪再误也。

结胸死证

第一三七条 结胸证悉具，烦躁者，亦死。

余无言曰：本条经文至简，仅七字而已。所谓结胸证悉具者，亦不过前举诸条之症状耳，烦躁亦结胸所固有，然何以致人于死耶？不知此条当注意悉具两字，即前第一二九条、一三〇条、一三一条、一三二条、一三三条所载诸证，无不毕具也。胸、脘、腹、少腹，统一胸腹腔内，上下无处不结，则其烦躁更甚，必数倍于普通之结胸证。此皆结胸已成之后，又失于攻下，所以致如此之甚也。程知谓为下之则死，不下亦死，信然。（第二十一表）

第二十一表　结胸证方治表

太阳病，脉浮而动数，医下之，脉变迟，膈内拒痛，烦热懊憹，心下硬而为结胸	大陷胸汤
伤寒六七日，结胸热实，脉沉而紧，心下硬痛	大陷胸汤
伤寒十余日，结胸无大热，水结胸胁，头微汗出	大陷胸汤
重发汗，复下之，舌上燥渴，日晡微潮热，心下至少腹硬满而痛手不可近	大陷胸汤
结胸，项亦强如柔痉	大陷胸丸
小结胸，正在心下，按之痛，脉浮滑	小陷胸汤
寒实结胸，无热证	三物白散
结胸证，脉浮大不可下	下之则死
结胸证悉具而又烦躁	死

气痞证

气痞证病原

第一三八条　脉浮而紧，而复下之，紧反入里，则作痞。按之自濡，但气痞耳。

钱潢曰：脉浮而紧，浮为在表，紧则为寒，乃头痛，发热，身疼，腰痛，恶风，无汗，寒邪在表之脉，麻黄汤证也。而复下之者，言不以汗解，而反误下之也。紧反入里者，言前所见脉紧之寒邪，因误下之，虚陷入于里，而作心下痞满之证也。此不过因表邪未解，误下里虚，无形之邪气陷入于里，而成气痞耳。其脉证不同，治法各异者，又于下条分出，以为临证施治之用。

方有执曰：濡，与软同，言不硬不痛而柔软也。痞，言气隔不通而否塞也。

大黄黄连泻心汤证

第一三九条　心下痞，按之濡，其脉关上浮者，大黄黄连泻心汤主之。

余无言曰：前云脉浮而紧，而复下之，紧反入里，只言紧入里，而言不及于浮。此言关上浮，是邪盛中焦，关浮而迟不浮也可知。为其紧反入里，是表邪入里而化热，故用大黄黄连，以泻其心下之痞热。为其仅关上浮，而不能认为寸关尺三部俱浮，故不得作表证治而发其表寒。

汪琥曰：以手按其痞处，虽濡，但纯是邪热壅聚，故用此汤，以导其热而下其邪也。或注云虚热者，误也。夫中气虽虚，邪热则实，故仲景以实热治之，若系虚热，则不用大黄黄连矣。

○大黄黄连泻心汤方

大黄二两　黄连一两　○按《千金方》有黄芩一两

上二味，以麻沸汤二升渍之，须臾绞去渣，分温再服。

汪琥曰：麻沸汤者，熟汤也，汤将熟时，其面沸泡

如麻，故云。痞病者，

邪热聚于心下不比结胸之大实大坚，故用沸汤渍绞大黄黄连之汁温服，取其气味皆薄，则性缓恋膈，能泄心下痞热之气。

附子泻心汤证

第一四〇条　心下痞而复恶寒汗出者，附子泻心汤主之。

余无言曰：第三十条曰，"太阳病，发汗，遂漏不止，其人恶风，桂枝加附子汤主之"，当与此条参看。彼以发汗不止而致卫气大虚，此亦以汗出过多而致卫气大虚，故均须加附子也。本条之汗出过多，于何见之？于一复字，而测知之。此言心下痞而复恶寒汗出，则知未下之成痞之前，必自恶寒汗出，属太阳中风也。未下之成痞之前，其恶寒汗出，必兼发热，故病属于表未解，既下之成痞之后，复恶寒汗出，必不兼发热，甚或体温低降，故病属于卫气虚也。

〇附子泻心汤方

大黄二两　黄连一两　黄芩一两　附子二枚，炮去皮，破，别煮取汁

上四味，切三味，以麻沸汤二升渍之，须臾绞去渣，纳附子汁，分温再服。

钱潢曰：以热邪痞于心下，则仍以大黄、黄连泻

之。加附子以扶真阳，助其蒸腾之卫气，则外卫固密矣。因既有附子之加，并入黄芩，以为彻热之助，而寒热并施，各司其治也。

半夏泻心汤证

第一四一条　伤寒五六日，呕而发热者，柴胡汤证具，而以他药下之，柴胡证仍在者，复与柴胡汤，此虽已下之，不为逆，必蒸蒸而振，却发热汗出而解。若心下满而硬痛者，此为结胸也，大陷胸汤主之。但满而不痛者，此为痞，柴胡不中与之，宜半夏泻心汤。

余无言曰：此言伤寒在表，至太阳末期，转属少阳，因误下致变，或成结胸，或成痞也。此条当分三节看，第一节，言伤寒五六日，呕而发热，柴胡证具，则是寒热往来，胁痛，口苦，咽干，目眩已具也，当以小柴胡治之。今医反以他药下之，此为误也。但亦有体气内充，拒邪不纳，虽下之而柴胡证仍在，此虽误，而未变为逆，仍与柴胡汤以和解之。然里气因误下之故，不无较虚，服柴胡后，正气得柴胡之助，起而反抗邪气，必蒸蒸而振，经一番振栗，始而恶寒肢冷，旋即发热汗出，于是半表半里之邪，得尽解矣。

若误下之后，半表里之邪热，内陷胸膈，与胸膈胃脘间之痰水食滞相结，则成满而硬痛之结胸。既成结胸，则又当大陷胸汤治之。

若误下之后，心下但满而不痛者，此为痞，所谓按之自濡，但气痞耳。无痰水食滞相搏，故不痛也。既成痞，则柴胡汤自不中与之，宜半夏泻心汤者。因此条之证，初由少阳柴胡证误下而来，始终不离一呕证，故用半夏、干姜以温化止呕，黄芩、黄连以解热攻痞，人参、草、枣以补脾和胃也。

〇半夏泻心汤方

半夏半升　黄芩三两　黄连一两　人参三两　干姜三两　甘草三两，炙　大枣十二枚

上七味，以水一斗，煮取六升，去渣。再取三升，温服一升，日三服。

生姜泻心汤证

第一四二条　伤寒汗出，解之后，胃中不和，心下痞硬，干噫食臭，胁下有水气，腹中雷鸣下利者，生姜泻心汤主之。

余无言曰：伤寒汗出，既解之后，而胃中不和，心下痞硬，果何故耶。此犹汗吐下后，余邪未解，而成栀子豉汤证，同一理也。栀豉汤证以余邪不解而虚烦懊恼，此以余邪不解而心下痞硬。但本条之症，又因大汗解后，津液大伤，胃中气虚，消化力弱，故不能消食，不但不能消食，抑且不能消饮。不能消食，故食停于胃中者，腐化发酵，不下行而上逆，故嗳噫食臭，即俗称

伤食气也。不能消饮，故胁下腹中，均有水气，水曰润下，渗于肠中，则为下利。雷鸣者，即水气下利，腹中渗滑动荡而作响也。治以生姜泻心汤者，以内有水气故用生姜、半夏，以脾胃气虚故用参、草、姜、枣，黄芩、黄连，仍为解痞而用之也。

○生姜泻心汤方

生姜_{四两}　半夏_{半升}　人参_{三两}　甘草_{三两，炙}　黄芩_{三两}　黄连_{一两}　干姜_{一两}　大枣_{十二枚}

上八味，以水一斗，煮取六升，去渣再煎。取三升，温服一升，日三服。

施氏《易简方》曰：生姜泻心汤，治大病新瘥，脾胃尚弱，谷气未复，强食过多，停积不化，心下痞硬，干噫食臭，胁下有水，腹中雷鸣，下利，发热，名为食复，最宜服之。

甘草泻心汤证

第一四三条　伤寒中风，医反下之，其人下利，日数十行，谷不化，腹中雷鸣，心下痞硬而满，干呕心烦，不得安。医见心下热，谓病不尽复下之，其痞益甚。此非结热，但以胃中虚，客气上逆，故使硬也，甘草泻心汤主之。

《金鉴》曰：无论伤寒中风，表不解总不当下，医反下之，或成痞，或下利。今其人以误下之故，下利日数十行，水谷不化，腹中雷鸣，是邪乘里虚而利也。心下痞硬而满，干呕心烦不得安，是邪乘胸虚而上逆也。是此痞利，表里并病，法当用桂枝加人参汤而解之。医以心下痞，谓病不尽，复下之，其痞益甚，可见此痞非热结，亦非寒结，乃误下中虚，邪气乘虚而上逆也，故以甘草泻心汤缓其急而和其中也。

○甘草泻心汤方

甘草四两，炙　黄芩三两　干姜三两　半夏半升，洗　大枣十二枚，劈　黄连一两　人参三两

上七味，以水一斗煮取六升，去渣再煎。取三升，温服一升，日三服。

林亿曰：半夏、生姜、甘草泻心方，皆本于理中也。其方必有人参，今甘草泻心中无者，脱落之也。（按：《千金》《外台》《伊尹汤液》，此方皆有人参）。

《金鉴》曰：方以甘草命名者，取和缓之义也，用甘草、大枣之甘，补中之虚，缓中之急，半夏之辛，降逆止呕，芩、连之寒，泻胸中之痞热，干姜之热，散腹中之虚寒。

解表攻痞先后辨

第一四四条　伤寒大下后，发汗，心下痞，恶寒者，表未解也，不可攻痞，当先解表，表解乃可攻痞，解表宜桂枝汤，攻痞宜大黄黄连泻心汤。

柯韵伯曰：心下痞，是误下后里证。恶寒，是汗后未解表证，内外俱病，皆因汗下倒施所致，表里交持，仍当遵先表后里、先汗后下正法。盖恶寒之表，甚于身疼，心下之痞，轻于清谷，此与救急之法不同。

方有执曰：伤寒病初之表当发，故用麻黄汤，此以汗后之表，故曰宜桂枝汤。

五苓散证

第一四五条　本以下之，故心下痞，与泻心汤，痞不解，其人渴而口燥烦，小便不利，五苓散主之。一本末有"一方云忍之一日乃愈"九字。

成无己曰：本因下后成痞，当与泻心汤除之。若服之痞不解，其人渴而口燥烦，小便不利，为水饮内蓄津液不行也，与五苓散发汗行水可愈。一方忍之一日乃愈者，不饮者外水不入，所停之水，得以自行，而亦可愈也。

余无言曰：与泻心汤而痞不解，非痞不解，乃痞因水停，而不解也。痞因水停而不解，故利水则愈。又忍之一日乃愈，与第一一八条参照，更可知少少与饮水之深意。

旋覆代赭石汤证

第一四六条　伤寒发汗，若吐若下，解后，心下痞硬，噫气不除者，旋覆代赭石汤主之。

汪琥曰：此噫气比前生姜泻心汤之干噫不同，是虽

195

噫而无食臭，故知其为中气虚，与旋覆代赭石汤，以补虚散下逆气。（按：噫气，哕恶声也。）

曹颖甫曰：伤寒解后，当无余病矣。然卒心下痞硬，噫气不除者，此正与汗出解后，胃中不和，心中痞硬，干噫食臭者略相似。但彼为表解之后，里水未尽，下渗大肠，而见腹中雷鸣下利，故宜生姜泻心汤以消痞而止利。此证但见胃气不和，绝无水湿下渗之弊，然则噫气不除，其为湿痰拥阻无疑，方用旋覆、代赭以降逆，半夏、生姜以去痰，人参、甘草、大枣以补虚而和中，则痰湿去而痞气自消，中脘和而痞气不生矣。唯其证情相似，故方治略同，有虚气而无实热，故但用旋覆代赭以降逆，无需泄热之芩连也。

〇旋覆代赭石汤方

旋覆花三两　代赭石一两　人参二两　生姜五两　甘草三两，炙　半夏半升　大枣十二枚，劈

上七味，以水一斗，煮取六升，去渣再煎。取三升，温服一升，日三服。

瓜蒂散证

第一四七条　病如桂枝证，头不痛，项不强，寸脉微浮，胸中痞硬气上冲咽喉，不得息者，此为胸有寒也，当吐之，宜瓜蒂散。

喻嘉言曰：寒者，痰也，痰饮内动，身必有汗，加以

发热恶寒，全似中风。但头不痛，项不强，此非外人之风，乃内蕴之痰，痞塞胸间，宜瓜蒂散，以涌出其痰也。

方有执曰：胸中痞硬者，痰涎塞膈也。气上冲咽喉者，痰涌上逆也。或谓喉中声如曳锯是也。

程知曰：邪气蕴蓄于膈间，此为胸有寒也。痞硬一证，因于吐下者为虚，不因吐下者为实。实邪填塞胸中，中下两焦，为之阻绝，自不得不从上焦为出路，所谓在上者因而越之是也。

○瓜蒂散方

瓜蒂一分，熬黄　赤小豆一分。《玉函》作各六铢

上二味，各别捣筛为散，已合治之，取一钱匕，以香豉一合，用热汤七合，煮作稀糜，去渣。取汁和散，温顿服之。不吐者，少少加，得快吐乃止。诸亡血虚家不可与。

曹颖甫曰：用瓜蒂之苦泄，以涌其寒痰，香豉以散寒，赤小豆以泄湿，一吐而冲逆止矣。惟亡血家及体虚之人，则为禁例。盖恐亡血家一吐之后，引动咯血，旧疾复发，虚羸者不胜震荡，正气将益不支也，须知吐法在《伤寒论》中，惟此一条，仲师不得已而用之，故方治后，又垂戒如此。

十枣汤证

第一四八条　太阳中风，下利呕逆，表解者，乃可

攻之。其人漐漐汗出，发作有时，头痛，心下痞硬满，引胁下痛，干呕短气，汗出不恶寒者，此表解里未和也，十枣汤主之。

柯韵伯曰：中风下利呕逆，本葛根加半夏证，若表既解，而水气淫溢，不用十枣以攻之，胃气大虚，后难为力矣。然下利呕逆，固为里证，而本于中风，不可不细察其表也，若其漐漐汗出，似乎表证，然发作有时，则病不在表矣。头痛是表证，然既不恶寒，又不发热，但心下痞硬而满，胁下牵引而痛，是心下水气泛溢，上攻于脑，而头痛也，与伤寒不大便六七日，而头痛，与承气汤同干呕汗出，为在表。然汗出而有时，更不恶寒干呕而短气，为里证也明矣。此可以见表之风邪已解，而里之水气不和也。然诸水气为患，或喘、或渴、或噎、或悸、或烦、或利而不吐，或吐而不利，或吐利而无汗，此则外走皮毛而汗出，上走咽喉而呕逆，下走肠胃而下利，浩浩莫御，非得利水之剂*以直折之，中气不支矣。此十枣之剂，与五苓、青龙、泻心等法悬殊矣。（编者按：此证必系小青龙证不解表延误而成）

　　○十枣汤方（《外台》亦名朱雀汤）

大枣十枚　芫花　甘遂　大戟各等分

上三味等分，各别捣为散，以水一升半，先煮大枣肥者十枚，取八合，去渣，纳药末，强人服一钱匕，羸人服半钱，温服之，平旦服。若下少，病不除者，明旦更服，加半钱匕，得快利后，糜粥自养。

柯韵伯曰：甘遂、芫花、大戟，皆辛苦气寒，秉性最毒，并举而任之，气合味同，相须相济，决渎而大下，一举而水患可平矣。然恐邪气尽，而元气亦随之以尽，故选枣之肥大者为君，预培脾气之虚，且制水势之横，又和诸药之毒，此仲景立方之尽善也。（第二十二表）

第二十二表　气痞证方治表

伤寒，医下之，心下痞，按之濡，脉关上浮	大黄黄连泻心汤
心下痞，复恶寒汗出	附子泻心汤
柴胡证，医下之，心下痞，但满而不痛	半夏泻心汤
伤寒汗解后，胃不和，心下痞硬，干噫食臭，心下有水气，腹中雷鸣，下利	生姜泻心汤
伤寒中风，医下之，下利完谷，腹鸣，心下痞硬，干呕心烦，复下之，其痞益甚	甘草泻心汤
伤寒下后，发汗，心下痞，恶寒，表证未解，解表后	大黄黄连泻心汤
下之，心下痞，与泻心汤，痞不解，口渴烦躁，小便不利	五苓散
发汗、吐、下，解后心下痞硬，噫气不除	旋覆代赭石汤
病如桂枝证，头不痛，项不强，寸脉微浮，胸中痞硬，气上冲咽喉，不得息	瓜蒂散
中风，下利呕逆，漐漐汗出，发作有时，头痛，心下痞硬满，引胁下痛，干呕，短气，汗出，不恶寒，表解里未和	十枣汤

脏结证

脏结禁攻证

第一四九条　脏结无阳证，不往来寒热，其人反静，舌上苔滑者，不可攻也。"不往来寒热"《脉经》作寒而不热。

脏结死证

第一五〇条　病胁下素有痞，连在脐旁，痛引少腹，入阴筋者，此名脏结死。"入阴筋"《玉函》及《脉经》作"入阴挟阴筋"。

余无言曰：一部《伤寒论》中，言脏结者，仅此两条而已。至问答一条，乃系伪文，已删置于篇末附录中。此两条对于脏结病状，言之不详，而问答一节，更属不可理解。盖病名既曰脏结，顾名思义，则必腹中结而不通，甚于结胸之症状也。而问答一节云："如结胸状，饮食如故，时时下利，寸脉浮，关脉小细沉紧，名曰脏结，舌上白苔滑者，难治。"细观该条之文，不独于脏结全文，无所发明，反使读者如堕五里雾中。既曰如结胸状，则按之石硬，膈内拒痛等状必具，其不通也可知。而又曰饮食如故，是平时可食三碗两碗者，此时消化力并不减少者，其胸脘何尝结乎？又曰时时下利，但无论其利之属寒属热，经文皆有方治，但既下利矣，其腹中又何尝结乎？胸脘腹中，既无结实之明文，示人认证，将由何道而可耶。故知该节为伪文，特删去之。

即就此两条之原文观之，曰脏结病状，亦无标准，而后人随文训释，更属无一是处。尤在泾谓是邪结肠间。柯韵伯谓邪结于无形之气分，故五脏不通。五脏以心为主。章虚谷谓是邪与痰血，瘀结在脾胃两脏。唐容川谓脏结是结在下焦油膜内，即血室之中。入阴筋者，将阴筋引入于腹内，即缩阴证也。张隐庵谓邪结少阴心肾。程知谓痞连脐旁，是脾脏结，痛引少腹，是肾脏结，自胁入阴筋，是肝脏结，三脏俱结，故死。柯韵伯又谓，今人多有阴筋上冲少腹，而痛死，名曰疝气，即是此类。然痛止便苏，有治之以茴香、吴萸等味而痊者，亦可明脏结之治法矣。据此，则柯氏之说，较有端倪。再以余之经验证之，与柯氏说若合符节，则可以发明脏结之证治矣。

次条言病胁下素有痞，连在脐旁，痛引少腹，入阴筋者，此名脏结死，是此一五〇条之脏结与一四九条之脏结，又不同也。此条之脏结，殆与西医学者所称之嵌顿脱肠绝相类似。所谓嵌顿脱肠者，其人体弱，素有脱肠之习惯，一经外感风寒，则必恶寒发热，因体弱之故，复又脱肠。在平常脱肠，若静而仰卧，以手揉按，即上还于腹内，至感寒而脱肠，因体气虚弱之故，即揉按亦难入腹，故曰嵌顿脱肠。尤以大汗大下，或感寒后又行房事，或先房事而后感寒，为更易致此。其症状即腹内小肠，折而下陷，在男子则经鼠蹊部内睾丸精系之孔道，而脱出于阴囊之中，在女子则脱出于股静脉，及Gimbernat氏韧带之间。此种症候，非内服药所能治，必须将腹股沟鼠蹊部用手术割开，将小肠取出，还纳入于小腹之内，方有治愈之望。当脱出之时，腹内疼痛牵及阴囊，大便不通，发热呕吐，甚或吐粪，若不施手术割治，则结而不通，发生烂肠或腹膜炎而死，或猝发心脏麻痹而死。据此，则本条所谓连在脐旁，痛引少腹，入阴筋者，此名脏结，即为西医学家之嵌顿脱肠，毫无疑义也。末曰死者，因中国古代，外科手术未精，无法疗治，故曰死也。

有患者顾章，年三十余，素有脱肠之患，于房事后感冒风寒，一经恶寒发热，即见腹痛，此即俗所谓夹阴伤寒也。俗医以腹痛下之，脱肠立即复发，小肠由左鼠蹊部，脱入肾囊，肿大如瓠瓜，唯平时可以揉按而上，而此次则无效，即所谓嵌顿脱肠是也。医见腹痛呕逆，又以为寒也，温以理中四逆，其痛更甚，大便不通，小溲短少，二三日后即化热，烦躁口干，大渴思冷，时静时躁，腹痛呕吐均剧甚，有时昏谵间作。又越二日，始则呕吐绿水（胆汁），继则吐出粪水，此时始延余诊。余见其已吐粪水，知为不治，令其立送医院，速行剖腹，施还纳手术。讵解剖后，一面将脱肠还纳于少腹，一面发现腹内小肠，绕于右肾者两匝，急为解下小肠，而小肠已腐烂成孔，立为截去小肠约三寸，又缝合之。下午四时，手术完毕，延至午夜一时，病者即虚脱而死，此为余所亲见。柯氏谓为疝气即是此类，庶几近之矣。盖中医以一切肾囊肿大，不问其为脱肠或睾丸炎，皆名之曰疝气也。兹特不厌其详，录之以备参考焉。

里虚证

小建中汤证

第一五一条　伤寒二三日，心中悸而烦者，小建中汤主之。

《医宗金鉴》曰：伤寒二三日，未经汗下，即心悸而烦，必其人中气素虚，虽有表证，亦不可汗之。盖心悸心烦，气血微弱，故以小建中汤先建其中，兼调营卫也。

余无言曰：此太阳表证，未经汗下之里虚证也。汗下后之里虚，当于汗吐下变证中求之，如第七十一条、七十九条、八十条、八十二条、八十三条、八十四条皆是。未经汗下之里虚，则本条及次一五二条是也。未经汗下，里气已虚，故心悸，而与发热恶寒同时并见，此时即认定表证，而用发汗之药，亦必不应手。何哉？里气本虚，主力已感不足，药物是体功之援兵，主力不足，援兵亦难济事。此时必须先服以小建中汤，使心中气血得所营养，悸定烦止，然后再以发汗药治之，则病可霍然矣。此云小建中汤主之，是言小建中能治心悸而烦，非言小建中能解伤寒二三日之表也。参看第六十四条，许叔微注。

〇小建中汤方（即桂枝汤增芍药加胶饴）

桂枝三两，去皮　甘草二两，炙　大枣十二枚，擘　芍药六两　生姜三两，切　胶饴一升

上六味，以水七升，煮取三升，去渣，纳饴，更上微火消解。温服一升，日三服。

炙甘草汤证

第一五二条　伤寒脉结代，心动悸，炙甘草汤主之。

《金鉴》曰：心动悸者，谓心下筑筑然，惕惕然，动而不自安也。若因汗下者多虚，不因汗下者多热，欲饮水，小便不利者属饮，厥而下利者属寒。今病伤寒，不因汗下而心动悸，又无饮热寒虚之症，但据结代不足之阴脉，即主以炙甘草汤者，以其人平日血气衰微，不任寒邪，故脉不能续行也。此时虽有伤寒之表未罢，亦所不顾，总以补中生血复脉为急，通行营卫为

主也。

○炙甘草汤方（一名复脉汤）

甘草四两，炙　阿胶二两　人参二两　生地一斤　麦门冬半升　麻仁半升　桂枝三两　生姜三两　大枣三十枚

上九味，以清酒七升，水八升，先煮八味，取三升，去渣，纳胶烊消尽。温服一升，日三服。

张路玉曰：津液枯槁之人，宜防二便秘涩之虞。麦冬、生地，溥滋膀胱之化源，麻仁、阿胶，专主大肠之括约，免阴虚水竭，火燥血枯，此仲景救里退表之妙法也。

丹波元简曰：《名医别录》云，甘草通经脉，利血气。《证类本草》《伤寒类要》皆云，治伤寒心悸，脉结代者，甘草二两，水三升，煮一半，服七合，日一服。由此观之，心悸脉结代，专主甘草，乃取乎通经脉，利血气，此所以命方曰炙甘草汤也，诸家厝而不释者何？（第二十三表）

第二十三表　里虚证方治表

| 伤寒二三日，心中悸而烦 | 小建中汤 |
| 伤寒，脉结代，心动悸 | 炙甘草汤 |

结脉代脉辨

第一五三条　脉按之来缓，时一止复来者，名曰结。又脉来动而中止，更来小数中有还者，反动，名曰

结阳也。脉来动而中止，不能自还，因而复动者，名曰代阴也。得此脉者必难治。"名曰结阳也"句"阳"字原作"阴"。

曹颖甫曰：此承上条，申言结代之脉也。结者，如抽长绳，忽遇绳之有结处，则梗塞而不条。代犹代谢，譬之水中浮沤，一沤方灭，一沤才起，雨后檐溜，一滴既坠，一滴悬空，离而不相续也。盖脉气未脱而停顿者曰结，脉气中绝而更至者曰代。

脉之来缓，至于时一止复来，譬之逐队偕行，中途忽有阻碍，而权时落后，此非不相续也，阻碍者为之也。脉来动而中止，更来小数，中有还者，反动，譬之潮人断港，为淤泥所折，及越之而过，其来倍捷，而其力较猛，此非不相续也，有折之者也。此二脉，皆名曰结。

若夫动而中止，不能自还，因而复动，正如孤云远逝，流水不归，卒然继至者，其气实不相续，故名曰代。代者，甲去而乙承之之谓也。夫气结复续，是为生阳，气去不续，是为死阴，然则结当为阳，代实为阴。名曰结阴也句，其阴字实为阳字之误，得此脉者必难治句，乃专指代脉言之，非统指结代言之也。（第二十四表）

第二十四表 促结代三种脉象比较表

促脉	热	数而有止	无定数	脉象有余暂时作促	脉来疾徐无定，时而一止
结脉	寒	迟而有止	无定数	脉力虽微尚能自还	脉止后三部本脉尚能同时复动，乃出自动之力恢复
代脉	寒	迟而有止	有定数	脉力将竭不能自还	脉止后三部本脉无力同时复动，必待尺部血代至次第至关寸，乃能复动

风湿证

桂枝附子汤证——白术附子汤证

第一五四条　伤寒八九日，风湿相搏，身体疼烦，不能自转侧，不呕不渴，脉浮虚而涩者，桂枝附子汤主之。若其人大便硬，小便自利者，白术附子汤主之。"白术附子汤"原作"去桂加白术汤"，据《金匮》及《千金翼》改。

余无言曰:《金鉴》云，此乃风湿相搏之证，非伤寒也，误矣。此条开首即曰伤寒八九日，则初起时，必恶寒无汗也。何得云非伤寒？至八九日，理应太阳邪罢，传入少阳，或阳明，而反见身体疼烦，不能自转侧者，是病邪留恋筋肉骨节间，仍在躯壳之表也。不呕不渴者，是邪未传少阳之半表里，或阳明之里也。邪既在表，则当麻桂解表，今不用麻桂，而用桂枝附子汤者何耶？因其风湿相搏也。何以知为风湿相搏，以脉浮虚而涩知之也。浮虚而不浮紧，故只用桂枝以疏外风，和营卫，而不用麻黄。浮虚而兼涩，故用附子之善走者，以温利里湿，再加生姜甘草大枣，以扶脾调中，使里气实，而佐解外邪，则风湿除矣。

若用桂枝附子汤之后，其人大便硬，小便自利者，则用白术附子汤治之。盖此大便硬不用承气，仅白术而可者，因胃肠本属无病，邪亦未入。前方有桂枝，服之风邪由汗缓解，因汗出而大便硬，以里无热实之邪，故不用承气也。白术功能健脾益气，用之则脾胃自和，津液自生，故仅加术而即可也。小便自利者，则湿有去路，但邪湿性至恋栈，非一二服所可去尽者，故虽小便利，而仍用附子以温利之也。

○桂枝附子汤方

桂枝四两，去皮　附子三枚，炮，去皮，破　生姜三两，切　大枣十二枚，劈　甘草二两，炙

上五味，以水六升，煮取二升，去渣，分温三服。按：本方与第三十三条桂枝去芍药加附子汤，药味完全相同，惟量异耳。

○白术附子汤方

白术四两　附子三枚，炮，去皮，破　生姜三两，切　大枣十二枚，劈　甘草二两，炙

上五味，以水六升，煮取二升，去渣，分温三服。

初一服，其人身如痹。半日许复服之，三服都尽，其人如冒状，勿怪，此以附子、术并走皮肉，逐水气，未得除，故使之尔。法当加桂四两，此本一方二法也。

甘草附子汤证

第一五五条　风湿相搏，骨节疼烦，掣痛不得屈伸，近之则痛剧，汗出短气，小便不利，恶风不欲去衣，或身微肿者，甘草附子汤主之。

钱潢曰：掣痛者，谓筋骨肢节，抽掣疼痛也，不得屈伸，寒湿之邪，流着于筋骨肢节之间，故拘挛不得屈伸也。近之则痛剧，即烦痛之甚也，疼而烦甚，人近之则声步皆畏，恐触动之，而其痛愈剧也。汗出，即中风汗自出也，短气，邪干胸膈，而气不得伸也。恶风不欲去衣，风邪在表也。或微肿者，湿淫肌肉，经所谓湿伤肉也。寒邪风湿，搏聚而不散，故以甘草附子汤主之。

○甘草附子汤

甘草二两，炙　附子二枚，炮，去皮　白术二两　桂枝四两，去皮

上四味，以水六升，煮取二升，去渣。温服一升，日三服，初服得微汗则解，能食，汗止复烦者服五合，恐一升多，宜服六七合为始。

吴仪洛曰：此方用附子除湿温经，桂枝祛风和营，白术去湿实卫，甘草补中和诸药，而成敛散之功也。（第

209

二十五表）

第二十五表　风湿证方治表

伤寒八九日，风湿相搏，身体烦痛，不呕不渴，脉浮虚而涩	桂枝附子汤
用前方后大便硬，小便自利者	白术附子汤
风湿相搏，骨节烦疼不得屈伸，汗出短气，小便不利，恶风不欲去衣，或身微肿	甘草附子汤

附　太阳篇删文评正

第一条　本发汗，而复下之，此为逆也，若先发汗治不为逆，本先下之，而反汗之，为逆，若先下之治不为逆。

余无言曰：此条文字，肤浅易明，率直寡味，绝非仲景之旧也。盖先汗后下，此是伤寒定例，于太阳篇中，随时随地，可以见到，经文中已无剩义，而复出此条以赘言之，且亦毫无义意，宁不失经文简练之旨耶。次言先下后汗，义不可通，汗下并行，则为临床所常用之法，岂有表不解而先下后汗之理。余意此节，即一为先救表而后里，一为先救里而后表之义，言之未能到窍，故不能自圆其说耳。先表后里，先里后表，参看第一一六条。

第二条　病人身大热，反欲得近衣者，热在皮肤，寒在骨髓也。身大枣，反不欲近衣者，寒在皮肤，热在骨髓也。

余无言白：此条骤视之，颇为分明，且亦颇有理由，曰热在皮肤，寒在骨髓，曰寒在皮肤，热在骨髓。窥其意，即以皮肤代表一表字，以骨髓代表一里字，似乎可通者也。不知皮肤骨髓若以整个之身体言，仍皆属于躯壳之表也，故麻黄证及大青龙证之身体疼痛，骨节疼痛，仍属表证也。且皮肤两字，可以代表躯壳之表，而骨髓两字，独不能代表脏腑之里。此条意是而辞非，旨善而句拙，必非仲景原文，故特删之。

第三条　问曰：证象阳旦，按法治之而增剧，厥逆，咽中干，两胫拘急而谵语，师言夜半手足当温，两脚当伸，后如师言，何以知此。答曰：寸口脉浮而大，浮则为风，大则为虚风，则生微热，虚则两胫挛，病证象桂枝，因加附子参其间，增桂令汗出，附子温经，亡阳故也，厥逆，咽中干，烦躁，阳明内结，谵语烦乱，更饮甘草干姜汤，夜半阳气还，两足当温，胫尚微拘急，重与芍药甘草汤。尔乃胫伸，以承气微溏，则止其谵语，故病可愈。

余无言曰：此条原在第一〇三条之后，推其意，系设为问答之辞，而伸引第一〇三条之旨也。但昔人著书，自各有体例，《黄帝内经》通体设为问答，其体例始终如一，仲景《伤寒》每篇均先揭纲领，次举症候，次出方剂，其体例亦始终如一。如第一〇三条，经文中已无剩义，又何必设为此问答之辞。况此问答一条，于第一〇三条并无发明之处，徒见其费辞耳，故亦删之。参看篇首论阴阳末段。

第四条　问曰：病有结胸、脏结，其状如何？答曰：按之痛，寸脉浮，关脉沉，名曰结胸也。何谓脏结？答曰：如结胸状，饮食如故，时时下利，寸脉浮，关脉小细沉紧，名曰脏结。舌上白苔滑者难治。

余无言曰：此条原在结胸证内，以结胸脏结并举，设为问答之辞，其意原欲发挥结胸与脏结之鉴别诊断，结果不但无所发挥，反而不能自圆其说。即就第一四九条及一五〇条观之，所谓脏结云者，究属何证，质之高明之同道，亦哑然无以置答，简直成为中医书中一绝大之谜，至本条更属难通，故亦删之。参看第一四九条及一五〇条余注。

第五条　太阳病二三日，不能卧，但欲起，心下必结，脉微弱者，此本有寒分也。反下之，若利止，必作结胸，未止者，四日复下之，此作协热利也。

余无言曰：此条原在结胸证内，所云太阳病二三日，不能卧，但欲起，心下必结，经虽未言何证，但以证情观之，其为栀子豉汤证无疑。又云脉微弱者，此本有寒分也，此寒分系指内寒又无疑。因有内寒而医反下之，利止必作结胸，此结胸，必为第一三五条之寒实结胸又无疑，此经文一贯下来，文义可通者也。但末云未止者，四日复下之，此作协热利也，此则不相续，不可通矣。上文层层言寒，而下文忽言协热而利，此热邪从何而来耶，此极不可通者也，故亦删之。

第六条　太阳病下之，其脉促不结胸者，此为欲解也。脉浮者，必结胸也。脉紧者必咽痛。脉弦者，必两胁拘急。脉细数者，头痛未止。脉沉紧者，必欲呕。脉沉滑者，协热利。脉浮滑者，必下血。

余无言曰：此本概言下后脉象之变耳，非专指一证而言。原文亦滥入结胸证内，此大误也。且其脉象多与症状不合，故《金鉴》知其错误，特为改正曰："脉促，当是脉浮，始与不结胸，此为欲解之文义相属。脉浮，当是脉促，始与论中结胸胸满同义。脉紧，当是脉细数，脉细数，当是脉紧，始合论中二证本脉。脉浮滑，当是脉数滑，盖浮滑，是论中白虎汤证之脉，数滑，是论中下脓血之脉，细玩诸篇自知。"

综上观之，此条之误，非浅鲜矣。况《伤寒》一书，详于症，略于脉，凡本条所举诸症，其认证之法，经有明文，不必单于脉象求之。且其错误之处，有张冠李戴之嫌，改正之文，有剜肉补疮之讥，庐山真相，已不可知，不若删之，以清眉目耳。

卷四　阳明上篇

阳明病提纲（胃肠系统病）

阳明病证

第一五六条　阳明之为病，胃家实也。

余无言曰：此阳明胃肠病之提纲也。阳明，是中医书中之术语，指胃肠一系言之，即消化系统是也。然胃肠必须有相当热力，乃能消化，热力不足，则消化失职矣。此种热力，必如阳光之烈烈，火光之熊熊，乃克有济，故曰阳明。今将肠胃一系，以及与消化直接及间接有关之诸脏器，合并言之，俾于新旧学说，两相映证焉。

胃居腹中，上有食道，通于口腔，下通小肠，小肠之上端，近胃之下口处，名十二指肠。小肠全体，则屈曲回环，盘叠于腹内，下端与盲肠通。盲肠为大肠之起始部。大肠之全部，则作一缺环形，由起始部，经腹右侧上行，折而横行，经胃底至腹左侧，又折而下行，至骨盘腔内，作S状而达直肠，至肛门为止。胃与小肠黏膜，均富于分泌黏液，以为消化之用。至大肠之分泌黏液，仅供渣滓之传导而已。至胃之消化，直接有赖于脾脏之助。盖脾于胃消化时，则立起收缩作用，将其体内之血液，经网于胃底之血管，尽量输注于胃底，一方再取给于心脏，宛如有橡皮球之汲筒然。此通于胃底之血管，即《内经》所谓脾之大络是也。胃得脾血之输注，则胃中热力增加，分泌旺盛，腐熟之功愈大，此热力即中医所谓胃阳是也。小肠之消化，直接有赖于胆汁及辉液，但胆汁由肝脏制造，而贮于胆囊者，膵液由本体之分泌，及脾脏之导管输来津液，而共同制成者。胆与膵之两管，均通于十二指肠而下入于小肠，是胃肠之消化除本身自动分泌外，直接有取于胆膵，间接仍取之于肝脾两脏者也，其生理上之情况，大概如是。而经文只曰，胃家者何？盖系指消化管全部而言。如云张家、李家者是，非指一人也。盖消化系为一长形之管，胃部独膨大如囊，故特举胃以概其余。至谓胃家实之实字，约有二义。食物滞积而实者，实也；表热传里而实者，亦实也。食滞而实者，是为承气汤证；热入而实者，是为白虎汤证。故承气、白虎，均为阳明病正治之方也。（第六图）

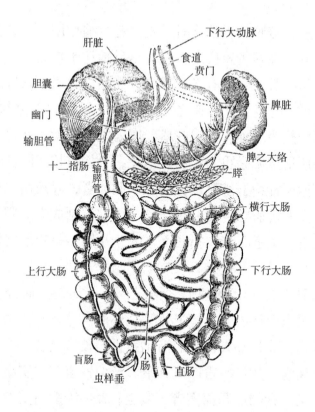

第六图　消化系统

至阳明病之来路，约有二道。一由食道而来，一由交感神经而来。盖食道在颈部之中，前为气管，后为颈椎。病在太阳，将欲传里，邪热即可由颈椎而波及食道，传至胃腑，再传至肠，此其一。脊椎有许多交感神经，沿背脊分为若干支，直达胸腹内各脏各腑，网于脏腑之上，而使其有知觉，有运动。而通于胃腑之一支独多，因胃体甚大也，邪热即能由背脊，循交感神经，直达胃体，此其二。不独太阳传阳明者如是，即太阳伤寒之系在太阴脾者，亦莫不如是也，读者不可不知。

　　柯韵伯曰：食入，则胃实而肠虚，食下，则肠实而胃虚。若但实不虚，斯为阳明之病根矣。胃实，不是阳明病，而阳明之为病，悉从胃实上得来，故以胃家实，为阳明病之总纲也。然致实之由，最宜详审，有实于未病之前者，有实于既病之后者，有风寒外束，热不得越而实者，有妄汗吐下，重亡津液而实者，有从本经热甚而实者，有从他经转属而实者，此但举其病根在实，示人以识证之方焉。（第七图）

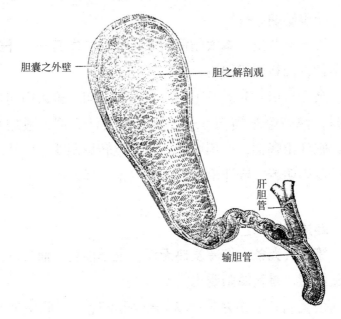

第七图　胆囊剖解图

217

阳明病脉

第一五七条　伤寒二日，阳明脉大。"二日"原作"三日"，误，今改正。

曹颖甫曰：脉即血管，含有动气者也。里寒，则脉即收缩，故少阴寒证脉见微细。里热，则脉即扩张，故阳明热证脉见洪大。计其时日，当在七日以上。虽然，此亦指冬令伤寒言之耳。若春日皮毛渐开，传热较易，则为日亦少，至于夏秋间之温病，更有朝见太阳，而日中即传阳明者，尤不可以常例论之矣。

转属阳明（一）

第一五八条　本太阳病，初传病时，发其汗，汗先出不彻，因转属阳明也。

余无言曰：本条当注意汗出不彻一句。盖太阳初病之时，津液毫未损伤，若于此时用发汗之剂，适如其分，则汗出畅彻，一剂而痊，绝不致转属阳明也。其所以转属阳明者，皆汗出不彻，有以致之耳。

转属阳明（二）

第一五九条　伤寒发热无汗，呕不能食，而反汗出濈濈然者，是转属阳明也。

余无言曰：伤寒发热无汗，呕不能食，此寒邪在表，兼犯胸中之确证，但仍当以汗解为正治。何哉？

以其无汗也。若虽在太阳病期，昨尚无汗，今忽濈濈然汗出者，是为转属阳明，大便已硬之征也。何以知其然耶？盖呕不能食之时，腑气业已不通，大便必然不解，一旦濈然汗出，津液渐从表亡，故知大便必硬也。

转属阳明（三）

第一六〇条　伤寒脉浮而缓，手足自温，是为系在太阴，太阴者，身当发黄。若小便自利者，不能发黄，至七八日，大便硬者，为阳明也。

余无言曰：伤寒脉浮而缓，此邪在太阳之征。手足自温，此邪连太阴之象。手足自温者，别于表热特甚而言之也。盖邪入少阴，则手足厥冷，邪在太阴，则手足微温，此举手足自温，以为系在太阴之确征。若病进不已，则必有腹满食不下之情形，腹满者，太阴脾脏肿大，而不能收缩也。脾脏最大之用途，乃当胃容受水谷时，脾即起一种收缩作用，逼使本身之血液，迅速流经胃体，增加胃内之热力，以腐熟水谷。盖胃之消化赖血液之灌注，以增加热力也，此种热力，即中医旧说之所谓胃阳。胃能消化水谷，乃能源源下行，经十二指肠，而入于小肠。当水谷经过十二指肠时，肝叶间胆囊中之胆汁，与胃底膵脏中之膵液，皆同时注入以助消化。设饮食不下，则胆汁膵液，亦即停止其输出。胸脘之间，再有蕴热，则胆管亦即发炎，而胆汁更不能下。胆汁不下，则必逆行于肝，随肝动脉血发出，散走于肌肤，而为发黄之证矣。虽然，系在太阴脾矣。若其人小便自利者，则邪热尚有一条排泄之路，热能下泄，则脾脏之肿可去，胆管之炎可消，腹满者，可不满，食不下者，可自下，食能自下，则胆汁仍可下输于十二指肠，而不能发黄。至七八日大便硬者，此为阳明病，而非太阴病矣。

阳明病解时

第一六一条　阳明病欲解时，从申至戌上。

按：本条新解见太阳篇第十二条。

阳明病下法

三承气证辨

第一六二条　伤寒四五日，脉沉而喘满，沉为在里。而反发其汗，津液越出，大便为难。表虚里实，久则谵语。

余无言曰：本条当作三节看。沉为在里句以上，是一证。大便为难句以上，是一证。下久则谵语，又是一证。不得混同为治也。伤寒四五日，尚在太阳病期，脉浮变为脉沉，同时又见喘满，则确知病已传入阳明，于此可见伤寒传经，七日一候之说，更不可泥矣。伤寒之表证，如果未罢，则脉当浮紧而不当沉，虽有喘而不应满，（参看第三十五条，及三十九条）；所谓沉者，非脉伏不见之谓，乃较之浮脉为沉耳。今已见脉沉，喘而且满，故知为在里也，此属调胃承气证。

医者不知为在里，反发其汗，此治之误也。汗是体内之津液，胃肠中之水分，随汗劫越而出，大便岂有不难之理。所谓大便难者，仅是硬耳。调胃承气固不能毕事，而大承气又嫌太重，最对证者，则小承气是矣。

以上之症状，因误汗而虚其表，因伤津而实其里。若于此时，一用小承气，则病可立去。医者如不知此，或胆小如鼠，不敢用药，牵延日久，大便不通，结为燥屎，胃肠之热，上攻于脑，脑神经受其熏灼，神明一乱，则必发为谵语，此属一误再误而来，千万不可三误。只要谵语一见，立以大承气攻之，即可转危为安。否则发狂神昏、循衣摸床，不可收拾矣。

调胃承气汤证（一）

第一六三条　太阳病三日，发汗不解，蒸蒸发热者，属胃也，调胃承气汤主之。

余无言曰：本条应注意发汗不解，蒸蒸发热两语。有此症状，即为属胃，即是调胃承气证。夫太阳病三日，用发汗法治之，原不为误，但经发汗之后，恶寒之症状已去，而发热则仍然不解。何以知为但热不寒？以蒸蒸两字知之也。盖本条阳明病之蒸蒸发热，与第十七条太阳表证之翕翕发热完全不同。翕翕者，如鸟之将飞，必先敛其双翼，乍开乍合，翕翕拍地，而始腾起也。太阳病，本有恶风恶寒之现象，虽然发热，但毛窍乍开乍合，忽寒忽热，如鸟之双翼，翕翕不已也。故太阳表病始终不能离一寒字。至蒸蒸者，混如蒸笼之腾腾热气，由内透发于外，只觉体内热度，蒸蒸外达皮肤，并无恶风恶寒之感。即太阳篇第七十二条所谓但热不寒也。既属蒸蒸发热，而不恶寒，但胃肠之中又未燥结或硬结，故大小承气，均属禁用，只能以调胃承气和之耳。

○调胃承气汤方

大黄四两，去皮，酒浸　甘草二两，炙　芒硝半斤

上三味，以水三升，煮大黄甘草，取一升，去渣，纳芒硝，更上微火，令煮沸，少少温服之。

调胃承气汤证（二）

第一六四条　伤寒十三日不解，过经谵语者，以有热也，当以汤下之。若小便利者，大便当硬而反下利，脉调和者，知医以丸药下之，非其治也。若自下利者，脉当微厥，今反和者，此为内实也，调胃承气汤主之。

余无言曰：伤寒至十三日不解，且过太阳经而至阳

明之末期，发生谵语者，此为胃肠有热也，当以大承气汤下之。下则胃肠热去，而谵语立止矣。

阳明病之通性，一为汗出多，大便因硬，一为小便利，大便因硬，总之胃肠中之水分及津液，因内热之蒸发，由排泄器官之皮肤及膀胱，夺路而亡也。若病者小便利，则大便当硬，今不但不硬，而反下利，且阳明病本脉调和，并未变动，此何故耶？若细询病家，必为他医以丸药下之，因而下利也。此丸药必以巴豆为主药，盖巴豆其性辛热，其力迅如奔马，一掠即逝，用之以攻寒积则可，用之以攻里热则不可，故曰，非其治也。若用苦寒之硝黄，以通其塞，而攻其热，则无误矣。

若阳明病，不因误攻而自下利者，亦有两种。一为里虚证，如阳明病之中寒，脉必微厥，而四肢必然微冷；一为里实证，即阳明病之中热证，阳明热病固有之脉象，必然不变，不变即谓之调和，里虚里实，由此辨之，绝无遗误。果为中寒证，宜仿固瘕法治之。果为中热证，以调胃承气和之则得矣。大小承气总嫌太猛，盖自下利仅属于胃肠不和也。

调胃承气汤证（三）

第一六五条　阳明病，不吐不下，心烦者，可与调胃承气汤。

余无言曰：阳明病，本属不吐不下，则又何必举出，果系吐下，则又不是胃家实之阳明病矣。故汪琥于本条误解，以为不吐不下者，是阳明病不吐不下，此属大谬。余意此两个不字，当作未字解，即阳明病，未经吐下之谓。未经吐下，而增心烦者，因阳明病但恶热，且恶热之甚耳，此属胃实热郁而烦，总是实证，故可与调胃承气以和之也。

柯韵伯曰：言阳明病，则身热汗出，不恶寒，反恶热矣。若吐下后而烦，是为虚邪，宜栀子豉汤。

调胃承气汤证（四）

第一六六条　伤寒吐后，腹胀满者，与调胃承气汤。

程应旄曰：吐法为膈邪而设，吐后无虚烦等症，必吐其所当吐者。只是胃家素实，吐亡津液，遂成脾郁（脾郁原作土郁，中医旧说所谓土，即是脾，今改正），其实无大秽浊在肠胃也，调胃承气，一夺其郁可耳。

余无言曰：伤寒吐后而腹满者，因脾脏为吐所伤，其体膨大而不能起收缩作用。此即西医之所谓脾脏肿大也。脾在胃之旁后方，左胁之下，脾一肿大，则逼胃向腹中移动，而为脾虚之腹胀满矣。治以调胃承气者，以甘草培补脾气，使之恢复收缩作用，将其本身之血液，由脾之大络，仍输入胃壁中，增加胃内热力，以助消化。再以硝、黄轻泄胃肠中之郁热，一则泄胃而抑之，一则补脾而扶之，使脾胃得其平，故曰调胃也。膈上之邪，既因吐而越，腹中之热，再因导而去，则岂有不愈者哉。（参看阳明图说及太阴图说）

小承气汤证（一）

第一六七条　若吐若下若发汗，微烦，小便数，大便因硬者，与小承气汤和之愈。

《医宗金鉴》曰：太阳病若吐若下若发汗，不解，入里微烦者，乃栀子豉汤证也。今又小便数，大便因硬，是津液下夺也，当与小承气汤和之，以其热结未甚，入里未深也。

〇小承气汤方

大黄四两　厚朴二两，炙，去皮　枳实三枚，大者，炙

上三味，以水四升，煮取一升四合，去渣，分温二服。初服汤，当更衣，谵语即止，不尔者，尽饮之。若更衣者，勿服之。

小承气汤证（二）

第一六八条　阳明病，其人多汗，以津液外出，胃中燥，大便必硬，硬则谵语，小承气汤主之。若一服谵语止者，莫更复服。

程应旄曰：阳明病，法多汗，其人又属汗家，则不

必发其汗，而津液亦外出，证在虚实之间。（按：多汗，津亡，是表虚。胃燥，便硬，谵语，是里实，故云在虚实之间），故虽是小承气汤，亦只一服为率。谵语止莫更复服者，虽燥硬未全除，辄于实处防虚也。

柯韵伯曰：多汗，是胃燥之因，便硬，是谵语之根，一服谵语止，大便虽未畅利，而胃濡可知矣。

汪琥曰：武陵陈亮斯曰，大承气证必如不大便五六日，或至十余日之久，渐渐搏实，而后用之。今则汗多胃燥，便硬而谵语，其机甚速，此亡津液之故，而非渐渐搏实，虽坚而不大满，故只当用小承气主之。且津液不足，非大承气所宜。服药后谵语若止，即大便未畅，亦莫尽剂，恐过伤元气耳。

大承气汤证（一）

第一六九条　阳明病，谵语，有潮热，反不能食者，肠中必有燥屎五六枚也，宜大承气汤下之。若能食者但硬耳。"若能食者但硬耳"句原在宜大承气句之上，又"肠中"原作"胃中"，均未妥，今改正。

余无言曰：第一八三条之阳明病，亦系谵语潮热，与本条同，而一八三条勉用小承气犹无把握者，因脉象滑疾而转微涩，证实体虚也。本条决用大承气反收良效者，因肠有燥屎，脉必沉实未变，证体两实也。本条举不能食一证，而用大承气，明其为有谵语潮热之实候，与后文第一九二条之"不能食，名中寒"者不同。

曹颖甫曰：潮热之时，胃中宿食，或乘未经燥实而下行，则肠实胃虚，当不至恶闻食臭。今反见食而饱满，或稍纳而胀痛，则胃中宿食，必因津液外泄，化为臭秽坚实之燥屎，欲下而不得，自非大承气不除。若稍进食无所苦，即谓之能食，虽潮热谵语，不过肠中便硬，胃气固无损，此为小承气的证。故余谓宜大承气汤句，当接五六枚也句之下，张隐庵反谓有燥屎者不可下。而谓能食便硬者，宜大承气，颠倒谬误，遗害非浅。

○大承气汤方

大黄四两，酒洗　厚朴半斤，炙，去皮　枳实五枚，炙　芒硝三合

上四味，以水一斗，先煮枳、朴，取五升，去渣，纳大黄，煮取二升，去渣，纳芒硝，更上微火一二沸。分温再服，得下，余勿服。

《医宗金鉴》曰：诸积热结于里，而成痞满燥实者，均以大承气下之。满者，胸胁满急膹胀，故用厚朴以消气壅。痞者，心下痞塞硬坚，故用枳实以破气结。燥者，肠中燥屎干结，故用芒硝润燥软坚。实者，腹痛大便不通，故用大黄攻积泻热。然必审四症之轻重，四药之多少，以适其宜，始可与也。若邪重剂轻，则邪气不服，邪轻剂重，则正气转伤，不可不慎也。

柯韵伯曰：诸病皆因于气，秽物之不去，由气之不顺也，所以攻积之剂，必用气分之药，故以承气名汤。煎法更有妙义，大承气用水一斗煮朴、枳，取五升，去滓，纳大黄再煮取二升，纳芒硝，何哉？盖生者气锐而先行，熟者气纯而和缓，仲景欲使芒硝先化燥屎，大黄继通肠道，而后枳、朴除其痞满。若小承气以三味同煎，不分次第，同一大黄而煎法不同，此可见仲景微和之意也。

程知曰：调胃承气，大黄用酒浸，大承气，大黄用酒洗，皆为芒硝之咸寒，而以酒制之。若小承气不用芒硝，则亦不事酒浸洗矣。（第二十六表）

第二十六表　三承气汤比较表

汤名	药味				
调胃承气汤	大黄	芒硝	甘草		
小承气汤	大黄			厚朴	枳实
大承气汤	大黄	芒硝		厚朴	枳实

大承气汤证（二）

第一七〇条　病人不大便五六日，绕脐痛，烦躁，发作有时者，此有燥屎，故使不大便也，宜大承气汤。

末句编者补。

余无言曰：不大便五六日，如仅是大便硬，便是小承气汤证，盖大便不过干硬而已。如绕脐作痛，而又烦躁，时时发作者，此大便已燥结于大肠之征也。大肠之在腹中，本来成一缺环形，脐在腹皮外之正中，故曰绕脐作痛（参看本篇图说），同时必胀满拒按，是知肠中糟粕，已与邪热搏结，而成燥屎，于此时也，大承气不可缓矣。

大承气汤证（三）

第一七一条　大下后，六七日不大便，烦不解，腹满痛者，此有燥屎也。所以然者，本有宿食故也，宜大承气汤。

程应旄曰：烦不解，指大下后之症。腹满痛，指六七日不大便之症。从前宿食，虽经大下，尚栖泊于回肠曲折之处，胃中尚有此，故烦不解，久则宿食结为燥屎，以及新食之浊秽，总蓄于腹，故满痛也。至下后亡津液，亦能令不大便，然烦有解时，腹满不痛，与此不同。

舒驰远曰：此证虽经大下，而宿燥隐匿未去，是以大便复秘，邪热复集，则烦不解，而为腹满痛也。所言有宿食者，即胃家实之互辞。

余无言曰：开首无阳明病字样，则是胃家尚未实也，胃家未实，何能议下，又何能大下。盖未结为实，下之太早，亦只稀黄水而已。况云大下，则其药量重也可知，药量太重，则过而不留。即使是实证，用药不如其分，亦难将肠管曲折处之燥屎，完全推出，况未结为实而大下，宁不伤其胃肠津液乎。此所以下后，反六七日不大便也。

张锡驹曰：此证着眼全在六七日上，以六七日不大便，则六七日内所食之物又为宿食，所以用得大承气。

大承气汤证（四）

第一七二条　病人小便不利，大便乍难乍易，时有微热，喘冒不能卧者，有燥屎也，宜大承气汤。

余无言曰：此条之证，亦必在大下之后，而始有之也。盖大下之后，宿积不但未去，而三焦之气虚矣。三焦气虚，则如雾上腾之蒸气力微，如露下降之水分亦少，故不能灌溉三焦水道，经肾脏而下行于膀胱也。水道既然不能十分畅利，则胃中水分，不得不由肠中直接下泄，此所以大便乍易也。宿积本未泻出，结为燥屎，有时阻塞肠管，此所以大便乍难也。时有微热者，因大便乍易，而热稍下泄也。喘冒难卧者，因燥屎胀满，而迫肺作喘也。一用大承气则燥屎一下，诸病自除，待胃气一和，水谷自各归原路矣。

大承气汤证（五）

第一七三条　伤寒若吐若下后，不解，不大便五六日，上至十余日，日晡所，发潮热，不恶寒，独语如见鬼状。若剧者，发则不识人，循衣摸床，惕而不安，微喘直视，脉弦者生，涩者死。若微者，但发谵语，大承气汤主之，一服利，止后服。"若微者"之"若"字编者补，与"若剧者"三字成对文，否则易与脉弦脉涩相混。

余无言曰：首节至独语如见鬼状止，若仅此症状，无危险也，大承气一下即安。吐法、下法，原为治伤寒之两种主要方法，但用之不当其时，或用之药力太过，皆伤津液，均难见效，均病不解也。不大便，不论五六日，或十余日，此为胃肠津涸之征。日晡所者，即下午傍晚之时，用一所字，言有定时也。古天子所至之地，曰行在所，吾人居有定处，亦曰定所，每发潮热，必在日晡，故曰日晡所。日晡是阳明病进之时，故其病之自解，亦在此时。（见第一六一条）每日申酉戌三时，阳明病进，则身体功能起一种自然抗病的救济，故发潮热也。又举出不恶寒，明此潮热非表邪之寒热，更因热甚而谵语见鬼，不用大承气尚何待乎。

若病再增剧不已，则必脑昏目赤，不能识人，甚至循衣摸床，撮空捻指，昏沉惊惕，微喘直视，症至此时，生死难卜矣。唯脉弦者可生，因气血尚未竭绝，脉动尚有力也，但除用大承气外，别无他法。若脉涩者，是里虚之极，血气将竭之象，故脉无力而涩，此死候也。

末谓若微者，但发谵语，是明示无循衣摸床等之恶候也，用大承气，有药到病除之功。

大承气汤证（六）

第一七四条　伤寒六七日，目中不了了，睛不和，无表里证，大便难，身微热者，此为实也，急下之，宜大承气汤。

余无言曰：伤寒六七日，乃太阳之末期，而即目中不了了，睛不和，此危候也。所谓目不了了，两目昏糊，视物不明之谓，亦即前条不识人之渐。睛不和，即眼火闪发，转动迟滞之谓，亦即前条直视之渐。病只六七日，而即见此种现象，其为肠胃肝胆之积热，上攻于脑，传于视神经也可知。所谓无表里证者，言外无恶寒发热之表证，内无燥屎拒按之里证。故下文又曰，大便难，身微热，难者，仅是大便硬，津液干燥，下行不易，非若燥屎之结而不通，脘腹满痛者可比，所谓无里证者指此。微者，有热不甚也，热结于里，往往表热甚微，如热结胸证，往往手足发冷，其一例也。所谓无表证者指此。此均属血枯津涸之确兆，内外气血，交通迟滞，在里之积热，不能蒸发于外，必循上行大动脉及神经，而上达于头目。盖火曰炎上，其势使然，里热既然如此，便是胃家实之一种（参看第一五六条），故曰，此为实也。末曰急下之，宜大承气汤，于下之两字上，加一急字，其症情危险可知。若不急下之，则必进而为昏不识人，目睛直视之恶候矣。如近今之脑脊髓膜炎，头痛如劈，项背强直者，外虽微热，而内已燎原，故当急下，以救将竭之津血耳。本条之用大承气，其目的在攻热，而不在攻滞食。第一三八条痞证之用泻心汤，第七十二条汗后但热之用调胃承气汤，其目的皆在借大黄以泻热，更足为证也。

大承气汤证（七）

第一七五条　阳明病，发热汗多者，急下之，宜大承气汤。

余无言曰：本条之证亦是胃家热实，而非胃家滞实。前条之证热有内结之

情，故循走空窍，惮然独行于上，本条之证热有外越之势，故蒸发体腔，夺津随汗而亡。亦当急下之，泻其里热，里热一除，则汗多自止，汗止则津液不致竭绝，转危为安矣。此与前条皆釜底抽薪之法也。第一五九条曰，"汗出濈濈然，是转属阳明"。濈濈是微汗貌，微汗且能使成大便硬，本条之汗多，岂不促其津液之暴亡乎。因汗之多而虑津之亡，故大承气之用，亦当急也。

程应旄曰：发热而复汗多，阳气大蒸于外，虑津液暴亡于中，虽无滞实之兼证，亦宜急下之。此等之下，皆为救阴而设，不在夺实，夺实之下可缓，救阴之下不

可缓。（按：救阴之阴字，指津液）

大承气汤证（八）

第一七六条 发汗不解，腹满痛者，急下之，宜大承气汤。

余无言曰：发汗而邪气不解，则体表津液外亡，又劫体内之津液以继之，是以胃肠干涸，糟粕结为燥屎，结而不下，故腹满痛也。此时若虑下之再伤其津液，则必结而不通，胀痛呼号，再进则胃肠因热毒熏蒸，必致糜烂，即西医之所谓肠出血、肠穿孔之症也。证至此者，多属难治，故必须急下之，庶可免肠出血，及肠穿孔之危险。

丹波元简曰：考经文不解，邪气不解也，非谓表不解也。

大承气汤证（九）

第一七七条 腹满不减，减不足言，当下之，宜大承气汤。

成无己曰：腹满不减，此邪气大实也，经所谓大实大满是，自可除下之。若腹满时减，非内实也，则不可下。

喻嘉言曰：减不足言四字，形容腹满如绘。

余无言曰：此条承上文而言。盖上文腹满痛者，急下之，从一急字观察，必须用承气之大量，乃能济事。医不知此，虽用大承气，而药量太少，不能中病，当然腹满不能减，即减亦不足言也，故仍当下之以大承气汤，且必须重量。（第二十七表）

第二十七表　三承气证比较表

和下证	发汗不解，蒸蒸发热者	调胃承气汤
	自下利，脉反和，不微厥者	
	不吐不下，心烦者	
	吐后腹胀满者	
轻下证	汗、吐、下，微烦，小便数，大便硬者	小承气汤
	病者多汗，胃中燥，大便硬者	
重下证	谵语，潮热不能食，肠有燥屎者	大承气汤
	不大便五六日，绕脐痛，烦躁者	
	下后六七日，不大便，烦不解，腹满痛者	
	小便不利，大便乍难乍易，喘冒不能卧者	
	不大便，潮热，谵语如见鬼，循衣摸床，惕而不安，微喘直视者	
	目不了了，无表里证，大便难，身微热者	
	发热汗多者	
	发汗不解，腹满痛者	
	腹满不减，减不足者	

阳明病审下法

表解未解辨

第一七八条　阳明病，脉迟，虽汗出，不恶寒者，其身必重，短气，腹满而喘，有潮热者，此外欲解，可攻里也。手足濈然而汗出者，此大便已硬也，大承气汤主之。若汗多，微发热恶寒，外未解也，其热不潮，未可与承气汤。若腹大满不通者，可与小承气汤，微和胃气，勿令大泄下。

余无言曰：阳明病而现脉迟，本不可攻，但濈然汗出，不恶寒，身重短气，腹满而喘，有潮热等，皆为阳明病之特征。因其不恶寒，故知为外欲解。欲解者，解而将尽未尽之辞，如太阳病欲解时，从巳自未上，阳明病欲解时，从申至戌上，此两个欲字，即解而将尽未尽之意。将尽而未尽，已十去其九，而所见者，——皆阳明症状，是由转属而成，故曰可攻里也，不得以脉迟而不敢议下，此当舍脉以从证，庶无遗误。

张璐曰：仲景既言脉迟尚未可攻，而此证首言脉迟，复言可攻者，何也？夫所谓脉迟尚未可攻者，以腹中热尚未甚，燥结未定，故尚未宜攻下，攻之必胀满不食，而变结胸痞满等症，须俟脉实结定后，方可攻之。此条虽云脉迟，而按之必实，且其症一一尽显胃实，故当攻下无疑。若以脉迟妨碍一切下证，则大陷胸之下证最急者，亦将因循束手以待毙乎。

程应旄曰：身重者，经脉有所阻也，表里邪盛，皆能令经脉作阻。邪气在表而喘者，满或在胸，而不在腹，此则腹满而喘，知外欲解，可攻里也。

钱潢曰：热邪归胃，邪气依附于宿食粕滓，而郁蒸煎迫，致胃中之津液枯竭，故发潮热，而大便硬也。若不以大承气汤下之，必致热邪败胃，谵语狂乱，循衣摸床等变，而至不救。

舒驰远曰：吾家有时宗者，三月病热。予与仲远同往视之，身壮热而谵语，苔刺满口，秽气逼人，少腹硬满，大便闭，小便短，脉实大而迟。仲远谓热结在里，其人发狂，小腹硬满，胃实而兼蓄血也，法以救胃为急。但此人年已六旬，证兼蓄血，下药中，宜重加生地黄，一以保护元阴，一以破瘀行血，予然其言。主大承气汤，硝、黄各用八钱，加生地一两，捣如泥，先煎数十沸，乃纳诸药同煎。连进五剂，得大下数次，人事贴然，少进米饮，一二口，辄不食，呼之不应，欲言不言，但见舌苔干燥异常，口内喷热如火，则知里燥尚未衰减，复用犀角地黄汤加大黄，连三剂，又下胶滞二次，色如败酱，臭恶无状，于是口臭乃除，里燥仍盛。三四日无小便，忽自取夜壶，小便一回，予令其子取出视之，半壶鲜血，观者骇然。经言，血自下，下者愈，亦生地之功也。复诊之，脉转浮矣，此溃邪有向表之机，应合以柴胡汤，迎其机而导之。但此时表里俱还热极，阴津所存无几，柴胡亦非所宜，唯宜白虎汤加生地黄芩，以救其里，倍用石膏之质重气轻，专达肌表，而兼解外也。如是二剂，得微汗而脉静身凉，舌苔退而人事清矣。再用清燥养荣汤，二十剂而全愈。

里虚不虚辨

第一七九条　阳明病下之，心中懊憹而烦，肠中有燥屎者可攻。腹微满，初头硬，后必溏，不可攻之，若有燥屎者，宜大承气汤。"肠中"原作"胃中"，误，今改正。

成无己曰：下后心中懊憹而烦者，虚烦也，当与栀子豉汤。若肠中有燥屎者，非虚烦也，可与大承气汤下之。其腹微满，初硬后溏，是无燥屎，此等之烦，其热不在肠胃而在上也，故不可攻。

《医宗金鉴》曰：阳明病，下之后，心中懊憹而烦者，若腹大满，不大便，小便数，知胃中未尽之燥屎复硬也，乃可攻之。

余无言曰：阳明病下之后，必心中懊憹而烦，与肠中有燥屎，两症并见，方可决用大承气。肠中有无燥屎，以脘腹满痛拒按，大便多日不解，舌苔厚腻燥黄芩验之，一无遗误。若经下后，而腹仅微满，按之不痛，此脾脏虚弱之兆。盖脾之本能，在鼓动血液，灌注胃体，增加胃内热力，以消化饮食，下之不当，脾气为伤，则其收缩作用减弱，弛缓而微肿，不能将脾内所有血液，尽量灌注于胃，消化必然不佳。脾气既虚，胃未成实，即有大便，必是初硬后塘。凡见此者，慎不可攻，若再误攻，则脾胃之气，一再被劫，脾肿更甚，必致胀满而不能食矣。（参看第一六〇条余注）

过经未过辨

第一八〇条　汗出谵语者，以有燥屎在肠中，此为风也，须下之。过经乃可下之，下之若早，语言必乱，以表虚里实故也。下之则愈，宜大承气汤。

余无言曰：成无己以汗出为表未解，故曰此为风也，此言大谬。不知本条所谓汗出者，即阳明病之濈濈然汗出是也（见第一五九条），况汗出与谵语，同时并见，其非表不解也可知。下文又曰，以有燥屎在肠中，以字，作因字解，是因有燥屎在肠，方见汗出谵语。其为阳明病之汗出，而非太阳病之汗出，更可知此为风也之风字，应作热字解。旧医谓风为阳邪，阳便是热，故曰此为风也，亦即阳明病，能食者为中风之义（见第一九二条）。若此风字果系指表未解而言，则与下句须下之三字，又不符矣。盖表证仍在，不得议下（参看第一九七条第一九八条），仲圣岂肯如此矛盾哉。至过经乃可下之以下四句，乃叮咛后学，必俟病过太阳经而至阳明经，乃可下之也，不得以过经两字，而并谓汗出为风为太阳表证之未过经也。末云下之则愈，宜大承气汤，乃承上文而言。

虚实试验法（一）

第一八一条 得病二三日，脉弱，无太阳柴胡证，烦躁，心下硬，至四五日，虽能食，以小承气汤，少少与，微和之，令小安。至六日与承气汤一升。若不大便，六七日，小便少者，虽不能食，但初头硬，后必溏，未定成硬，攻之必溏。须小便利，屎定硬，乃可攻之，宜大承气汤。

丹波元简曰：案，脉弱，非微弱虚弱之弱，盖谓不浮盛实大也。钱氏云虚寒之候柯氏云无阳之征，并误矣。

汪琥曰：脉弱者，谓无浮紧等，在表之脉也。无太阳柴胡证者，谓无恶寒发热，或往来寒热，在表及半表半里之证也。烦躁，心下硬者，全是阳明腑热邪实。经云，肠实则胃虚，故能食。能食者，其人不痞不满，结在肠间，而胃热自盛，止须以小承气汤，少少与微和之，因其人烦躁，必不大便，和之令其小安也。至六日仍烦躁不安，而不大便者，前用小承气汤，可加至一升，使得大便而止，此言小承气汤不可多用之意。

若不大便句，承上文烦躁，心下硬而言，至六七日不大便，为可下之时。但小便少，乃小水不利，此系胃中之水谷不分清，故不能食，非谵语潮热，有燥屎之不能食也，故云，虽不能食，但初头硬，后必溏，未定成硬而攻之，并硬者亦化而为溏矣。须待小便利，屎定成硬，乃可用大承气汤攻之，此言大承气，亦不可骤用之意。

方中行曰：太阳不言药，以有桂枝麻黄之不同也，柴胡不言证，以专和解少阳也，凡似此为文者，皆互发也。以无太少之证，故知诸证，皆属阳明，以脉弱，故宜微和。至六日已下，历叙可攻不可攻之节度。

喻嘉言曰：此段之虽能食，虽不能食，全与辨风寒无涉，另有二义。言虽能食者，不可以为胃强而轻下也，虽不能食者，不可以为有燥屎而轻下也。前一六九条云，"谵语，有潮热，反不能食者，肠中必有燥屎五六枚"，与此互发。

虚实试验法（二）

第一八二条　阳明病，潮热，大便微硬者，可与大承气汤，不硬者，不可与之。若不大便六七日，恐有燥屎，欲知之法，少与小承气汤，汤入腹中，转矢气者，此有燥屎，可攻之。若不转矢气者，此但初头硬，后必溏，不可攻之，攻之必胀满不能食也。欲饮水者，与水则哕。其后发潮热者，必大便复硬而少也，以小承气汤和之，不转矢气者，慎不可攻也。"其后发潮热"句，"潮"字据《玉函》补。

成无己曰：潮热者属实，得大便微硬者，便可攻之。若不硬者，则热未成实，虽有潮热，亦未可攻。若不大便六七日，恐有燥屎，当与小承气溃之。如有燥屎，小承气汤药势嫌缓，不能宣泄，必转气下屎，若不转矢气，是肠中无燥屎，但肠中少硬尔，止初头硬，后必溏，攻之则虚其胃气，致腹胀满不能食也。

余无言曰：攻之，即胀满而不能食，何耶？此为脾血不能灌注胃底，胃气既因误下而伤，又无脾气以助其蒸化，故胀满不能食也。不但不能消食，且亦不能消饮，此时欲饮水者，以下后胃肠津液被劫，故欲饮水以补偿其缺乏，但因饮之不能消，故停于胃中，反生呃逆也。（参看第一七九条余注）

钱潢曰：其后发热句，当从转矢气句，落下为是。观末句复云，不转矢气者，慎不可攻，则前后照应显然矣。而注家谓攻后重复发热，胃热至此方炽，此必无之事，下笔详慎，智虑周密者，当不应若是。

虚实试验法（三）

第一八三条　阳明病，谵语，发潮热，脉滑而疾者，小承气汤主之。因与承气汤一升，腹中转矢气者，更服一升，若不转矢气者，勿更与之。明日不大便，脉

反微涩者，里虚也，为难治，不可更与承气汤。

余无言曰：阳明病既有谵语，必是从便硬而来，既发潮热，必然与自汗相兼，此阳明之实证也。既为实证，脉当沉实，今不沉实，而反滑疾。滑者，如撒瓦以溜冰，弹珠以走盘，疾即是数，滑而兼数，虽为热结之象，但兼虚矣，因其兼虚，不能大下，故不得妄用大承气。因其本实，又不能不下，故不得不用小承气，此仲圣示人以用药之难也。

次言因与承气汤一升，因者，因于谵语潮热，脉反滑疾也。若服之有效，而转矢气，此硬结有下泄之情，佳兆也。若不转矢气者，此证重体虚，药不胜任，再服小承气，亦是有损无益，故曰勿更与之。

明日不但不大便，忽滑脉变为微涩，此里虚之极，更为难治。不可更与承气汤者，盖恐其服后下泄，必气脱而亡，不泄，亦烦闷而死，故曰难治也。余意改用甘油栓之导法，时进米饮，或可回生于万一也。或先注射葡萄糖壹千西西，再用麻仁丸以润之。（参看第二一九条，脉涩用麻仁丸法）

汪琥曰：不转矢气，并不大便，非肠中空虚而无物，乃胃家正气既衰，虽得汤药，反内助其恶浊之物，仍然不得下泄，故云难治。（第二十八表）

第二十八表　可攻证及不可攻证比较表

可攻证	不可攻证
汗出，不恶寒，身重，短气喘满，潮热者	汗多，微发热，恶寒不潮热者
下后，懊憹而烦，肠中有燥屎者	腹微满，大便初硬后必溏者
已过经而濈然汗出、谵语者	未过经，未濈然汗出，谵语者
不大便，小便利，大便已硬者	不大便，小便少，不能食，大便初硬后溏者
先服小承气转矢气者	不转矢气，初硬后溏者
谵语潮热，脉滑疾，先服小承气转矢气者	不转矢气，明日不大便，脉反微涩者

阳明病忌下证

呕多忌下

第一八四条　伤寒呕多，虽有阳明证，不可攻之。

余无言曰：伤寒呕多，盖有二因，一为邪热扰动胸膈而作呕，于法当以食盐汤吐之，一为邪热传入少阳而作呕，于法当以小柴胡和之。此时虽有阳明证，亦不可攻，因呕有引邪外越之势，倘误攻之，则变证百出，必俟呕止之后，乃可攻之。故第二四一条曰，"伤寒中风，有柴胡证，但见一证便是，不必悉具"，即此意也。

喻嘉言曰：呕多者，诸病不可攻下，不特伤寒也。

心下硬满忌下

第一八五条 阳明病，心下硬满者，不可攻之。攻之利遂不止者死，利止者愈。

魏荔彤曰：言阳明病，则发热汗出之证具，若胃实者，硬满在中焦，今阳明病，而见心下硬满，非胃实可知矣。虽阳明，亦可以痞论也，主治者，仍当察其虚实寒热，于泻心诸方中求治法。

汪琥曰：结胸证心下硬满而痛，此为胃中实，故可下。此证不痛，当是虚硬虚满，故云不可攻也。常器之云，未攻者，可与生姜泻心汤，利不止者，四逆汤，愚意须以理中汤救之。

面赤忌下

第一八六条 阳明病，面合赤色，不可攻之。攻之必发热色黄，小便不利也。

汪琥曰：此与二阳合病，面色缘缘正赤相同，可小汗以解其肌表，宜桂枝加葛根汤以微汗之。

柯韵伯曰：面色正赤者，阳气怫郁在表，当以汗解，而反下之，热不得越，故复发热，而赤转为黄也。总因津液枯涸，不能通调水道而然，须栀子檗皮，滋化源而致津液，非渗泄之剂所宜也。

余无言曰：独举阳明面合赤色，他证不详，汪氏谓与二阳合病面色缘缘正赤相同，而主用桂枝加葛根汤，以微汗解其肌表，甚有见地。余意果为二阳合病之面赤，斯可用耳。若仅为阳明病之面色合赤，甚至周身皆赤，而大渴大烦，索饮冷水不休者，又当以白虎加人参汤治之矣。总之当细察其他症状何如耳，读者不可不知。若误攻之，伤其胃肠之津液，里热更甚，蒸迫胆汁逆行入血，散走于肌表，故发黄。又因津液被劫，故小便亦不利也。

阳明中风忌下

第一八七条　阳明中风，口苦咽干，腹满微喘，发热恶寒，脉浮而紧，若下之，则腹满小便难也。

程知云：此言阳明，兼有太阳、少阳，表邪，即不可攻也。阳明中风，热邪也。腹满而喘，热入里矣，然喘而微，则未全入里也。发热恶寒，脉浮而紧，皆太阳未除之症。口苦咽干，为有少阳之半表半里。若误下之，表邪乘虚内陷，而腹益满矣，兼以重亡津液，故小便难也。

常器之曰：可桂枝麻黄各半汤，又小柴胡汤。汪氏云：以葛根汤为主，加黄芩等凉药以治之。

《金鉴》曰：太阳阳明病多，则以桂枝加大黄汤两解之，少阳阳明病多，则以大柴胡汤和而下之。若唯从里治，而遽下之，则表邪乘虚复陷，故腹更满也。里热愈竭其液，故小便难也。

余无言曰：证见发热恶寒，脉浮而紧，此所谓阳明中风也。盖邪有出表之势，故反现表证也。以一紧字测之，则必然无汗也，无汗总得用麻黄。常氏主用麻桂各半汤，汪氏主用葛根汤加味，甚有见地，《金鉴》说亦可参。

恽铁樵曰：无论其为伤寒中风，既脉紧无汗，是只当汗，不当下。（按：恽氏所谓伤寒中风，即指无汗有汗等表证而言）（第二十九表）

第二十九表　忌下诸证表

阳明病，呕多者
阳明病，心下硬满者
阳明病，面合赤色
阳明中风，口苦咽干，腹满微喘，发热恶寒，脉浮紧者

阳明病清法

白虎汤证（一）

第一八八条　伤寒脉滑而厥者，里有热也，白虎汤主之。此条原在厥阴篇，但不能以一厥字而颠倒其次序以支离经义，今移于此，否则后条里有热表有寒无根据矣。

黄坤载曰：四肢厥冷，若脉见迟涩，是为里寒，今厥而脉滑，是为里有热也。

余无言曰：本条以脉滑而厥，为里有热，以白虎汤主之。若只凭脉滑肢厥，而即认为里有热，未免失之太简矣。须知里热必有其症状，如第七十三条之大烦渴不解，第七十四条之热结在里，大渴，舌上干燥而烦，欲饮水数升者是也。盖热之结于里者，往往外现寒象，四肢厥冷，此之谓热厥。例如热结胸证，内热不能宣散于外，每每肢冷，本条之证，殆亦同之。但虽四肢发冷，病者并不恶寒，即表微有寒象，亦必大渴不休，饮冷不已，与第七十四条之时时恶风，及后第一九○条之背微恶寒之症状，微有不同。盖第七十四条之证，因吐下伤津，故表虚而恶风，第一九○条之证，亦明示外无大热，必其人表虚，而致背微恶寒，因其属虚，所以用补，而用白虎加人参汤治之也。本证热邪炽甚而内结，里为真热，外属假寒，惟未经误汗吐下而来，故只用白虎，而不加人参。白虎一用，则肤有微汗，里热由内而外泄，内既不热，而外亦回温矣。

○白虎汤方

石膏一斤，碎　知母六两　甘草二两，炙　粳米六合

上四味，以水一斗，煮米熟汤成。去渣，温服一升，日三服。

余无言曰：热灼胃中，故渴欲饮水，邪盛而实，故脉仍见滑，内热之极，所以如此。方中石膏辛凉，吴鞠通辛凉重剂，即推本方。辛能解肌热，凉能清胃热，辛

能散，凉能降，擅内外之长，故以为主药。知母苦润，用以泻火润燥。甘草、粳米，调和脾胃之气，有此两味，庶大凉之品，不致劫伤脾胃耳。

白虎汤证（二）

第一八九条 伤寒脉浮滑，此里有热，表有寒也，白虎汤主之。原作"表有热，里有寒"，误，今依黄氏《伤寒悬解》及程本、张本改正。

黄坤载曰：此申明上条未显之义。脉滑者，里有热也，厥者，表有寒也，此不言厥者，论脉之浮滑，已知是假寒外束，真热内郁，不必问其肢节之厥热矣。若里热外发，则脉变实缓，不复浮滑也。此之里热表寒，乃里热之极，内外格拒之象，非真表寒之外束也，不然，表寒未解，无用白虎之理。

《金鉴》曰：王三阳云，经文寒字，当邪字解，亦热也，其说甚是。若作寒字解，非白虎汤证矣。此言伤寒太阳证罢，邪传阳明，表里俱热，而未成胃实之病也。脉浮滑者，浮为表有热之脉，阳明表有热，当发热汗出。滑为里有热之脉，阳明里有热，当烦渴引饮，故曰，表有热，里亦有热也，此为阳明表里俱热之证。白虎乃解阳明表里俱热之药，故主之也。不加人参者，以其未经汗吐下，不虚也。（按：《金鉴》说，比之历来注家，较为说得去，存参）

白虎加人参汤证（一）

第一九〇条　伤寒无大热，口燥渴，心烦，背微寒者，白虎加人参汤主之。

余无言曰：口燥渴而又心烦，此是胃家热实，背微寒而无大热，此是卫气兼虚，其背微恶寒，与第七十四条之时时恶风正同。故用白虎以清其里热，加人参以补其表虚也。

〇白虎加人参汤方

石膏一斤，碎　知母六两　甘草二两，炙　粳米六合　人参三两

即白虎汤内加人参三两，余依白虎汤法。

白虎加人参汤证（二）

第一九一条　伤寒脉浮，发热无汗，其表不解者，不可与白虎汤。渴欲饮水，无表证者，白虎加人参汤主之。

黄坤载曰：脉浮，发热，无汗，是表未解也，此合用大青龙，双解表里，不可与白虎汤，但清其里也。若渴欲饮水，是服药汗出后，而在表之寒热退也。汗后表虚，宜防知、石之苦寒，白虎内加人参，清胃泻热，益气生津，汗后解渴之神方也（参看第七十三条及第七十四条）。（第三十表）

第三十表　白虎汤证及白虎汤方比较表

白虎汤证	脉滑而厥，里有实热者	白虎汤方	石膏	知母	甘草	粳米		未经汗、吐、下，不兼虚者
	脉浮滑，里有实热，表有假寒者							
白虎加人参汤证	无大热，口燥渴，心烦，背微寒者	白虎加人参汤方	石膏	知母	甘草	粳米	人参	已经汗、吐、下而兼虚者
	大渴欲饮水，无发热恶寒表证者							

阳明病中寒证

阳明寒热辨

第一九二条　阳明病，若能食，名中风，不能食，名中寒。

余无言曰：历来注家，迷信阴阳，每每误解经义。成无己谓，风为阳邪，寒为阴邪，阳能杀谷，故能食，阴不能杀谷，故不能食。张隐庵谓，阳邪能鼓动阳明之气，故能食，阴邪主闭拒阳明之气，故不能食。《医宗金鉴》谓，能食者，名中风，是自中风传来者，不能食，名中寒，是自伤寒传来者。黄坤载谓，能食者，名中风，是风中于表也，不能食，名中寒，是寒生于里也。以上诸说，牵强难通，大抵皆将两个中字，读为去声，以为本篇之中风、中寒，与太阳篇之中风伤寒同义，殊属大谬。须知无论为风为寒，在表则为风寒，一入阳明之里，均化而为热矣，又何风寒之可分哉。黄氏云，名中风，是风中于表也，此中字读为去声。又云，名中寒，是寒生于里也，此中字则又读为平声，明明两个中字并立，何得分作两解。于是诸家注解，皆不能自圆其说矣。

余意此处两中字，均当读为平声。中风者，里热也，中字作里字解，风字应作热字解（参看第一八〇条余注）。盖中医旧说以风为阳邪，阳，便是热之互辞，换言之，即为胃家热实之阳明病也。中寒者，里寒也，即脾胃虚寒之义。如后第一九三条，中寒，不能食之固瘕，由于胃中冷，是以水谷不别。第一九四条，表热里寒，下利清谷，四逆主之，皆属虚寒，更足为证。世俗有饿不死伤寒之说，但伤寒数日，或十数日不食，虽属常见，而究之不尽为寒，多有属于实热内结者，不过不能食，亦是虚寒证候之一种耳。是不得以不能食为虚寒所独有之症，更不得以不能食为由伤寒表邪而传来矣。

中寒固瘕证

第一九三条　阳明病，若中寒不能食，小便不利，

手足漐然汗出，此欲作固瘕，必大便初硬后溏。所以然者，以胃中冷，水谷不别故也。

周扬俊曰：此条阳明中之变证，着眼只在中寒不能食句。此系胃弱素有积饮之人，兼膀胱之气不化，故邪热虽入，未能实结，况小便不利，则水并大肠，故第手足汗出，不若潮热之遍身漐漐有汗，此欲作固瘕也。其大便始虽硬，后必溏者，岂非以胃中阳气向衰，不能蒸腐水谷，尔时急以理中汤温胃，尚恐不胜，况可误用寒下之药乎。仲景惧人于阳明证中，但知有下法及有结未定，俟日而下之法，全不知有不可下反用温之法，故特揭此以为戒。

余无言曰：不能食者，脾血不来灌注于胃底，胃中热力衰微，因之不能消谷也。小便不利者，水分不能蒸布于三焦水道，经两肾之输尿管而入膀胱，因之津液不下也。阳明病，法多汗，则当周身漐漐然汗出，此但手足汗出而身无汗者，皆阳明中寒之故。固瘕者，即《内经》之大瘕泄。恽铁樵以为固瘕即指粪块而言，亦即篇中之燥屎，当用大承气。曹颖甫以为固瘕是滞下，即俗称之白痢，亦当以大承气下之，吾不知两先生何所据而云然。凡阳明篇中，腹满痛者，有燥屎者，皆决然曰，以大承气主之，而此条则无攻下之明文，厥阴篇中之下利，则直称下利，又无固瘕之名，何得以一己之私见而独断其为燥屎及白痢乎？

余意固与痼通，即顽固难愈之义。瘕，即瘕泄，为大便溏泄之古称（大瘕泄，见《内经》）。痼瘕者，言泄泻之久久不愈也。欲作者，言如见中寒不能食。小便不利，手足濈然汗出之症状者，其后必作固瘕也。大便初硬后溏者，此固瘕已作之证象也。末三句，是申言其病原病状，而水谷不别一语，更足为瘕泄之明征矣。此证以四逆汤，治之为宜，故第一一六条云，下之，续得下利，清谷不止，急当救里，救里宜四逆汤，其明征也。

李缵文曰：此证俗名溏泻，余用破故纸、干姜、附子、桂枝、炙甘草各一钱，熟地、泽泻各五钱，白芍钱半，山萸肉十粒，浓煎久服，活人不少。按：熟地宜酌减。

四逆汤证

第一九四条　脉浮而迟，表热里寒，下利清谷者，四逆汤主之。若胃中虚冷，不能食，与水则哕。

余无言曰：此申明前条未尽之意，示人以水谷不别之固瘕，必须大温元气之四逆汤，以治之耳。所谓表热，因手足濈然汗出，故表有虚热也。因有虚热，故脉亦虚浮。所谓里寒，因不能食，胃不能化，乃里有实寒也。因有实寒，故脉又兼迟，再加下利清谷，辨证极易，只当以四逆救其里，而不必顾其表也。

胃中虚冷，则谷不消而水不化，谷不消，故不能食，水不化，故与水则哕。

柯韵伯曰：脉浮为在表，迟为在里，浮中见迟，是浮为表虚，迟为里寒，未经妄下而利清谷，是表为虚热，里有真寒矣。必其人胃气本虚，寒邪得以直入脾胃也。

仲景凡治虚证，以里为重。协热下利，脉微弱者，便用人参。汗后身疼，脉沉迟者，便加人参。此脉迟而利清谷，且不烦不咳，中气大虚，元气将脱，但温不补，何以救逆乎。观茯苓四逆之烦躁，且加人参，则本方有参可知。通脉四逆，是必因本方之脱落，而仍之耳。

陈修园曰：柯韵伯疑四逆汤原有人参，而不知仲景一切回阳方中，绝不加此阴柔之品，反缓姜附之功，故四逆汤、通脉四逆汤，为回阳第一方，皆不用人参。茯苓四逆汤用之者，以其在汗下之后也，今人辄云以人参回阳，此说倡自宋元以后，而大盛于薛立斋、张景岳、李士材辈，而李时珍《本草纲目》尤为杂沓，学者必于此等书焚去，方可与言医道。

汪琥曰：武陵陈氏云，若胃中虚冷不能食，饮水则水寒相搏，气逆而为哕矣。法当大温，上节已用四逆，故不更言治法。愚按常器之云，宜温中汤，然不若用茯苓四逆汤，即四逆汤中，加人参以补虚，茯苓以利水也。

《金鉴》曰：宜理中汤，加丁香、吴茱萸，温而降之，可也。

○四逆汤方（见太阴篇第二六七条）

中寒忌攻证

第一九五条　阳明病，不能食，攻其热必哕，所以然者，胃中虚冷故也。以其人本虚，故攻其热必哕。

余无言曰：此文申言前条之表热为假热，而里寒为真寒，只当大温其里寒，不得误攻其表热也。攻之必哕者，以本属胃中虚冷，再攻其表，必致大汗出，体表之卫气及津液，必致竭绝，势不得不取之胃，盖不足于此者，必取给于彼也。但彼胃本属虚冷，再劫越其胃气，欲其不危得乎。哕者，是里气大虚，津液被劫，横膈膜遂起痉挛，乃胃气将绝之兆，朝不保夕矣。

魏荔彤曰：阳明病，不能食，即使有手足濈然汗出之假热症见于肤表面目之间，一考验之于不能食，则不可妄行攻下。若以为胃中实热而攻之，则胃阳愈虚而脱，寒邪愈甚而冲，必致作哕，谷气将绝矣。

高士宗曰：遍阅诸经，只有哕而无呃，以哕之为呃也，确乎不易。《诗》曰，銮声哕哕，谓呃之发声有序，如车銮声之有节奏也，凡经论之言哕者，俱作呃无疑。

汪琥曰：愚谓宜用附子理中汤。

吴茱萸汤证

第一九六条　食谷欲呕者，属阳明也，吴茱萸汤主

之。得汤反剧者，属上焦也。

余无言曰：此条亦为里寒之证，但较四逆汤证与理中汤证为轻。里寒之证，重者必用四逆，次者须用理中，再次者则吴茱萸汤尚矣。盖四逆理中之证，均里寒之极，而均不能食者也，独吴茱萸汤证，有欲食之机是较四逆理中证为轻也明矣。虽能强食，但又因里寒，而不能消化，停于胃中，化之不能，留之不可，吐之无力，故只嗢嗢欲呕也。此欲呕全由勉强食谷而来，若不食谷，则必不欲呕也。此全是阳明胃间事，属中焦也，只须以吴茱萸汤温和之，即可散去脾家之寒气，恢复胃中之热力，而向愈矣。

若因食谷欲呕，进吴茱萸汤，而呕反增剧者，乃邪在胸中，横膈膜以上，此是胸中事，属上焦也。邪在上焦，而反温其中焦，故反增剧。经文只言属上焦，未出方治，似乎遗憾，不知经文简练，每每他篇曾言之，此处即略之。但熟读全文，自有线索可寻，仲圣岂余欺哉。如第一四七条曰，"气上冲咽喉，不得息者，此为胸有寒也，当吐之，宜瓜蒂散"。胸是上焦地，寒在上焦，于法当吐，此伤寒方治之定例，夫何疑焉。而诸家不察，任意颠倒是非。喻嘉言则谓，得汤转剧者，仍属太阳热邪，而非胃寒。舒驰远则谓，胃有实燥，热势弥漫，不能容纳，得吴茱萸之燥，人参之补，所以反剧。张隐庵谓，上焦火热，必水气承之，病方可愈。程郊倩谓，得汤反剧，寒盛格阳，再与吴茱萸汤则愈。唐容川谓，非胃中之寒，乃上焦膈膜中之热。章虚谷谓，阳虚胃寒，肝邪乘虚来侮。陈修园谓，此为上焦胃口转热，寒去热生之吉兆。诸说纷纭，直如梦呓，遗害后学不浅。

丹波元简曰：案柯氏云，服汤反剧者，以痰饮在上焦为患，呕尽自愈，非谓不宜服也。钱氏云，得汤反剧者，邪犹在胸，当以栀子豉汤涌之，庶几近似。

○吴茱萸汤方

吴茱萸一升，洗。《外台》洗作炒　人参三两　生姜六两，切　大枣十二枚，劈

上四味，以水七升，煮取二升，去渣。温服七合，日三服。汪琥曰：呕为气逆，气逆者，必散之，吴茱萸辛苦，味重下泄，治呕为最。兼以生姜又治呕圣药，非若四逆中之干姜，守而不走也。武陵陈氏云，其所以致呕之故，因胃中虚而生寒，使温而不补，呕终不愈，故用人参补中，合大枣以为和脾之剂焉。（第三十一表）

第三十一表　阳明中寒证方治表

阳明不能食，中寒证	（补）四逆汤
中寒，小便不利，手足汗出，大便初硬后溏，固瘕证	（补）四逆汤
脉浮迟，表热里寒，下利清谷证	四逆汤
中寒，不能食，误攻致哕证	（补）温中汤茯苓四逆汤
中寒，食谷欲呕者	吴茱萸汤

卷五 阳明下篇

阳明病旁治法

桂枝汤证

第一九七条　阳明病脉迟，汗出，多微恶寒者，表未解也，可发汗，宜桂枝汤。

麻黄汤证

第一九八条　阳明病脉浮，无汗而喘者，发汗则愈，宜麻黄汤。

余无言曰：第一五六条曰，"阳明之为病，胃家实、是也。"第一五七条曰，"伤寒二日，阳明脉大"。此二条开始皆曰阳明病，以下分述脉证，皆非阳明之脉证。一则脉迟，汗出多，微恶寒，完全为桂枝汤证；一则脉浮，无汗而喘，又完全为麻黄汤证。已至阳明病期，而邪仍在表，不传阳明者，实阳明气旺不受邪，而拒之于外耳。此亦仲圣示人七日一候传经之说为无据，而应以症状之存在为治也。

按：前条脉迟，是脉缓之甚者，以汗出多知之也。盖中风自汗，即见脉缓，本条汗出多，故见脉迟，因至阳明病期，自汗已七日之久也。次条脉浮，必然兼紧，以无汗知之也。盖伤寒无汗，浮必兼紧，下文之喘，亦是由无汗脉紧而来，读者不可不知。

小柴胡汤证（一）

第一九九条　阳明病，发潮热，大便溏，小便自可，胸胁满不去者，小柴胡汤主之。

喻嘉言曰：潮热本胃实之候，若大便溏，小便自可，则胃全不实，更加胸胁满不去，则证已转少阳矣。才兼少阳，即有汗下二禁，唯小柴胡一方，合表里而总和之，乃少阳一经之正法。故在阳明证中，见少阳一二症，亦取用之，无别法也。

方中行曰：潮热，少阳、阳明之涉疑也。大便溏，小便自可，胃不实也。胸胁满不去，则潮热仍属少阳明矣，故须仍从小柴胡法。

余无言曰：喻氏谓潮热为胃实之候。方氏谓潮热于阳明、少阳尚涉疑。余意少阳病之寒热往来，虽亦称潮热，但不定在日晡，非若阳明病之潮热，必在日晡也。

又曰：太阳、阳明合病，当先解太阳，少阳、阳明合病，当先解少阳，此系伤寒治法之定例。否则先治阳明，一用下药，太阳、少阳之邪，岂有不复并入于阳明之里者，故只有解外一法为适当。

钱潢曰：阳明虽属主病，而少阳篇已云"伤寒中风有柴胡证，但见一症便是，不必悉具"。故凡见少阳一症，便不可汗下。惟宜以小柴胡汤和解之也。

〇小柴胡汤方（见少阳篇第二三五条）

小柴胡汤证（二）

第二〇〇条　阳明病，胁下硬满，不大便而呕，舌上白苔者，可与小柴胡汤。上焦得通，津液得下，胃气因和，身濈然而汗出解也。

成无己曰：阳明病，腹满不大便，舌上苔黄者，为邪热入腑，可下。若胁下硬满不大便而呕，舌上白苔者，为邪未入腑，在表里之间，与小柴胡汤以和解之。上焦得通，则呕止，津液得下，则胃气因和，汗出而解。

程郊倩曰：不大便与胁下满之证兼见，是为上焦不通。上焦不通，则气不下降，故不但满而且呕，上焦既窒，则津液为热搏结，徒熏蒸于膈上，不得下滋于胃腑，故舌上白苔，而不大便。白苔虽不远于寒，然津结终不似寒结之大滑，推其原，只因上焦不通。夫不通属下焦者从导，不通属上焦者从升。小柴胡汤主之，使上焦得通，则津液得下，胃气因和，诸证皆愈矣。上焦得通，照胁下硬满言；津液得下，照舌苔与呕言；胃气因和，照不大便言。

栀子豉汤证

第二〇一条　阳明病，下之，其外有热，手足温，不结胸，心中懊侬，饥不能食，但头汗出者，栀子豉汤主之。

汪琥曰：手足温者，征其表和而无大邪。不结胸者，征其里和而无大邪。表里已无大邪，其邪但在胸膈之间，以故心中懊侬饥不能食者，言似饥非饥，嘈杂而不能食也。

〇栀子豉汤（见太阳篇第一〇八条）

桂枝汤证——大承气汤证

第二〇二条　病人烦热，汗出则解。又如疟状，日晡所发热者，属阳明也。脉实者，宜下之，脉浮虚者，宜发汗。下之与大承气汤，发汗宜桂枝汤。

余无言曰：此必由大青龙汤证而来。何哉？于病人烦热，汗出则解两语知之也。今云汗出则解，则推知以前必不汗出也，既不汗出，而又发热烦躁，非大青龙证，不能如是。当发汗之后，邪似尽解，但不久又如疟状，下一如字，明其非疟。盖疟疾之寒热往来，总与阳明病之潮热不同，发作虽有定时，但亦不定在日晡。今热在日晡，故曰属阳明也。脉实者，知属里实，大邪已入里矣，故宜大承气下之。脉浮虚者，知属表虚，而余邪仍然在表，故宜桂枝汤汗之。其所以不再用大青龙

者，因发汗后皮毛已开，于法不得再用麻黄一品也。（参看太阳篇第二十五条余注）

小柴胡汤证——麻黄汤证

第二〇三条　阳明中风，脉弦浮大而短气，腹都满，胁下及心痛，久按之，气不通，鼻干不得汗，嗜卧，一身及面目悉黄，小便难，有潮热，时时哕，耳前后肿，刺之小瘥，外不解，病过十日，脉续弦者，与小柴胡汤。脉但浮无余证者，与麻黄汤。若不尿，腹满加哕者，不治。"脉续弦者"原作"续浮"，今据《金鉴》本改正。

《金鉴》曰：中风传阳明病，太阳未罢，脉当浮缓。今脉弦浮大，弦，少阳脉也，浮，太阳脉也，大，阳明脉也。脉既兼见，症亦如之。腹满，太阴阳明症也；胁下及心痛，久按之，气不通快，少阳症也；鼻干，阳明证也；不得汗，太阳证也；嗜卧，太阴证也；面目悉黄，太阴证也；小便难，太阳腑证也；潮热，阳明里证也；哕逆，胃败证也；耳前后肿，少阳证也；短气，气衰证也。凡仲景立法无方之条，若是此等阴阳错杂，表里混淆之证，但教人俟其病势所向，乘机而施治也。故用刺法，待其小瘥。若外病不解，已成危候。如过十日，脉续弦不浮者，则邪机已向少阳，可与小柴胡汤和之，使阳明之邪，从少阳而解；若脉但浮不大，而无余证者，则邪机已向太阳，当与麻黄汤汗之，使阳明之邪、从太阳而解；若已过十余日，病势不减，又不归于胃而成实，更加不尿、腹满、哕甚等逆症，即有一二可下之症，胃气已败，不可治也。

〇小柴胡汤方（见少阳篇第二三五条）

栀豉汤证——白虎汤证——猪苓汤证

第二〇四条　阳明病，脉浮而紧，咽燥，口苦，腹满而喘，发热汗出，不恶寒，反恶热，身重。若发汗，则躁，心愦愦，反谵语。若加烧针，必怵惕烦躁不得眠。若下之，则胃中空虚，客气动膈，心下懊侬，舌上苔白者，栀子豉汤主之。若渴欲饮水，口干舌燥者，白虎加人参汤主之。若脉浮发热，渴欲饮水，小便不利者，猪苓汤主之。

成无己曰：脉浮发热，为邪在表。咽燥，口苦，为热在经。脉紧，腹满而喘，汗出，不恶寒反恶热，身重，为邪在里。此表里俱有邪，犹当和解之。若发汗攻表，表热虽除，而内热益甚，故躁而愦愦，反谵语。愦愦者，心乱也。经曰，营气微者，加烧针则血不行，更发热而躁烦。此表里有热，若加烧针，则损动阴气（指血），故怵惕烦躁，不得眠也。若下之里热虽去，则胃中空虚，在表客邪之气，乘虚陷于上焦，烦动于膈，使心中懊侬，而不了了也。舌上苔黄者，热气客于胃中，此则舌上苔白，知热气客于胸中，与栀子豉汤，以解胸中之邪。

若下后邪热客于上焦者，为虚烦。此下后邪热不客于上焦，而客于中焦者，是为干燥烦渴，与白虎加人参汤，散热润燥。

末段乃下后客热客于下焦者也，邪气自表入里，客于下焦，三焦俱带热也，脉浮发热者，上焦热也。渴欲饮水者，中焦热也。小便不利者，邪客下焦，津液不得下通也。与猪苓汤，利小便，以泻下焦之热。

程应旄曰：热在上焦，故用栀子豉汤。热在中焦，故用白虎加人参汤。热在下焦，故用猪苓汤。

○猪苓汤方

猪苓去皮　茯苓　泽泻　阿胶炙　滑石碎，各一两

上五味，以水四升，先煮四味，取二升，去渣，纳阿胶，烊消。温服七合，日三服。

《金鉴》曰：利水之法，于太阳用五苓加桂者，温之以行水也。于阳明少阴用猪苓加阿胶滑石者，润之以滋养无形，而行有形也。利水虽同，寒温迥别，惟明者知之。

《医方考》曰：四物皆渗利，则又有下多亡阴之惧，故用阿胶佐之，以存津液于决渎耳。

猪苓汤禁例

第二〇五条　汗出多而渴者，不可与猪苓汤，以汗多，胃中燥，猪苓汤复利小便故也。

成无己曰：《针经》曰，水谷入于口，输于肠胃。其

液别为五，天寒衣薄，则为溺，天热衣厚，则为汗，是汗溺一液也。汗多，为津液外泄，胃中干燥，故不可与猪苓汤利小便也。（按：成说与西说吻合）

周禹载曰：渴而小便不利，本当用猪苓汤，然汗多在所禁也。此与伤寒入腑不令溲数同意。盖邪在阳明，已劫其津，汗出复多，更耗其液，津液曾几，尚可下夺耶。倘以白虎加人参去其热，则不利小便，而津回自利矣。

五苓散证

第二〇六条　太阳病，寸缓关浮尺弱，其人发热，汗出复恶寒，不呕，但心下痞者，此以医下之也。如其不下者，病人不恶寒而渴者，此转属阳明也。小便数者，大便必硬，不更衣，十日无所苦也，渴欲饮水，少少与之，但以法救之，渴者，宜五苓散。

成无己曰：太阳病脉阳浮阴弱，为邪在表，今寸缓、关浮、尺弱，邪气渐传里，则发热，汗出。复恶寒者，表未解也。传经之邪入里，里不和者必呕，此不呕，但心下痞者，医下之早，邪气留于心下也。如其不下者，必渐不恶寒而渴，太阳之邪，转属阳明也。若吐、若下、若发汗后，小便数，大便硬者，当与小承气汤和之，此不因吐下发汗后，小便数，大便硬，若是无满实，虽不更衣，十日无所苦也，候津液还入胃中，小便数少，大便必自出也。渴欲饮水者，少少与之，以润胃气，但审邪气所在，以法救之。如渴不止，与五苓散是也。

丹波元简曰：王三阳云，此处五苓散难用，不然，经文渴字上当有缺文也。《金鉴》云，但以法救之五字，当作若小便不利，方与上文小便数，下文渴者之义相合，此条病势不急，救之之文，殊觉无谓，必有遗误。汪氏云，渴欲饮水至救之十三字，当在小便数者之前，不恶寒而渴者，者字可删。吴仪洛删渴欲以下十九字，注云，旧本多衍文，今删之。案此条难解，以上四家，各有所见，未知何是，姑存而举于此。（第三十二表）

○五苓散方（见太阳篇第一一八条）

第三十二表　阳明病旁治法汤证表

脉迟，汗多，微恶寒者	桂枝汤
脉浮，无汗而喘者	麻黄汤
潮热便溏，胸胁满者	小柴胡汤
胁下硬满，不大便而呕，苔白	
下后外有热，懊憹，不能食，头汗出	栀子豉汤
烦热汗出，脉浮虚者，桂枝汤，外不解，病过十日，脉但浮者	麻黄汤
外不解，病过十日，脉弦者	小柴胡汤
心下懊憹，舌上苔白者	栀子豉汤
渴欲饮水，口干舌燥者	白虎加人参汤
脉浮，发热渴欲饮水，小便不利	猪苓汤
汗出多，胃中燥而渴者	禁猪苓汤
下后渴欲饮水者	五苓散

阳明病辨证法

潮热盗汗辨

第二〇七条　阳明病，脉浮而紧者，必潮热，发作有时，但浮者，必盗汗出。

成无己曰：浮为在经，紧者里实，脉浮而紧者，表热里实也。必潮热发作有时，若脉但浮而不紧者，止是表热也。必盗汗出，盗汗者，睡而汗出也。阳明病里热者，自汗，表热者，盗汗。

尤在泾曰：太阳脉紧，为寒在表；阳明脉紧，为实在里。里实，则潮热发作有时也。若脉但浮而不紧者，为里未实，而经有热，经热，则盗汗出。盖杂病盗汗，为热在脏，外感盗汗，为邪在经。《易简方》用麻黄治盗汗不止，此之谓也。

舒驰远曰：此条据脉不足凭也。况脉浮紧与潮热，脉但浮与盗汗出，皆非的对必有之症也。若阳明病潮热发作有时者，当审其表之解与未解，胃之实与不实，而治法即出其间。若盗汗出者，又当视元气之虚否，里热之盛否，更辨及其兼症，庶几法有可凭，否则非法也。

余无言曰：诸家注释，均欠允当，唯舒说心灵眼活，示人舍脉以从症，最为确当。成、尤两家说可参。

咳及咽痛辨

第二〇八条　阳明病，但头眩，不恶寒，故能食而咳，其人必咽痛，若不咳者，咽不痛。

余无言曰：阳明病不恶寒，是表邪去而反恶热也。而又曰能食，是胃家热而非寒也。头眩，是脑中充血之轻者也。咳，是气管发炎也。咽痛，是喉头及咽头，均发炎也。此种征象，皆胃中实热上腾，必是因大便硬而来。曹颖甫主以大黄黄连黄芩汤，常器之主以桔梗汤，可商。余意大便燥实者，应从曹说，大便不甚硬者，宜从常议。

咳呕厥头痛辨

第二〇九条　阳明病，反无汗，而小便利，二三日，呕而咳，手足厥者，必苦头痛。若不咳不呕，手足不厥者，头不痛。

曹颖甫曰：阳明胃腑，合厥阴之肝液，少阳之胆液，以为消化之助。夫阳明病，反无汗而小便利，则湿消于下，而热郁于中。胃中有热，则肝阴伤，而胆火盛，肝阴伤，则手足厥。胆火盛，则上逆而病咳呕。胆火上逆，窜于脑，则病头痛。此柴胡龙骨牡蛎汤证也（俗名，肝阳头痛）。盖厥而呕者，火上逆，则为头痛，火下行，则为便血，其症异，其理同也。

口燥致衄辨

第二一○条　阳明病，口燥，但欲漱水，不欲咽者，此必衄。

周扬俊曰：邪入血分，热甚于经，故欲漱水。未入于腑，故不欲咽。使此时以葛根汤汗之，亦可以夺汗而无血，此必衄者，仲景正欲入之早为治耳。

常器之曰：可黄芩芍药地黄汤，一云当作黄芩芍药甘草汤。愚以此二汤，乃衄后之药，于未衄时，仍宜用葛根等汤加减主之。柯氏曰，宜桃仁承气、犀角地黄辈。

恽铁樵曰：此节确是事实，周氏谓葛根汤汗之，可以夺汗无血，亦是事实，当葛根芩连鲜生地并用。口鼻黏膜干，而胃中不干，故漱水不欲咽。

余无言曰：周氏夺汗无血之说，最有见地。此与太阳表证仍在，当发其汗，麻黄汤主之，同一意义。（参看第四十九条衄血证）

鼻燥致衄辨

第二一一条　脉浮发热，口干鼻燥，能食者则衄。

魏荔彤曰：脉浮发热，太阳病尚有存者，而口干，鼻燥能食，虽阳明里证未全成，阳明内热已太盛。热盛则上逆，上逆则迫血，血上则衄，此又气足阳亢之故，热邪亦随之而泄。

常器之曰：可与黄芩汤。汪琥曰：宜犀角地黄汤。

舒驰远曰：热病得衄则解。能食者，胃气强，邪当自解，故曰能食者则衄。乃俗称红衣伤寒，为不治之证，何其陋也。太阳发衄者，曰衄乃解，曰自衄者愈，以火劫致变者。亦云邪从衄解，即以阴邪激动营血者，尚有四逆汤可救，安见衄证，皆为不可治乎？大抵俗医见衄，概以寒凉冰凝生变，酿成不治，故创此名色，以欺世而逃其责耳。

恽铁樵曰：舒氏说可商。衄为鼻黏膜充血，其人体盛热壮，所患者为阳证，正气未伤，血中液体未耗，因热盛之故，而血上壅，所谓阳者亲上也。因鼻膜最薄，而疏泄之势盛，故衄。此衄等于出汗，故古人谓之夺汗为血，衄后热亦随之而解，故云衄乃解。此是有余之衄，故老于医者，一望而知此衄之不足为患。阴邪激动营血，尚有四逆可解两语，意思不甚明了。若少阴亦有衄者，其所以致衄之故，乃因血液为热熏灼而干涸，血干则运行不利，神经失养，脉管变硬，微丝血管之浅在肌表者，辄破裂而出血，故其血多见于牙龈夹缝中，是为齿衄，若是者，乃不足之症。故古人以齿衄属少阴，鼻衄属阳明，而谓阳明病多血多气，少阴病多气少血。知此，则太阳阳明之病，衄乃解，而少阴热病，乃绝险之症，血液涸竭，四逆非其治也。

皮痒久虚辨

第二一二条　阳明病；法多汗，反无汗，其身如虫行皮中状者，此以久虚故也。

余无言曰：阳明病，法当多汗，如第一六八条"其人多汗，津液外出，胃中燥，大便硬，谵语，小承气主之"是也。此所以反无汗者，以其人久虚，表里津液，两皆不足，实无力以作汗，徒见肌肤之间，郁热不散，故如虫行皮中状耳。

魏荔彤曰：阳明病；法应多汗，今反无汗，但见身如虫行皮中状者，此邪热欲出表作汗，而正气衰弱，不能达之也。

汪琥曰：按，此条论，仲景无治法。常器之云，可用桂枝加黄芪汤。郭雍云，宜用桂枝麻黄各半汤。不知上二汤皆太阳经药，今系阳明无汗证，仍宜用葛根汤主之。《金鉴》云，宜葛根汤小剂，微汗和其肌表，自可愈也。

发汗谵语生死辨

第二一三条　发汗多，若重发汗者，亡其阳，谵语。脉短者死，脉自和者不死。

余无言曰：病在太阳，因过汗亡阳，漏汗不止，因而恶风，四肢微急，难以屈伸者，其证必不致谵语。今阳明病，因重汗亡阳，而致谵语，是与第三十条之过汗亡阳，显有不同矣。此条亡阳之所以谵语者，有二因，一为过汗伤津，大便因硬，一为热邪散漫，上攻于脑，皆足以致谵语也。此时当察之于脉，参之以症。若脉短者，上不及寸，下不及尺，气血两竭，故曰必死；若脉自和，此自和与太阳篇脉静同义，即阳明本脉未变，气血尚有来复之机，终不难一下而愈，故曰不死也。

章虚谷曰：经曰夺血者无汗，夺汗者无血，是汗与血，出于一源也。重发汗而亡阳津，其营血亦竭矣。心无血养，邪热扰乱而谵语。其脉短者，生气不能接续，故死。若脉和者，本元未败，犹可治之而不死也。

唐容川曰：此见谵语，不尽胃实，心神虚乏，亦谵语也。又见心神藏于血中，血脉乏竭，则神不可复，故死；血脉流利，则神可归宅，故不死。西医言心体跳动不休，而脉管随之以动。中国虽无此说法，然观仲景复脉汤纯治心血，则脉之托根于心，为不爽矣。脉短，则心血竭而神亡；脉和，则心血足而神复。仲景示人，至深切矣。

谵语郑声生死辨

第二一四条　夫实则谵语，虚则郑声，郑声者，重语也。谵语喘满，直视者死，下利者亦死。"谵语喘满直视"，原作"直视谵语喘满"，编者改正。

《金鉴》曰：谵语一证，有虚有实。实则谵语，阳明热甚，上乘于心，乱言无次，其声高朗，邪气实也；虚则郑声，精神衰乏，不能自主，语言重复，其声微短，正气虚也。

唐容川曰：心气实，则神烦乱而言语多妄，故为谵语；心气虚，则神颠倒而言语重复，故为郑声。谵语当攻，郑声不当攻。

程郊倩曰：直视谵语，尚非死证，即带微喘，亦有脉弦者生一条。唯兼喘满，兼下利，则真气脱而难回矣。

余无言曰：阳明病之见谵语者（参看大小承气证各条），见喘满者（参看第二〇三条，及第二〇四条），胃家实往往如此。此皆属于实，下之即愈，非死候也。唯直视与谵语喘满并见者，必死，因气将脱于上也。下利与谵语喘满并见者，亦死，因气将脱于下也。虽然，第一七三条曰，"微喘直视，脉弦者生，涩者死"，由此观之，直视尚不尽为死证，要在学者体会之耳。原作直视谵语喘满，不可通，特为改正。

大便小便问诊法

第二一五条　阳明病，本自汗出，医更重发汗，病已瘥，尚微烦，不了了者，此大便必硬故也。以亡津液，胃中干燥，故令大便硬。当问其小便日几行，若本小便日三四行，今日再行，故知大便不久出。今为小便

数少，以津液当还入胃中，故知不久必大便也。

方中行曰：瘥，小愈也。以亡津液，至大便硬，是申释上文。当问其小便日几行，至末，是详言大便出不出之所以然。盖水谷入胃，其清者为津，粗者成渣滓；津液之渗而外出者，则为汗，潴而下利者，则为小便。故汗与小便出多，皆能令人亡津液。所以渣滓之为大便者，干燥结硬，而难出也。然二便者，水谷分行之道路，此通则彼塞，此塞则彼通。小便出少，则津液还停胃中，胃中津液足，则大便润，润则软滑，此其所以必出可知也。

柯韵伯曰：治病必求其本。胃者，津液之本也，汗与溲，皆本于津液。本自汗出，本小便利，其入胃家之津液本多，仲景提出亡津液句，为世之不惜津液者告也。病瘥，指身热汗出言。烦，即恶热之谓，烦而微，知恶热将自罢，以尚不了了，故大便硬耳。数少，即再行之谓。大便硬，小便少，皆因胃亡津液所致，不是阳盛于里也。因胃中干燥，则饮入于胃，不能上输于肺，通调水道，下输膀胱，故小便反少。而游溢之气，尚能输精于脾，津液相成，还归于胃，胃气因和，则大便自出，更无用导法矣。以此见津液素盛者，虽亡津液，而津液终可自还。正以见胃家实者，每踌躇顾虑，示人以勿妄下，与勿妄汗也。

恽铁樵曰：按本条真是绝妙文字。本自汗出，不可汗也，重发其汗，津液骤少，则胃燥肠亦燥，而粪块坚，坚则肠胃起反应，以祛除此障碍物。其祛除之法，则蠕动之外，更分泌液体以润之。小便本日三四行，今忽减少者，乃挹彼注兹故也。虽属误汗，未至大坏，体工能自起救济，故见小便减少，而知大便之将下，大便既下，则微烦不了了，当自除，心知其故，则不啻见垣一方。注家之言，去真际远矣。

发狂汗出自解辨

第二一六条　阳明病，欲食，小便反不利，大便自调，其人骨节疼，翕翕如有热状，奄然发狂，濈然汗出而解者，此水不胜谷气，与汗共并，脉紧则愈。

成无己曰：客热初传入胃，胃热则消谷欲食。阳明病热为实者，则小便当数，大便当硬，今小便反不利，大便自调者，热气散漫不为实也。热甚于表者，翕翕发热，热甚于里者，蒸蒸发热。此热气散漫，不专着于表里，故翕翕如有热状。奄，忽也，忽然发狂者，阳明蕴热为实也，须下之愈。热气散漫不为实者，必待汗出而愈，故云濈然汗出而解也。

余无言曰：此条与前条同为阳明病之自解者也。前条是微邪，得津液和，大便利，而自解；本条是大邪，得谷气之助，因发狂汗出而自解。本条即所谓阳明中风者是与太阳病，欲自解者，必当先烦，烦乃有汗而解同一局也（见第十条）。又与太阳病不解，脉阴阳俱紧，必先振栗汗出而自解（见六十九条）亦同一局也。总之，此种自解之好结果，均是由能食得来，能食则津液自充，气血自复。阳明病，本小便利，大便因硬，此是生理上反常之现象，故曰病。今因欲食，致脾胃气和，小便利者，得调节之功，大便硬者，得津液之润，于是二便调和矣。脾胃气复，二便又和，体内自然抵抗力起而自救，于是先之以骨节疼痛，翕翕如热，继则奄然发狂，濈然汗出而解矣。所以骨节疼痛，翕翕如热者，正里邪外达之初征，亦如第十条之必当先烦、第六十九条之必先振栗，同一理也。既濈然汗出，此谷气之盛，有以致此，逐邪随汗而出，但在将汗未汗之先，必先脉紧无汗，继则紧之急，乃忽变浮大，而汗出矣。征之于天时之陡然闷热，阴云四合，忽大雷雨者，实相同也。

阳明病润导法

麻仁丸证（一）

第二一七条　脉阳微而汗出少者，为自和也，汗出多者，为太过。阳脉实，因发其汗，出多者，亦为太过。太过为阳绝于里，亡津液，大便因硬也。

喻嘉言曰：阳微者，中风之脉阳微缓也，阳实者，伤寒之脉阳紧实也。阳绝,即亡津液之互辞,仲景每于亡津液者,悉名无阳。玩本文阳绝于里,亡津液,大便因硬甚明。发太阳之汗,当顾虑表阳,发阳明之汗,当顾虑胃液,所以阳明多有热越之证,谓胃中津液,随热而尽越于外,汗出不止耳。然则阳明证不论中风伤寒,脉微脉实,汗出少,则邪将自解,汗出多,则阴津易致竭绝。业医者可不谨持其柄,而妄用重剂发汗,以劫其津液耶。

汪琥曰:总于后条用麻仁丸主之。《补亡论》议用小柴胡汤及柴胡桂枝汤、承气汤等,大误之极。

麻仁丸证(二)

第二一八条　脉浮而芤,浮为阳,芤为阴,浮芤相搏,胃气生热,其阳则绝。

钱潢曰:浮为阳邪盛,芤为阴血虚。阳邪盛,则胃气生热,阴血虚,则津液内竭,故其阳则绝。绝者,非断绝败绝之绝,言阳邪独治,阴气虚竭,阴阳不相为用,故阴阳阻绝,而不相流通也。即《生气通天论》所谓阴阳离决,精气乃绝之义也。注家俱谓阳绝,乃无阳之互词,恐失之矣。

赵以德曰:胃中阳气亢甚,脾无阴气以和之,孤阳无偶,不至燔灼竭绝不止耳。

沈明宗曰:此辨阳明津竭之脉也,若见此脉,当养津液，不可便攻也。

麻仁丸证（三）

第二一九条 趺阳脉，浮而涩，浮则胃气强，涩则小便数，浮涩相搏，大便则难，其脾为约，麻仁丸主之。

汪琥曰：趺阳者，胃脉也，在足跗上五寸骨间，去陷谷三寸，即足阳明经冲阳穴，按之其脉应手而起。按，成注以胃强脾弱为脾约作解。推其意，以胃中之邪热盛为阳强，故见脉浮，脾家之津液少为阴弱，故见脉涩。

程应旄曰：脾约者，脾阴外渗，无液以滋，脾家先自干槁，何能以余阴荫及肠胃，所以胃火盛而肠枯，大便坚而粪粒小也。麻仁丸宽肠润燥，以软其坚，欲使脾阴从内转耳。

喻嘉言曰：脾约一证，乃是未病外感之先，其人素惯脾约，三五日大便一次者，及至感受风寒，即邪未入胃，而胃已先实。所以邪至阳明，不患胃之不实，但患无津液以奉其邪，立至枯槁耳。仲景大变太阳禁下之例，而另立麻仁丸一方，以润下之，不比一时暂结者，可用汤药荡涤之也。倘遇素成脾约之人，亦必经尽方下，百无一生矣。

孙广从曰：脾约一证，命名不合，既属太阳阳明，即当名胃约,脾属太阴,非阳明也。喻氏曰,胃强者,因脾气之强,而强,特为周旋脾约之名也。仲景但言浮则胃气强,此千舌一大疑窦也。

舒驰远曰:三五日一次大便,结燥异常之人,初病太阳经证,即不可发汗,谓其人肠胃干涸,津液衰乏,营卫失润,腠理枯涩,安能得汗耶。故必去其里燥,通其大便,使结去津回,腠理宣通,营卫和润,乃得自汗而解。不知此义者,只据外感便投麻桂等药,徒令津愈亏,而热愈结,汗与大便愈不可得,表里闭固,内火加炽,立竭其阴而死矣。

唐容川曰:此三节皆言脾约证,而所因各有不同也。首节言汗出多者,亡津液,则阳气孤绝在里,熏灼脾之膏油,而膏油枯缩,不能注润于肠中,则大便难。次节是言浮为阳气充,芤为阴血虚,其胃阳遂与脾阴相绝,而脾之膏油,被胃热灼,亦枯缩矣。此节又言若不出汗,不血虚,而为小便数,则津又从小便泻下,膜中不润,被胃热灼枯其膏,则脾油亦缩,而为脾约,不大便也。脾脂膏油,约为枯缩,故以麻仁丸泻热润燥。

余无言曰:按,丹波元坚曰,"喻氏讥成无己脾弱之说云,脾弱即当补矣,何以麻仁丸中,反用大黄、枳实、厚朴乎?汪氏则暗为成氏注解纷,大是"。余意不然。夫麻仁丸中,除麻仁、杏仁、芍药外,余为小承气汤之全味,足以起喻氏之疑,即在此点,惹得汪氏出而解纷，亦在此点。殊不知汤者，荡也，丸者，缓也。服汤之量重，服丸之量轻，大陷胸丸较之大陷胸汤，其药量之相差，已不可道里计。况此麻仁丸中，以麻、杏之有油质者为主，佐以小承气中之大黄、枳、朴，虽大黄为攻下之品，既有麻杏以润之，又加芍药以敛之（其说见桂枝汤条），则大黄虽猛，尚能尽其全力耶。又况只梧子大小，每服十丸，则此梧子大之十丸中，又能有几许大黄乎。其所以少用之者，恐麻仁、杏仁之力缓，略佐力迅者，速其行耳。且服法中又云，日三服，渐加，以知为度。日三服者，分其力而均其时也。渐加者，参其情而增其量也。以知为度者，防其过而善其后也。步步皆有分寸，明白启示后人，奈何诸家注释并此而不知耶。

又曰：脾约之证，为胃肠津液干枯，所解之粪，绝类羊屎，此其特征也，而于吸食鸦片之辈，尤易致此。窃意病者之粪果在大肠中结实，亦应成为燥屎若干枚，约如核桃大小，而不应如羊屎之小粒。余尝思之，此脾约之证，其屎之燥结或在小肠之中。盖饮食由胃消化后入于小肠时，通常为糜粥状，既患脾约证矣，则胃肠津液之缺乏可知，再加小肠纡回盘曲，故糟粕即结于其中。因小肠细甚，约当大肠四分之一，故燥结之粪，只如羊屎耳。此余理想之推得，并非根据解剖，未知是否，敢以质之世界学者。

○麻仁丸方

麻仁三升　芍药半斤　枳实半斤，炙　大黄一斤，去皮　厚朴一尺，炙，去皮　杏仁一升，熬，别作脂

上六味，蜜和丸，如梧桐子大。每服十丸，日三服，渐加，以知为度。

蜜煎导证——土瓜根法——猪胆汁法

第二二〇条　阳明病，自汗出，若发汗，小便自利者，此为津液内竭，虽硬，不可攻之。当须自欲大便，宜蜜煎导而通之，若土瓜根，及大猪胆汁，皆可为导。

成无己曰：津液内竭，肠胃干燥，大便因硬，此非热结，故不可攻。宜以药外治，而导引之。

张路玉曰：凡系多汗伤津，及屡经汗下不解，或尺中脉迟弱，元气素虚之人，当攻而不可攻者，并宜导法。

程郊倩曰：小便自利者，津液未还入胃中，津液内竭而硬，故自欲大便，但苦不能出耳。须有此光景时，方可从外导法，清润其肠。肠润，则水流就湿，津液自归还于胃，故不但大便通，而小便亦从内转矣。

周禹载曰：既云当须自欲大便，复云宜蜜煎导而通之，此种妙义，人多不解。仲景只因津液内竭四字，曲为立法也。其人至于内竭，急与小承气，以存津液，似合治法，殊不知无谵语、脉实等症，邪之内实者无几，

固当俟其大便。然外越既多，小便复利，气一转舒，硬自不留，此导之，正以通之。通之，正是自欲大便也。假使读伤寒者，不于此猛透一关，吾恐竭泽而渔，且不止者多矣。

○蜜煎导方

蜜七合，一味纳铜器中，微火煎之，稍凝似饴状，搅之勿令焦著，欲可丸。并手捻作挺，令头锐，大如指，长二寸许。当热时急作，冷则硬，以纳谷道中，以手急把，欲大便时，乃去之。

○猪胆汁方

大猪胆一枚气味苦、寒泻汁和醋少许气味酸、温以灌谷道中，如一食顷，当大便出。

○土瓜根方缺

《金鉴》曰：土瓜即俗名赤雹也。《肘后方》治大便不通，采根捣汁，用筒吹入肛门内，此与前猪胆汁方同义。《内台方》用土瓜根，削如挺，纳入谷道中，误矣。盖蜜挺入谷道，能详化而润大便，土瓜根不能烊化，如削挺用之，恐失仲景制方之义。

黄坤载曰：土瓜根汁，入小水筒，吹入肛门，大便立通。

余无言曰：三法之中，以蜜煎导方为最便，与西药中之甘油栓，作用完全相同。甘油栓之形状，长约寸许，一端略尖，一端较粗，用时将较粗之一端，纳入肛

门。则因一头粗、一头细之故，受直肠肌之收缩，而渐渐入于肠中，片刻即自欲大便矣。（第三十三表）

第三十三表　阳明病润导法证治表

阳脉微，汗出多，或阳脉实，发汗过多，大便因硬者	麻仁丸方
胃气强，小便数，大便困难者	
邪盛血虚，胃气生热，阳气阻绝，大便困难	
自汗出，或发汗、小便自利、津液内竭者	蜜煎导方
	猪胆汁方
	土瓜根方

阳明病发黄证

无汗发黄证

第二二一条　阳明病，无汗，小便不利，心中懊侬者，身必发黄。

柯韵伯曰：阳明病，法多汗，反无汗，则热不得越，小便不利，则热不得降。心液不支，故虽未经汗下，而心中必懊侬也。无汗小便不利，是发黄之原，心中懊侬，是发黄之兆。

《金鉴》曰：阳明病无汗，以热无从外越也，小便不利，湿不能下泄也，心中懊侬，湿瘀热郁于里也，故身必发黄，宜麻黄连轺赤小豆汤，外发内利可也。若经汗吐下后，或小便利，而心中懊憹者，乃热郁也，非湿瘀也。便硬者，宜调胃承气汤下之。便软者，宜栀子豉汤涌之。

黄恭照曰：身无汗而小便自利，则热得下泄，不发黄也。小便不利而身自汗出，则热得外越，不发黄也。今身既无汗而又小便不利，不越不泄，故身必发黄。

误火发黄证

第二二二条　阳明病，被火，额微汗出，小便不利者，必发黄。

喻嘉言曰：阳明病，湿停热郁而烦渴有加，势必发黄，然汗出，热从外越，则黄可免，小便多，热从下泄，则黄亦可免。若误攻之，其热邪愈陷，津液愈伤，而汗与小便愈不可得矣。误火之，则热邪愈炽，津液上奔，额虽微汗，而周身之汗与小便，愈不可得矣，发黄之变，安能免乎？

《金鉴》曰：阳明病无汗，不以葛根汤发其汗，而以火劫取汗，致热盛津干，引饮水停为热上蒸，故额上微汗出，而周身反不得汗也。若小便利，则从燥化，必烦渴宜白虎汤。小便不利，则从湿化，必发黄，宜茵陈蒿汤。

麻黄连轺赤小豆汤证

第二二三条　伤寒瘀热在里，身必发黄，麻黄连轺赤小豆汤主之。

柯韵伯曰：热反入里，不得外越，谓之瘀热。非发汗以逐其邪，湿气不散，然仍用麻黄桂枝，是抱薪救火矣。于麻黄汤去桂枝之辛甘，加连、梓之苦寒，以解表清火而利水，一剂而三善备。且以见阳明发热之治与太阳迥别矣。

余无言曰：阳明病，每濈濈然汗出，此条言瘀热在里，身必发黄，与后第二二四条同。但后条为始身有汗，继则身虽无汗，而头尚有汗，而本条则始终无汗，此不同者一。后条为小便不利，渴引水浆，故用茵陈，而本条则必不渴，而兼恶寒发热，故用麻黄，此不同者二。

○麻黄连轺赤小豆汤方

麻黄二两，去节　连轺二两。连翘根是，《千金》并《翼》轺作翘，程、柯同　杏仁四十个，去皮、尖　赤小豆一升　大枣十二枚，劈　生梓白皮一升，切　生姜二两，切　甘草二两，炙

上八味，以潦水一升，先煮麻黄，再沸，去上沫，纳诸药，煮取三升，去渣。分温三服，半日服尽。

方中行曰：麻、杏、甘草，利气以散寒，麻黄汤中之选要也；连、豆、梓皮，行水湿以退热，去瘀散黄之

领袖也；姜、枣，益脾，以和中耳。

钱潢曰：麻黄汤，麻黄、桂枝、杏仁、甘草也，皆开鬼门而泄汗。汗泄，则肌肉腠理之郁热湿邪皆去，减桂枝而不用者，恐助瘀热也。赤小豆，除湿散热，下水肿而利小便。梓白皮，性苦、寒，能散温热之邪，其治黄无所考据。陶弘景云，连翘根方药不用，人无识者。王好古云，能下热气，故仲景治伤寒瘀热用之。李时珍云，潦水乃雨水所积。韩退之诗云，潢潦无根源，朝灌夕已除。盖谓其无根而易涸，故成氏谓其味薄，不助湿气而利热也。

茵陈蒿汤证（一）

第二二四条　阳明病，发热汗出，此为热越，不能发黄也。但头汗出，而身无汗，剂颈而还，小便不利，渴引水浆者，此为瘀热在里，身必发黄，茵陈蒿汤主之。

柯韵伯曰：阳明多汗，此为里实表虚，今反无汗，是表里俱实矣。表实则发黄，里实，故腹满。但头汗出，小便不利，与麻黄连翘证同。然彼属误下而表邪未散，热虽入里而未深，故口不渴，腹不满，仍当汗解；此则未经汗下，而津液已亡，故腹满，小便不利，渴欲饮水，此瘀热在里，非汗吐所宜矣。身无汗，小便不利，不得用白虎；瘀热发黄，内无津液，不得用五苓，故制茵陈汤，以佐栀子、承气之所不及也。

程郊倩曰：头汗出，身无汗，剂颈而还，足征阳热之气，郁结于内，而不得越。故但上蒸于头，头为诸阳之首故也。气不下达，故小便不行。腑气过燥，故渴饮水浆。瘀热在里，指无汗言，无汗而小便利者，属寒；无汗而小便不利者，属湿热。两邪交郁，不能宣泄，故窨而发黄。解热除郁，无如茵陈、栀子清上，大黄涤下，通身之热得泄，何黄之不散也。

○茵陈蒿汤方

茵陈蒿六两，味气苦、平，微寒　栀子十四枚，劈　大黄二两，去皮

上三味，以水一斗二升，先煮茵陈，减六升，纳二味，煮取三升，去滓，分温三服。小便当利，尿如皂角汁状，色正赤。一宿腹减，黄从小便去也。

方中行曰：茵陈，逐湿郁之黄；栀子，除胃家之热；大黄，推壅塞之瘀。三物者，苦以泄热，热泄则黄散也。

柯韵伯曰：仲景治阳明渴饮有四法，本太阳转属者，五苓散，微发汗，以散水气；大烦燥渴，小便自利者，白虎加参，清火而生津；脉浮发热，小便不利者，猪苓汤，滋阴而利水；小便不利，腹满者，茵陈汤，以泄满，令黄从小便出。病情不同，治法亦异矣。窃思仲景利小便，必用化气之品，通大便，必用承气之味，故

小便不利者，必加茯苓，甚者兼用猪苓，因二苓为化气之品，而小便由于气化矣。此小便不利，不用二苓者何？本论云，"阳明病，汗出多而渴者，不可与猪苓汤，以汗多胃中燥，猪苓复利小便故也"，斯知阳明病，汗出多而渴者，不可用，则汗不出而渴者，津液先虚，更不可用明矣。故以推陈致新之茵陈，佐以屈曲下行之栀子，不用枳、朴以承气与芒硝之峻利，则大黄但可以润胃燥，而大便之遽行可知。故必一宿始腹减，黄从小便去，而不由大肠。仲景立法神奇，匪夷所思耳。

茵陈蒿汤证（二）

第二二五条　伤寒七八日，身黄如橘子色，小便不利，腹微满者，茵陈蒿汤主之。

喻嘉言曰：黄色鲜明，为热势外达。小便不利，腹微满，乃湿家之本症，不得因此指为伤寒之里证也。方中用大黄者，取佐茵陈、栀子，建驱除湿热之功，以利小便，非用下也。

程知曰：此驱湿除热法也。伤寒七八日，是可下之时。小便不利，腹微满，是可下之证。兼以黄色鲜明，则为三阳入里之邪无疑。故以茵陈除湿，栀子清热，用大黄以助其驱邪。此证之可下者，犹必以除湿为主，而不专取乎攻下，有如此者。

栀子柏皮汤证

第二二六条　伤寒，身黄发热者，栀子柏皮汤主之。

周禹载曰：人无湿，则不能为黄，不热郁，则亦不能为黄，今发热，则黄尽在外。然使热不去，则黄无已时也，故用栀子清肌表，柏皮泻膀胱，内外分消，势必自退。故无取乎发汗、利小便也。然分消中原，兼散邪渗湿之意，细体自知耳。

《金鉴》曰：伤寒身黄发热者，设有无汗之表，宜用麻黄连轺赤小豆汤汗之，可也。若有热实之里，宜用茵陈蒿汤下之，亦可也。今外无可汗之表证，内无可下之里证，故唯宜以栀子柏皮汤清之也。

〇栀子柏皮汤方

栀子十五枚　柏皮二两　甘草一两。按：《金鉴》曰此方之甘草当是茵陈蒿，必传写之误也

上三味，以水四升，煮取一升半。去滓，分温再服。

舒驰远曰：《素问》有开鬼门、洁净腑之法。开鬼门者，从汗而泄其热于肌表，麻黄连轺赤小豆汤是其法也。洁净腑者，从下而利其湿于小便，茵陈蒿汤、柏皮汤是其法也。栀子苦寒，能使瘀壅之湿热，屈曲下行，从小便而出，故以为君；柏皮辛苦，入肾益水，以滋化源，除湿清热，为臣；甘草和中，为清解湿热之佐

使也。

寒湿发黄证

第二二七条　伤寒发汗已，身目为黄，所以然者，以寒湿在里不解故也，以为不可下也，于寒湿中求之。

柯韵伯曰：寒湿在里，与瘀热不同，是非汗下清三法，所可治矣。伤寒固宜发汗，发之而身目反黄者，非热不得越，是发汗不如法，热解而寒湿不解也。当温中散寒而除湿，于真武、五苓辈求之。

王海藏曰：阴黄其症身冷，汗出脉沉，身如熏黄，色黯，终不如阳黄之明如橘子色。治法，小便利者，术附汤，小便不利，大便反快者，五苓散。

恽铁樵曰：论文气，本条亦误，唯既云寒湿，当有寒证。余曾用术附茵陈，治阴黄，凡十余剂而愈。所谓阴黄，其人舌润口淡，有汗形寒，黄色颇淡，全无热象，殆即经所谓寒湿欤。

余无言曰：此条之黄，因在发汗之后，必无麻黄赤小豆汤证之无汗、恶寒、发热诸症。又无茵陈蒿汤证之瘀热在里，渴引水浆诸症，故前两方，皆不可用，当以真武汤加减以温化之。此即俗称之阴黄疸，亦即第一六○条之系在太阴是也。（参看第一六○条，及太阳篇第一○四条）

291

强食谷疸证

第二二八条　阳明病，脉迟，腹满，食难用饱，饱则微烦，头眩，必小便难，此欲作谷疸。虽下之，腹满如故，所以然者，脉迟故也。脉迟下"腹满"二字，据柯韵伯本增。

方中行曰：迟，为寒不化谷，故食难用饱。谷不化则与热搏，湿郁而蒸，气逆而不下行，故微烦、头眩、小便难也。疸，黄病也，谷疸，水谷之湿，蒸发而身黄也。下之徒虚胃气，外邪反乘虚陷入，所以腹满仍旧也。

张路玉曰：下之腹满如故，盖腹满，已是邪陷，脉迟，则胃家不实，徒下其糟粕，病既不除，而反害之耳。夫阳明证，本当下，阳明而至腹满，尤当急下，独此一证，下之腹满必如故者，缘脉迟，则胃气空虚，津液不充，其满不过虚热内壅，非结热当下之比也。可见脉迟胃虚，不但下之无益，即发汗利小便之法，亦不可用。唯当用和法，如甘草干姜汤，先温其中，然后少与调胃，微和胃气可也。

舒驰远曰：此条为阴黄证，乃由脾胃夙有寒湿，意者茵陈四逆汤，加神曲可用。

李缵文曰：此证用理中、五苓，加橘皮、厚朴必愈。

余无言曰：阳明发黄证，经文共计八条。前六条即俗所谓阳黄，西医称之为加答儿性黄疸，是也，后二条即俗所谓阴黄，西医称之为郁滞性黄疸是也。加答儿性黄疸者，又称热性黄疸，因其体温必高也，其原因大抵由于热性病之胃肠加答儿。盖胃及十二指肠发炎，波及输胆管，致使输胆管，亦同样发炎红肿，胆管分泌黏液陡旺，因之涌塞不通，胆汁不下，逆行于肝，散走入血，窜及皮肤，而发为黄疸也。郁滞性黄疸者，又称无热性黄疸，因其体温如常，甚或低降也。其原因大抵由于胆道有凝血或黏液，障碍流通，或胆道发慢性炎，黏膜分泌旺盛，因而狭窄，或闭塞，胆汁郁滞，逆行入血，而发为黄疸也。盖胆汁乃以极微之自然压力而分泌者，故不论有热性病，或无热性病，苟有某种原因，能使胆道有极微之障碍者，均易促成发生黄疸，此属解剖之事实，较中医旧说为有据，特附识之，以供参考。至胃肠黏膜发炎，及胆管黏膜发炎，所分泌之多量黏液，即中医指为湿者是也。

又曰：第二二一条及二二二条是黄疸诊断法，故未立方，是在学者之心领神会也。唯其无汗懊憹，而小便不利，乃知属麻黄连轺赤小豆汤证。唯其仅小便不利，而额尚有微汗，乃知属茵陈蒿汤证。至第二二三条，仅云瘀热在里，身必发黄，经文太简，识证何从，但以方中有麻黄，其证之必然无汗也可知。况全方有汗有利，可以分攻表里，故主之而有效也。第二二四条及第二二五条一以小便不利、渴饮水浆而发黄；一以小便不利、腹部微满而发黄，表面看来，似乎微有不同，而实则腹部微满即是由渴饮水浆、小便不利而来，非阳明胃家实之腹满也。所以均主以茵陈蒿汤。泄利下行则证自愈矣。第二二六条则仅云身黄发热，而未言表有汗或无汗，小便利或不利，此《金鉴》所谓外无可汗之表，内无可下之里，惟宜以栀子柏皮清之是也。次如第二二七条及二二八条乃属无热性黄疸，又当以真武等汤之温化健脾者为治，而不可一例绳之矣。（第三十四表）

第三十四表　阳明发黄证方治表

无汗，小便不利，心中懊憹者	（补）麻黄连轺赤小豆汤
被火，额上微汗，小便不利者	（补）茵陈蒿汤
伤寒，瘀热在里，发黄者	麻黄连轺赤小豆汤
但头汗出，小便不利，渴饮水浆者	茵陈蒿汤
身黄如橘色，小便不利，腹微满者	
身热发黄者	栀子柏皮汤
发汗后，身黄，寒湿在里者	（补）真武汤加减
脉迟，腹满强食而成谷疸者	（补）茵陈四逆汤理中汤五苓散

阳明病蓄血证

抵当汤证（一）

第二二九条　阳明证，其人喜妄者，必有蓄血，所以然者，本有久瘀血，故令喜妄，屎虽硬，大便反易，其色必黑，宜抵当汤下之。"喜妄"原作"喜忘"，编者改正。

余无言曰：其人喜妄句，原作喜忘，钱潢及张锡驹以为是言语动静，随过随忘也，以平日本有积久之瘀血在里故也。程应旄以为血蓄于下，则知识昏，故应酬问答，必失常也。柯韵伯以为瘀血是病根，喜忘是病情，阳明未病之前，证不知也。其他各家，都是如此，均作喜忘解说。余意不然。喜忘之忘字，必为妄字之误。妄，即是狂，喜妄者，即善于狂妄之谓。论其动作，如太阳篇第一二四条之蓄血如狂，及第一二五条之蓄血发狂，第一二六条之蓄血如狂。论其神识，如本篇承气诸证之谵语，及独语如见鬼状等，即所谓狂妄、见妄、言妄是也。太阳蓄血证，固易致如狂、发狂，则阳明下焦热甚，瘀血蓄于大肠，蓄之既久，而不得外泄，热与血并，亦必然郁闷而发狂妄也。此本条之妄与太阳篇之狂，有一贯之意义，何得随文训释，去事实千里，而立说以误人乎。总之，因蓄血而致狂妄，此理讲得通，因蓄血而致善忘，此理讲不通，此急当纠正者也。至屎虽硬，而大便反易者，因肠中瘀血，缓缓下行，濡润之功也。其色必黑者，夹瘀血故也。此证不速治，易致他变，故宜抵当汤速攻之，因在肠道，可以一鼓而清耳。

又曰：征之解剖事实，与中医旧说，凡下焦热甚而有蓄血者，计有四种。一为膀胱蓄血证，即如太阳篇第一二四条，热结膀胱者是，中医谓膀胱为太阳之腑，故谓膀胱蓄血，为太阳蓄血证也。二为大肠蓄血证，如本条之大便色黑，及次二三〇条，不大便，有瘀血者是，中医谓大肠为手阳明，故谓大肠蓄血，为阳明蓄血证也。三为子宫蓄血证，如后第二三一条，热入血室，下血谵语者是，中医或称子宫为血室，故谓子宫蓄血为血室蓄血证也。四为下焦全部蓄血证，前而膀胱，后而大肠，在女子则中而子宫，旁而卵巢。（子宫在膀胱直肠之间），四周则少腹骨盆之内，脏器之外，其周围结缔组织腔内，皆有蓄血也。此证在四种中为最重，同时少腹外皮内，有青紫黑色之郁血性斑点，硬而拒按，内则腹膜发炎，而发生剧烈之疼痛，此时若用抵当汤攻之，十中可救六七。恽铁樵谓抵当汤猛峻异常，勿用为是，此恽氏未曾见过此证也，明矣。若牵延失治，索饮冷水，内热如焚，肢冷如冰，二便下血如黑豆汁状，此腹内脏器全部糜烂之征，命在旦夕，不可复生矣。此种败证，尤以入医院中，用腹部冰罨法者为常见，读者不可不知。

〇抵当汤方（见太阳篇第一二五条）

抵当汤证（二）

第二三〇条　病人无表里证，发热七八日，虽脉浮数，自可下之。假令已下，脉数不解，合热则消谷善饥，至六七日，不大便者，有瘀血也，宜抵当汤。若脉数不解，而下不止，必协热而便脓血也。

余无言曰：此条当分三节看。首言病人无表里证，此表证，指恶寒言。发热恶寒，虽同为表证，但恶寒为表证所独有，而发热非表证所独有，故表证之意义，可离开发热，而不可离开恶寒，因无恶寒，故曰无表证，虽脉浮数，而可下之。所谓里证，指痰滞积结肠胃而言。盖邪热与痰滞相搏，而成胃家实，此为里证，若仅邪热，是热实，而滞未实也，故曰无里证。既曰无里证，而可下之者，下其热也。此与太阳篇第七十二条，"但热者实也，与调胃承气汤"同义。

次言已下之后，脉数不解，是热邪，不因下后而少衰也，并入于肠胃，成为能食者名中热之阳明病，故消谷善饥。至七八日不大便者，有瘀血也，此语费解，绝不能因不大便，而知为有瘀血也。余意必当有前条之喜妄，或如太阳篇所谓热在下焦，少腹当硬满，小便自利之症状，乃可断为有瘀血也。抵当之治，不可缓矣。

末谓若下后而仍然脉数不解，因之下利不止者，则必作协热利，而便中多脓血也，抵当汤非其治。柯氏谓宜黄连阿胶汤，常器之谓宜白头翁汤，可参。

热入血室证

第二三一条　阳明病，下血谵语者，此为热入血室。但头汗出者，刺期门，随其实而泄之，濈然汗出，则愈。

汪琥曰：案此条当是妇人病，邪热郁于阳明，迫血从下而行，热得乘虚而入其室，亦作谵语。但头汗出者，血下夺，则下无汗，热上扰，则头汗出也。刺期门以泻阳明经中之实，则邪热得除，而津液回复，遂濈然汗出而解矣。

或问：此条病仲景不言是妇人，所以《尚论》诸家，直指为男子，今子偏以妇人论之，何也？余答云：仲景于论中，一则曰，妇人中风云云，经水适来，此为热入血室；再则曰，妇人中风云云，经水适断，此为热入血室；三则曰，妇人伤寒云云，经水适来，此为热入血室，则是热入血室，明系妇人之证，实不待言而可知矣。且也此条言下血，当是经水及期，而交错妄行，以故血室有亏，而邪热得以乘之，故成热入血室之证。考之《灵枢·海论》云，冲脉为十二经之海，注云，此即血海也，冲脉起于胞中。又考《素问·天真论》云，女子二七，而天癸至，任脉通，太冲脉盛，月事以时下。夫任也，冲也，其经脉皆行于腹，故其血必由前阴而下。斯血室有亏，邪热方得而入，则是仲景云下血，乃经水交错妄行，又不问而自明矣。

余无言曰：汪氏谓下血谵语，热入血室，当是经水及期，交错妄行，而不作蓄血论，颇有卓识，又以冲脉为血海，血海即血室，更发前人所未发。至张隐庵及莫氏谓，无分男女皆有血室，而《金鉴》和之，柯韵伯谓血室为肝，男女皆有此病，则直如梦呓耳，可笑之极。

次言但头汗出，盖胸腹有内结之情者，往往但头汗出，经文中已数见之，以上下内外之气，血不交通也。刺期门乃是古代针法，此是一事，随其实而泄之，乃是用攻瘀之药以泄之，此又是一事。先用针法，舒通其经络，次用攻药，泄利其瘀血，则全身气血，内外交通，循于常轨，周身漐然微汗，于是热除，而血自无矣。太阳篇第二十三条云："先刺风池、风府，却与桂枝汤，则愈。"此条与彼条，同一局也。（第三十五表）

第三十五表　蓄血证方治表

其人喜妄，内有瘀血，大便色黑者	抵当汤
已下，脉数，消谷善饥，不大便者	
下血谵语，热入血室，但头汗出者	刺期门

附　阳明篇删文评正

第七条　问曰：病有太阳阳明，有正阳阳明，有少阳阳明，何谓也？答曰：太阳阳明者，脾约是也。正阳阳明者，胃家实是也，少阳阳明者，发汗利小便已，胃中燥烦实大，便难，是也。

余无言曰：本篇问答，计有五条，与太阳篇中之问答两条，均属伪文，其说已见前篇。而又将阳明病，分为太阳阳明、正阳阳明、少阳阳明，此乃后人迷信阴阳之过，名目愈多，愈不可理解矣。他篇亦无类此名称，宁非骈指，恐非仲景之本意也。

第八条 问曰：何缘得阳明病？答曰：太阳病，若发汗，若下，若利小便，此亡津液，胃中干燥，因转属阳明，不更衣，内实，大便难者，此名阳明也。

余无言曰：此条言，转属阳明者，有三。一为汗，一为下，一为利小便，他无意义。但前文第一五九条、一六二条、一六三条、一六八条等皆因汗而属阳明也，如第一六四条、一六七条、一七一条、一七三条等皆因下而属阳明也，如第一六七条、一八一条、二〇六条等皆因小便利而属阳明也。经文已无剩义，故亦删之。

第九条 问曰：阳明病，外证云何？答曰：身热汗自出，不恶寒，反恶热也。

余无言曰：发热恶寒，为邪在太阳之表，但热不寒，为邪在阳明之里，经文中已言之详矣。如一七三条曰，日晡所，发潮热，不恶寒；二〇四条曰，发热汗出，不恶寒，反恶热；一七八条曰，汗出不恶寒，有潮热者，可攻里也；太阳篇第七十二条亦曰，不恶寒，但热者，实也。此属叠床架屋，故亦删之。

第十条　问曰：病有得之一日，不发热而恶热者，何也？答曰：虽得之一日恶寒将自罢，即自汗出，而恶热也。

余无言曰：旧说伤寒以七日为一候，一候称一日，故《内经》谓，一日太阳，二日阳明，三日少阳云云。病已得之一日，则七天已过，若以传经之常例言，当然恶寒自罢，自汗出而恶热矣。亦即前举诸条，但热不寒之症是，又何容赘言乎。

第十一条　问曰：恶寒何故自罢？答曰：阳明居中土也，万物所归，无所复传，始虽恶寒，二日自止，此为阳明病也。

余无言曰：《伤寒论》之要旨，在依证立法，依法立方，绝少言及五行者，今云阳明居中土也，万物所归，无所复传云云，绝非仲景口吻，此必后人滥入。且无所复传一语，诸释难通，若谓寒不能复传于阳明耶，则里热即是表寒所化，若谓热不能传阳明耶，则阳明病都由于热，不可理解，于医何益，特删去以清眉目。

第十二条　伤寒转系阳明者，其人濈然微汗出也。

余无言曰：此条无甚意义。本篇第一五九条已言之较详，何庸重出此条。况舒驰远已云，但据濈然微汗出一端，便云是转属阳明，不能无疑，诚与余所见略同矣。

卷六 少阳篇

少阳病提纲（胸肋膈膜病）

少阳病证

第二三二条　少阳之为病，往来寒热，胸胁苦满，口苦咽干目眩也。"往来寒热胸胁苦满"八字，编者补。

余无言曰：中医于病理，多有茫然不知者，每以认定某种症状，即推想其病理为如何，其言之中肯者固多，而言之不中者，亦往往而有，此不可不纠正者也。如少阳之病，完全为胸膜、肋膜、膈膜间事。病在胸肋膈膜间，则外而胸骨、肋骨，内而胸膜、肋膜、横膈膜、纵隔膜及膜内之网油，皆为病邪之侵犯地带。此等地带，即中医所称之三焦，半表半里者是也。甚则胁肋间附近之内脏，亦被波及，因与胁肋膈膜及网油接近也。如侵及脾脏，则发脾肿，侵及肝胆，则发黄疸，皆是。中医以口苦是胆气上溢所致，故以为口苦是少阳病也。若以半表半里之义言之，则胆寄于肝叶之内，明明是内脏，而谓为半表半里，又说不通矣。（第八图）

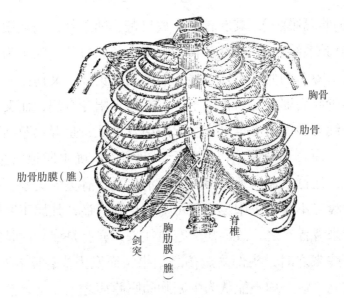

胸骨

肋骨

肋骨肋膜（膲）

脊椎

剑突

胸肋膜（膲）

第八图　胸肋隔膜图

　　如后文小柴胡汤证条，所举之往来寒热，胸胁苦满，皆邪在胸肋膈膜之特征。征之解剖，胸内及两肋疼痛，因胸膜及肋膜发炎之故，唯此为干性肋膜炎，与小青龙汤证之湿性肋膜炎不同。其发炎部之疼痛，多因深呼吸及咳嗽而加剧呼吸障碍，患侧之呼吸运动，缓而且浅，并发无痰之干咳，倘延及膈膜发炎，则吸气时剧痛，上列症状，与中医所谓胸胁苦满正同。而经文中不以此类症状，为少阳胸肋病之提纲，而反以口苦、咽干、目眩三症为提纲，误矣。须知口苦、咽干二症，非少阳病所独有，凡有寒热，或恶热者皆有之。病在太阳（头项背脊病），其邪浅，故口苦、咽干微，病至少阳

（胸肋膈膜病），其邪较深，故口苦、咽干甚，病在阳明
（胃肠系统病），亦有口苦、咽干。若以口苦、咽干为胆
气上溢，则何以不发黄疸？而阳明发黄证，又何以不说
是少阳病耶？是口苦咽干，不能算少阳专有病，而又不
是纯为胆气上溢也可知。旧医谓发黄证，是湿热蕴结而
成，而言不及胆，但征之于解剖实验，确由胆道发炎，
胆汁逆行入血所致。但胆汁与消化系，有莫大关系，是
胆囊之不属于少阳也。又可知，目眩一症，凡属于寒热
往来者皆有之，故疟疾之寒热往来，亦有是症。此是寒
热往来之时，头部受震荡之结果，而发为头昏眼花也。
故此三症，均不能认为少阳胸肋膈膜病之主征，余意当
以往来寒热、胸胁苦满为提纲，方为合理，故特补之。
至少阳病之来路，计有二道，一由太阳直传而来，一由
阳明递传而来。由太阳而来者，系头项背脊受病后，邪
热即由脊髓神经，沿肋骨下缘肋沟中之肋间神经，而传
于肋膜、胸膜，次及膈膜者也。由阳明而来者，系阳明
受病后，邪热即由胃脘及十二指肠，传于膈膜肋膜，而
波及胸统膜者也。太阳传至少阳者，则太阳之证罢，本
为恶寒、发热者，一变而为寒热往来。阳明传至少阳
者，则阳明之证罢，本为蒸蒸发热、日晡潮热者，一变
而为寒热往来。盖邪正相争，邪欲入里，邪胜正则寒，
正欲抗邪，正胜邪则热，故为寒热往来也，但此言其常
也。亦有太阳虽传少阳，而太阳病仍在者，是为太阳少

阳合病。阳明虽传少阳，而阳明病仍在者，是为阳明少阳合病，此言其变也。又当遵合病并病法，治之矣。

少阳欲解脉

第二三三条　伤寒三日，少阳脉小者，欲已也。

按，已见总纲，第五条，参之。

少阳病解时

第二三四条　少阳病欲解时，从寅至辰上。

按，其详已见太阳篇，第十二条，参之。

少阳病和解法

小柴胡汤证（一）

第二三五条　伤寒中风，五六日，往来寒热，胸胁苦满，默默不欲饮食，心烦喜呕，与小柴胡汤主之。原文首句作"伤寒五六日中风"，今据钱本改正，因中风在五六日下不可解也。原文心烦喜呕下，又有"或胸中烦而不呕，或渴，或腹中痛，或胁下痞硬，或心下悸小便不利，或不渴身有微热，或咳者"三十六字，此后人妄为增入，今删之。

余无言曰：此属少阳胸胁腔间之主证也。前条之口苦、咽干、目眩，皆属少阳病合并证之一，而非主证也。首言不论伤寒中风，如五六日后，太阳病罢，进而为往来寒热，胸胁苦满，默默不欲饮食，心烦喜呕者，此即少阳病之小柴胡汤证。夫病在太阳之表，则恶寒与发热并见。病在阳明之里，则但恶热，不恶寒。若病在少阳之半表里，则寒热往来。盖邪气逗留于胸胁之间，欲入里而不得，故忽热忽寒，胸胁苦闷作痛也。默默不欲饮食者，此左肋内之脾脏，受邪气之侵扰，肿大而弛缓，不能逼血液灌注胃体，以助消化也。心烦者，乃邪气扰犯胸中，故心烦而不安，亦如栀豉汤证，邪在胸中空隙之地，而生烦躁也。喜呕者，此属邪犯胃脏及胆囊，或横膈膜，且有上犯之势，故横膈膜及胃，起痉挛状态，而作呕也，甚或呕出胆汁者有之。凡症见此者，既不在表，又不在里，故不可汗下，唯以小柴胡汤和解之，为正治也。

又曰：本条云不欲饮食，而太阴篇第二六一条曰食不下，两者何以别之耶？盖此因胸胁苦满，而不欲食，彼因腹满且吐，而食不下；彼有自下利，而此则无之；此有寒热往来，而彼则无之；此以胸胁证著，故有心烦，彼以腹证显著，故有腹痛。

○小柴胡汤方

柴胡半斤　黄芩三两　人参三两　半夏半升，洗　甘草三两，炙　生姜三两，切　大枣十二枚，劈

上七味，以水一斗二升，煮取六升，去滓再煮。取

三升，温服一升，日三服。

加减法，若胸中烦而不呕者，去半夏、人参，加栝蒌实一枚。若渴者，去半夏，加人参，合前成四两半，栝蒌根四两。若腹中痛者，去黄芩，加芍药三两。若胁下痞硬，去大枣，加牡蛎四两。若心下悸，小便不利者，去黄芩加茯苓四两。若不渴，外有微热者，去人参，加桂枝三两，温覆微汗愈。若咳者，去人参大枣生姜，加五味子半升干姜二两。

余无言曰：本方加减，明明示人曰，有某证，始加某药，无某证，便去某药。不意本条原文中，心烦喜呕句下，凭空插入加减法中之三十六字，不可通。其错误，与太阳篇第四十二条小青龙汤证同，特去之。盖彼为或有或无之兼证，岂可一例以小柴胡治之乎。

《金鉴》曰：邪传太阳、阳明，曰汗，曰吐，曰下，邪传少阳，唯宜和解，汗吐下三法，皆在所禁。以其邪在半表半里，而居于躯壳之内界，在半表者，是客邪为病也，在半里者，是主气受病也，邪正在两界之间，各无进退而相持，故立和解一法，既以柴胡解少阳之表寒，黄芩解少阳之里热。犹恐在里之太阴，正气一虚，少阳邪气，即得以乘之，故以姜、枣、人参和中，而预壮里气，使里不受邪而和，还表以作解也。世俗不审邪之所据，若在半表半里之间，与所以应否和解之宜，及疑似之辨，总以小柴胡为套剂，医家幸其自处无过，病者喜其药性和平，殊不知因循误人，实为不浅。故凡治病者，当识其未然，图机于早也。

小柴胡汤证（二）

第二三六条　血弱气尽，腠理开，邪气因入，与正气相搏，结于胁下，正邪分争，往来寒热，休作有时，默默不欲饮食，脏腑相连，其痛必下，邪高痛下，故使呕也，小柴胡汤主之。服柴胡汤已，渴者，属阳明也，以法治之。

余无言曰：病在太阳之表，则必恶寒、发热，恶寒，为风寒内侵之感觉，发热，为人体抗邪之表现。一候已过，而邪不但不解，且传至胸胁之内，在邪的方面说，已算深进一步，邪得深进一步，总算气血之失败。况恶寒发热，延至一周，其气血当然有相当消耗，故曰血弱气尽。尽字，不作竭绝之义解，应作衰字解。与太阳篇第三条脉若静者之静字不作不动之义解同。下文曰，腠理开，邪气因入，正是道出血弱气衰之故。所以邪正相搏，而结于胁下也。往来寒热，休作有时者，乃邪正分争之现象。默默不欲饮食者，内有脾脏肿大，不助消化，外而口苦无味，气逆作呕，故不欲食也。脏腑相连者，言胸胁内膜，与脾胃肝胆相接近，且诸脏环居于胁肋之下缘，故曰相连。邪欲犯胸中，有上逆之情，则作呕，故曰邪高。脾在左肋下，肝在右肋下，胃在胸下，邪欲犯之，则胸胁满痛，故曰痛下。下之一字，非以全身言，仅以胸胁局部言之也。此条申言前条之意，论证较详，非另一证也，故仍曰以小柴胡主之。

次言服柴胡汤已，渴者，属阳明也，此示人以辨证也。盖少阳病，或渴，或不渴，故纵使有渴，亦不能算是主证，但阳明病，则必渴，而且必然大渴，以阳明病，胃中干燥，故也。既云渴者，属阳明，以法治之，则寒热往来、胸胁苦满等证必去，而大渴引饮之白虎证，又必具矣。当以白虎汤治之，此又不可不知者也。

王宇泰曰：血弱气尽，至结于胁下，是释胸胁苦满句。正邪分争三句，是释往来寒热句，倒装法也。默默不欲饮食，兼上文满痛而言，脏腑相连四句，释心烦喜呕也。

小柴胡汤证（三）

第二三七条　本太阳病，不解，转入少阳者，胁下硬满，干呕，不能食，往来寒热，尚未吐下，脉沉紧者，与小柴胡汤。

案：本条与太阳篇第一〇五条前半辞句相同，盖是一〇五条援引本条者，解已见一〇五条，宜参阅之，兹从略。

小柴胡汤证（四）

第二三八条 凡柴胡汤病证，而下之，若柴胡证不罢者，复与柴胡汤，必蒸蒸而振，却发热汗出而解。

余无言曰：此言本少阳柴胡证，而医者误下之，只要柴胡证寒热往来、胸胁苦满、口苦、咽干、目眩等症不罢者，仍以小柴胡治之。姑不论其下不下，但须察其柴胡证之罢不罢，此是一大关键，而与太阳篇第二十八条同义。彼因太阳病误下，但脉仍浮，知邪仍在太阳，故仍以桂枝汤汗之，此因少阳病误下，但仍寒热往来、胸胁苦满、知邪仍在少阳，故仍以小柴胡汤和之。但服柴胡汤后，必蒸蒸而振，始发热汗出而解者，此乃正气因下之而虚，虽未内陷，但亦无力抗邪外出，忽得柴胡汤一加援手，故奋振而起，一汗而驱邪外出矣。（参看太阳篇，第一四一条）

小柴胡汤证（五）

第二三九条 伤寒四五日，身热恶风，颈项强，胁下满，手足温而渴者，小柴胡汤主之。

程郊倩曰：伤寒四五日，疑邪之逗留者尚未久，然视其表，已非全表矣。恶风，是表，而身热恶风，较发热恶风，已近里一层。项强，是太阳，而颈项强，较头项强痛，自是低一步。况更有本经胁下满一专证以验之，知离表之邪，已抵于少阳之外界。但使手足温而渴之中，夹有口苦咽干目眩之半里证而来，又何待往来寒热等悉具，而小柴胡汤始可主耶。

余无言曰：时医以仲景《伤寒论》中，少阳病主柴胡，群以为柴胡是少阳病专药，此大谬也。须知柴胡，亦为清热散寒之品，故服柴胡有汗者，微之又微，总之其性升散者也，谓之半表半里药也可，谓为表药也亦无不可。恶寒无汗，头项强痛之甚者，当然用麻黄，恶风有汗，头项强痛之轻者，当然用桂枝，或寒或热，胸胁苦满之甚者，当然用柴胡。用麻黄者，取大发其汗，攻之使散也；用桂枝者，取小发其汗，驱之使散也；用柴胡者，取微和其汗，劝之使去也。太阳与少阳合病，若专发其表，则少阳之邪，反能乘虚入里。今唯以柴胡，和解其半表里，则表邪亦立足不住矣。何哉？柴胡性升，清热散寒之功也。故傅青主有鉴于此，于表证初见即用柴胡。其方与仲景反，其意与仲景同也。

小柴胡汤证（六）

第二四〇条　伤寒，阳脉涩，阴脉弦者，法当腹中急痛，先与小建中汤，不瘥者，与小柴胡汤主之。

程郊倩曰：伤寒见弦脉，自是少阳本病。乃阳脉涩，而徒阴脉弦，则阳气不足，阴气潜羁，里寒岂能拒表。所以法当腹中急痛，但虽腹痛，亦柴胡或中之一证。乃脉涩，而痛且急，则阳去辄欲入阴，虽有少阳诸兼证，俱作缓图。只宜建中汤，先实其虚，先温其里，从中州和及营卫。弦涩已去，腹痛已止，从此不瘥，然后用小柴胡汤一和解之，庶几里阳已经先复，阴邪不至袭入耳。

柴胡认证诀

第二四一条　伤寒中风，有柴胡证，但见一症便是，不必悉具。

郑重光曰：有柴胡证，但见一症便是，不必悉具者，言往来寒热，是柴胡证，此外兼见胸胁满硬、心烦、喜呕及诸症中，凡有一症者，即是半表半里。故曰，呕而发热者，小柴胡汤丰之。因柴胡为枢机之剂，风寒不全在表，未全入里者，皆可用。故症不必悉具，而方有加减法也。至若柴胡有疑似证，不可不审者，如胁下满痛，本渴而饮水呕者，柴胡不中与也。及但欲呕，胸中痛，微溏者，亦非柴胡证。此等又当细为详辨者也。（第三十六表）

第三十六表　少阳病本证方治表

往来寒热，胸胁苦满，不欲饮食，心烦喜呕	小柴胡汤
腠理开，邪正相搏结于胁下，呕不欲食	
转属少阳，胁下硬满，干呕不能食，往来寒热	
柴胡证，误下后而柴胡证仍在者	
身热恶风，颈项强，胁下满，手足温而渴者	
阳脉涩，阴脉弦，腹中急痛，与建中汤后不瘥者	

少阳病禁例

吐下之禁

第二四二条　少阳中风，两耳无所闻，目赤，胸中满而烦者，不可吐下，吐下，则悸而惊。

汪琥曰：少阳有吐下之禁，只因烦满，故误行吐下之法。成注谓，吐则伤气，气虚则悸，下则亡血，血虚则惊，不知惊悸皆主于心，误吐且下，则津液衰耗，神志虚怯，故悸而惊也。

喻嘉言曰：风热上壅，则耳聋目赤，风热与痰饮搏结，则胸中满而烦，宜用小柴胡加白蔻宣畅胸膈、栝蒌实以除其烦。若误吐下，则正气大伤，而邪得以逼乱神明，故悸而惊也。

唐容川曰：胸中满句，最是少阳关键处。胸前有膈，膈膜上循腔子为中胸，此膈膜，连于心包，而附近胃脘。邪在膈膜中，故胸中满；上僭入心包，故心烦；此在膜中，不在胃中，故不可吐下。若吐下伤胃之阳，则膀胱水气，上凌而悸；伤胃之阴，则心包之火，飞越而惊。诸家于胸中，不知是膈膜，又不知膈膜中，是水火游行之路，故未能解明也。

余无言曰：少阳中风云者，即少阳病兼恶风发热自汗之谓，此少阳病有出表之势也。两耳无所闻，胸中满而烦，皆属半里之的证，耳目与口咽，皆属头部孔窍，孔窍皆属半表半里，与三焦及膈膜有密切关系，三焦膈膜有病，则诸窍随之。胸中之满，不似承气陷胸证之满痛，胸中之烦，有似栀豉证之烦躁。盖邪在三焦者，往往有此象也。既曰不可吐下，则不可汗更可知，如此，则小柴胡汤尚矣。吐下悸而惊者，郭白云谓，宜柴胡加龙骨牡蛎汤。可参。

发汗之禁

第二四三条　伤寒脉弦细，头痛发热者，属少阳，少阳不可发汗。发汗则谵语，此属胃，胃和则愈，胃不和，则烦而悸。

王肯堂曰：凡头痛发热，俱为在表，唯此头痛发热，在少阳者，何也？以其脉弦细，故知其邪入少阳之界也。

喻嘉言曰：少阳伤寒禁发汗，少阳中风禁吐下，二义互举，其旨益严。盖伤寒之头痛发热，宜于发汗者，尚不可汗，则伤风之不可汗，更不待言矣。伤风之胸满而烦，似可吐下者，尚不可吐下，则伤寒之不可吐下，更不待言矣。脉弦细者，邪欲入里，其在胃之津液，已为热耗，重复发汗，而驱其津液外出，安得不谵语乎。

周禹载曰：此条但头痛发热，并无少阳证见。然弦为少阳脉也，又何以知其为寒，唯头痛发热，而不言汗，且脉弦细，即是由紧之转来也。寒又宜汗，人所误也，故仲景又禁之云，若汗以伤其液，必致胃不和而烦悸，有如此也。然仲景又恐因谵语而议下，复出胃和之训，学者可不于大柴胡之导法留意耶。

余无言曰：少阳误发汗，则谵语，此为属胃者，即因一汗亡津液，而转属阳明也。胃和则愈者，已发谵语，则大便必硬也，以小承气为最对证。成无己谓，当与调胃承气，恐力所不及也。

少阳兼表证治法

柴胡桂枝汤证

第二四四条　伤寒六七日，发热微恶寒，支节烦疼，微呕，心下支结，外证未去者，柴胡桂枝汤主之。

柯韵伯曰：伤寒至六七日，正寒热当退之时，反见发热恶寒症，此表证而兼心下支结之里证，表里未解也。然恶寒微，则发热亦微。但云肢节烦疼，则一身骨节不烦疼可知。表证微，故取桂枝之半；里证微，故取柴胡之半。此因内外俱虚，故以此轻剂和解之也。王云，支节犹云枝节，古字通也。支结，犹云支撑而结。南阳云，外证未解，心下妨闷者，非痞也，谓之支结。

程知曰：此邪入少阳，而太阳证未去也。发热微恶寒，支节烦痛，太阳证也。乃恶寒而微，但支节烦痛，而不头项强痛，则太阳证亦少减矣。呕而支结，少阳证也。乃呕逆而微，但结于心下之偏旁，而不满结于两胁之间，则少阳亦尚浅也。若此者，唯当以柴胡汤和解少阳，而加以桂枝汤，发散太阳，此不易之法也。

〇**柴胡桂枝汤方**

桂枝一两半，去皮　人参一两半　半夏二合半，洗　大枣六枚，劈　柴胡四两　黄芩一两半　甘草一两，炙　芍药一两半　生姜一两半，切

上九味，以水七升，煮取三升。去滓，温服一升。

《金鉴》曰：不名桂枝柴胡汤者，以太阳外证未全去，而病机已见于少阳里也。故以柴胡冠桂枝之上，意在解少阳为主，而散太阳为兼也。

柴胡桂枝干姜汤证

第二四五条　伤寒五六日，已发汗而复下之，胸胁满，微结，小便不利，渴而不呕，但头汗出，往来寒热，心烦者，此为未解也，柴胡桂枝干姜汤主之。

成无己曰：伤寒五六日，已经汗下之后，则邪当解。今胸胁满，微结，小便不利，渴而不呕，但头汗出，往来寒热，心烦者，即邪气犹在半表半里之间，为未解也。胸胁满，微结，寒热，心烦者，邪在半表半里之间也。小便不利而渴者，汗下后亡津液而内燥也。若热消津液，小便不利而渴者，其人必呕，今渴而不呕，

知非里热也，伤寒汗出则和，今但头汗出，而余处无汗者，津液不足，而阳虚于上也。与柴胡桂枝干姜汤，以解表里之邪，复津液而助阳也。

○柴胡桂枝干姜汤方

柴胡半斤　桂枝三两，去皮　干姜二两　栝蒌根四两　黄芩三两　牡蛎二两　甘草二两，炙

上七味，以水二斗二升，煮取六升。去滓，再煎取三升，温服一升，日三服。初服微烦，复服，汗出便愈。

汪琥曰：即小柴胡汤加减方也。据原方加减法云，胸中烦而不呕者，去半夏人参，加瓜蒌实，若渴者去半夏。兹者，心烦渴而不呕，故去人参半夏，加栝蒌根四两。若胁下痞硬，故去大枣，加牡蛎二两。若心悸、小便不利者，去黄芩，加茯苓。兹者，小便不利，心不悸，而但烦，是为津液少，而燥热非水蓄也，故留黄芩，不加茯苓。又云，若咳者，去人参、大枣、生姜。加五味子、干姜，兹不因咳，而以干姜易生姜者。何也？盖干姜味辛而气热，其用有二，一以辛，散胸胁之微结，一以热，济黄芩、栝蒌根之苦寒，使阴阳和，而寒热已焉。

恽铁樵曰：凡用桂枝干姜，皆病之感寒而未化燥者，若已化燥者，不可用。今所见伤寒五六日之后，鲜有不化燥者，此或由于气候关系，或由于饮食居处关

系。若不问已否化燥，仅据经文疑似之间，率尔用之，无不败事。后人疑仲景书无用，皆因此故。

少阳兼里证治法

柴胡加芒硝汤证

第二四六条　伤寒十三日不解，胸胁满而呕，日晡所发潮热，已而微利，此本柴胡证，下之而不得利，今反利者，知医以丸药下之，非其治也。潮热者，实也，先宜小柴胡汤以解外，后以柴胡加芒硝汤主之。

程应旄曰：胸胁满而呕，日晡所发潮热，此伤寒十三日不解之本证也。微利者，已而之证也。自是大柴胡证，能以大柴胡下之，本证且罢，何有于已而之下利，乃医不以柴胡之辛寒下之，而以丸药之毒热下之，虽有所去，而热以益热，遂复留中而为实，所以下利自下利，而潮热自潮热。盖邪热不消谷，而逼液下行，所谓协热利是也。潮热者，实也，恐人疑攻后之下利为虚，故复指潮热以证之，此实得之攻后，究非胃实，不过邪热搏结而成。只须小柴胡汤，解外后，但加芒硝一洗涤之，因从前已有所去，大黄并可不用，盖节制之兵也。

〇柴胡加芒硝汤方

柴胡二两十六铢　黄芩一两　人参一两　甘草一两，炙　生姜一两，切　半夏二十铢，洗　大枣四枚，劈　芒硝二两

上八味，以水四升，煮取二升。去滓，内芒硝更煮，微沸。分温再服，不解更作。

汪琥曰：医用丸药，此是许学士所云，巴豆小丸子药，强迫溏粪而下。夫巴豆辛烈，大伤胃气，若仍用大柴胡，则枳实、大黄之峻，胃中之气，已不堪受其削矣。故易以小柴胡加芒硝汤，用人参甘草，以扶胃气。且微利之后，溏者已去，燥者自留，加芒硝者能胜热攻坚，又其性速下，而无碍胃气，乃一举而两得也。

大柴胡汤证（一）

第二四七条　太阳病，过经十余日，反二三下之。后四五日，柴胡证仍在者，先与小柴胡汤。呕不止，心下急，郁郁微烦者，为未解也，与大柴胡汤，下之则愈。

汪琥曰：此条系太阳病，传入少阳，复入于胃之证。太阳病过经十余日，知其时已传入少阳矣，故以二三下之为反也。下之而四五日后，更无他变，前此之柴胡证仍在者，其时纵有可下之证，须先与小柴胡汤，以和解半表半里之邪。如和解之而呕止者，表里气和，

319

为已解也，若呕不止，兼之心下急，郁郁微烦，心下者，正当胃腑之中，急则满闷已极，郁烦为热结于里，此为未解也。后与大柴胡汤以下其里热，则愈。

林澜曰：呕不止，则半表半里证犹在，然心下急，郁郁微烦，必中有燥屎也。非下除之不可，故以大柴胡，兼而行之。

○大柴胡汤方

柴胡半斤　黄芩三两　芍药三两　半夏半升，洗　生姜五两，切　枳实四枚，炙　大枣十二枚，劈　大黄二两

上八味，以水一斗二升，煮取六升，去渣再煎。温服一升，日三服。

《金鉴》曰：许叔微云，大柴胡汤，一方无大黄，一方有大黄。此方用大黄者，以大黄有荡涤蕴热之功，为伤寒中要药。王叔和云，若不用大黄，恐不名大柴胡汤，且经文明言下之则愈，若无大黄，将何以下心下急乎？应从叔微为是。柴胡证在，又复有里证，故立少阳两解之法，以小柴胡汤加枳实、芍药者，解其外，以和其内也。去参草者，以里不虚也。少加大黄者，所以泻结热也。倍生姜者，因呕不止也。

大柴胡汤证（二）

第二四八条　伤寒发热，汗出不解，心中痞硬，呕吐而下利者，大柴胡汤主之。

程应旄曰：心中痞硬，呕吐而下利，较之心腹濡软，呕吐而下利，为里虚者不同。发热汗出不解，较之呕吐下利，表解者乃可攻之，竟用十枣汤者，又不同。况其痞不因下后而成，并非阳邪陷入之痞，而为里气内拒之痞，痞气填入心中，以致上下不交，故呕吐而下利也。大柴胡汤虽属攻剂，然实管领表里上中之邪，总从下焦为出路，则攻中自寓和解之义，主之是为合法。

少阳类证治法

黄连汤证

第二四九条　伤寒胸中有热，胃中有邪气，腹中痛，欲呕吐者，黄连汤主之。

余无言曰：此条明白示人，为胸有热、腹有寒之症。曰胸中有热，当在胸胁之内，自是膈膜以上事。曰胃中有邪气，邪气，即指寒气，胃在腹中，胃有邪气，故腹痛自是胃肠之间事，言简意赅，不容牵混。乃古今注家，望文生训，经旨愈晦矣，既曰胸中有热，则其症非痞即烦，今以方用黄连观之，则虽未痞结，亦必近于痞矣。故以黄连治胸中之热，亦泻心汤意也。用桂枝、干姜者，以能温散腹内寒邪也。脾胃虚寒，故理中汤中有干姜。奔豚腹痛，故桂枝加桂汤中有桂枝，且桂枝有温有散，温以佐干姜，共祛腹寒，散以犄黄连，分泄胸热。再用半夏主治呕吐，又赖黄连干姜，分治呕吐。何哉？盖本证之呕吐，由上热下寒而来，热淫于胸中，寒侵于腹中，寒热格拒于胃脘膈膜之间，促使横膈膜及胃脏，起一种痉挛作用，而发为呕吐也。黄连能治热呕，而干姜能治寒呕，合而用之，其妙无穷。然犹恐脾胃之正气不充，药性之寒温各异，不能立收奇效，故以大枣健脾，人参益气，甘草和中，如此则粮道源源畅通，将士和衷共济，一鼓克敌，分建奇功，宁非意中事哉。

〇黄连汤方

黄连三两　桂枝三两　干姜三两　半夏半升　人参二两　甘草三两

上七味，以水一斗，煮取六升，去渣。温服一升，日三服，夜二服。

余无言曰：此方之组织，或谓由小柴胡汤变化而来，或谓由半夏泻心汤脱胎而来。前一说，王晋三和之，以为是小柴胡变法，以桂枝易柴胡，以黄连易黄芩，以干姜易生姜耳。后一说，则丹波元坚和之，而不知此为上热下寒之证，另出方治，于泻心汤何与？于柴胡汤又何与？列之泻心汤中，似有不伦，列之柴胡汤中，亦非其类。姑从王说，列于柴胡之后。近人阎德润氏，为之列表如次。（第三十七表、第三十八表）

第三十七表 黄连汤及小柴胡汤半夏泻心汤比较表

药别 量别 汤别	柴胡	半夏	黄连	黄芩	桂枝	人参	甘草	生姜	干姜	大枣
小柴胡汤	半斤	半斤		三两		三两	三两	三两		十二
半夏泻心汤		半斤	一两	三两		三两	三两		三两	十二
黄连汤		半斤	三两		三两	三两	三两		三两	十二

第三十八表 少阳病兼证及类证方治表

兼表证	发热微寒，支节烦疼，微呕，心下支结，表证未罢者	柴胡桂枝汤
	发汗，复下之，胸胁满，小便不利，渴而心烦，寒热往来者	柴胡桂枝干姜汤
兼里证	误下，胸胁满而呕，潮热微利，先与小柴胡解外后	柴胡加芒硝汤
	二三下之，柴胡证在，仍与小柴胡解外，后呕不止，心下急微烦者	大柴胡汤
类证	胸中有热，胃中有邪气，腹中痛，欲呕吐者	黄连汤

热入血室证

刺期门法

第二五〇条　妇人中风，发热恶寒，经水适来，得之七八日，热除而脉迟身凉，胸胁下满，如结胸状，谵语者，此为热入血室也，当刺期门，随其实而泻之。

程应旄曰：妇人中风，发热恶寒，自是表证，无关于里。乃经水适来，且七八日之久，于是血室空虚，表邪乘虚而内据之，邪入于里。是以热除，而脉迟身凉，经因邪停。是以胸胁满，如结胸状，而发谵语，此热入血室故也。邪热入而居之，实非其所实矣，刺期门以泻下，实者去而虚者回，即以泻法为补法耳。

汪琥曰：邪传少阳，热入血室，故作谵语等症。仲景恐人误认为阳明腑实证，轻用三承气，以伐胃气，故特出一刺期门法疗之。

小柴胡汤证

第二五一条　妇人中风，七八日，续得寒热，发作有时，经水适断者，此为热入血室，其血必结，故使如疟状，发作有时，小柴胡汤主之。

程应旄曰：前条之热入血室，由中风在血来之前，邪热乘血空而入之室中，略无血，而浑是邪，故可用刺法，尽泻其实。此条之热入血室，由中风在血来之后，邪乘血半离其室而入之。血与热搏，所以结，正与邪争，所以如疟状，而休作有时，邪半实而血半虚，故只可用小柴胡为和解法。

方中行曰：适来者，因热入室，迫使血来，血出而热遂遗也。适断者，热乘血来，而遂入之，与后血相搏，俱留而不出，故曰其血必结也。

钱潢曰：小柴胡汤中，应量加血药，如牛膝、桃仁、丹皮之类。其脉迟身凉者，或少加姜、桂及酒制大黄少许，取效尤速，所谓随其实而泻之也。若不应用补者，人参亦当去取，尤未可执方以为治。案热入血室，许叔微以小柴胡汤加地黄。张璧加牡丹皮。杨士瀛云，小柴胡汤力不及者，于内加五灵脂。

待期自愈证

第二五二条　妇人伤寒发热，经水适来，昼日明了，暮则谵语，如见鬼状者，此为热入血室，无犯胃气，及上中二焦，必自愈。

成无己曰：伤寒发热者，寒已成热也。经水适来，则血室空虚，邪热乘虚入于血室。若昼日谵语，为邪客于腑，与阳争也，此昼日明了，暮则谵语，如见鬼状，是邪不入腑，入于血室，与阴争也。阳盛谵语，则宜下，此热入血室，不可与以下药，犯其胃气。热入血室，血结寒热者，与小柴胡汤，散邪发汗，此虽热入血室，而无血结寒热，不可与小柴胡汤发汗，以犯上焦。热入血室，胸胁满，如结胸状者，可刺期门，此虽热入血室，而无满结，不可刺期门。犯其中焦，必自愈者，以经行则热随血去而下也，已则邪热悉除而愈矣。

程林曰：上章以胸胁下满如结胸状，故刺期门，以泻其实。次章以往来寒热如疟，故用小柴胡，以解其邪。此章则无上举二症，以待其经行血去，邪热得以随血外出而解也。

恽铁樵曰：昼日明了，暮则谵语，蓄血固如此，阳明经腑证亦如此，体工上有此一种变化。又在阴虚肝旺之人，往往昼则昏倦，夜则清明，与热病适相反，皆可以证天时与人体之关系。若问何以如此，注家以阴阳为说，未能丝丝入扣。余亦不能言其所以然之故，就经验言之，涉及血分者，恒夜剧也。

余无言曰：本篇热入血室，计分三条。首条最重，如结胸状，谵语，而表邪反除，脉迟身凉者，热结于里，往往反外见寒象，此为真热假寒证也。次条为轻，盖只言血必结，如疟状，以血必结之结字测之，充其量不可少腹硬耳，究不如第一条如结胸状之甚。第三条言昼日明了，暮则谵语，似又不如第一条，时时谵语者为甚，又无第二条，血必结之症状，故曰可自愈也。（第三十九表）

卷六　少阳篇

第三十九表　热入血室证治表

妇人中风，经水适来，七八日后，热除，脉迟，胸胁满如结胸状，谵语者	刺期门法
妇人中风，七八日续得寒热，发作有时，经水适断，其血必结者	小柴胡汤
妇人伤寒，经水适来，昼日明了，暮则谵语，如见鬼者	待期自愈

合病并病证

葛根汤证

第二五三条　太阳与阳明合病者，必自下利，葛根汤主之。

陈修园曰：太阳之恶寒发热，头项强痛等症。与阳明之热渴，目疼鼻干等症，同时均发，无有先后，名曰合病。合病者，两经之热邪并盛，不待内陷，而胃中之津液，为其所逼而不守，必自下利，虽然下利，而邪犹在表，未可责之于里。既非误下邪陷之里虚，断不可以协热下利之法治之，仍当以两经之表坪为急，故以葛根汤主之。

余无言曰：既曰太阳阳明合病，诚如修园之说，恶寒发热、头项强痛与烦热大渴、目疼鼻干等症并见矣。再加下利一症，用麻桂以解表，诚是因下利而用葛根，

327

果何意乎？不知葛根为阳明热病之要药，与石膏有异曲同工之妙。但葛根性升，张洁古谓其能升阳生津，李东垣谓其能鼓舞胃气上行，升津液，据此再以修园之说证之，则知仲景立方之微旨矣。修园谓太阳阳明，热邪并盛，胃中津液被迫不守，而自下利，此用葛根者，盖以其升阳明之气，援被迫之液，使邪还出于表，随汗而泄矣。夫如是，尚何下利之不愈乎。

○葛根汤方（见太阳篇，第四十八条）

葛根加半夏汤证

第二五四条　太阳与阳明合病，不下利，但呕者葛根加半夏汤主之。

余无言曰：前条与本条，皆为太阳阳明合病，前者不呕而下利，此则不下利而呕。夫呕用半夏，固也，然不下利犹用葛根者，仍取其性升之故也。阳明初病之有呕，并非坏事，乃是一种好征象。盖胃气尚强，不甘示弱，呕者，正是自体抗邪之表现，今以葛根之升阳生津者佐之，内保胃液，外散邪热，再佐半夏，下逆气以止呕，岂有不愈者哉。

○葛根加半夏汤方

葛根四两　麻黄三两，去节　桂枝二两　芍药二两　甘草二两　生姜三两　大枣十二枚　半夏半升，洗

上八味，以水一斗，先煮葛根、麻黄，减二升，去

上沫，纳诸药，煮取三升，去渣。温服一升，覆取微似汗。

小承气汤证

第二五五条　二阳并病，太阳证罢，但发潮热，手足漐漐汗出，大便难而谵语者，下之则愈，宜小承气汤。"小承气"原作"大承气"，今改正。

余无言曰：太阳表病，初并于阳明之里，其时表证未全罢，里证未全成，故不可用下法，即第一八〇条，所谓过经乃可下之，下之若早，语言必乱者是。此云太阳证罢，但发潮热，手足漐漐汗出，大便难而谵语者，下之则愈，正与第一八〇条遥遥相对。但发潮热，手足漐漐汗出，初转阳明，即有此象，渐成为大便难而谵语，方许认为已实，始可用承气下之。不过大便难而谵语，即用大承气，似未允当。盖承气证诸条文中，凡大便难、大便硬者，皆用小承气，非有燥屎，不得用大承气，经文原意至明，不可牵混。若果应用大承气，则上文当是大便燥，今上文为大便难，则下文必为小承气，从可知也。

黄芩汤证——黄芩加半夏生姜汤证

第二五六条　太阳与少阳合病，自下利者，与黄芩汤，若呕者，黄芩加半夏生姜汤主之。

汪琥曰：太少合病，而至下利，则在表之寒邪，悉入而为里热矣。里热不实，故与黄芩汤，以清里热，使里热清，而在表之邪自和矣。所以此条病，不但太阳桂枝在所当禁，并少阳柴胡亦不须用也。

《金鉴》曰：太阳与少阳合病，谓太阳发热恶寒，与少阳寒热往来等证并见也。若表邪盛，肢节烦疼，则宜与柴胡桂枝，两解其表矣。今里热甚，而自下利，则当与黄芩汤清之，以和其里也。若呕者，更加姜夏，是清和之中兼降法也。

○黄芩汤方

黄芩三两　芍药二两　甘草二两　大枣十二枚

上四味，以水一斗，煮取三升，去渣。温服一升，日再服，夜一服。

成无己曰：虚而不实者，苦以坚之，酸以收之。黄芩、芍药之苦酸，以坚敛肠胃之气。弱而不足者，甘以补之，甘草、大枣之甘，以补固肠胃之弱。

○黄芩加半夏生姜汤方

黄芩三两　芍药二两　甘草二两　大枣十二枚　半夏半升　生姜一两半

上六味，以水一斗，煮取三升，去渣。温服一升，日再服，夜一服。

方中行曰：阳明间太少而居中，太少病，阳明独能逃其中乎？是故芍药敛太阳膀胱，而利水缓中，黄芩除少阳寒热，而主肠胃下利，大枣益胃，甘草和中，是则四物之为汤，非合三家而和调一气乎。然气一也，下夺则利，上逆则呕。半夏逐水散逆，生姜呕家圣药，加所当加，无如二物。

结胸下利心烦证

第二五七条　太阳少阳并病，而反下之，成结胸，心下痞，下利不止，水浆不入，其人心烦。

方中行曰：结胸，即下后阳邪内陷之结胸。下利，即协热之下利，水浆不入心烦。结胸、下利，两虚其胃也，末后疑有脱简。

喻嘉言曰：误下之变，乃至结胸下利，上下交征，水浆不入，心烦待毙，伤寒固可易言治哉。并病即不误用汗下，已如结胸，心下痞硬矣，况加误下乎。此比太阳一经误下之结胸，殆有甚焉。其人心烦，似不了之语，然仲景太阳篇曰"结胸悉具，烦躁者死"，意者，此谓其人心烦者死乎。

大承气汤证

第二五八条　阳明少阳合病，必下利，其脉不负者，顺也。负者失也，互相克贼，名为负也，脉滑而数者，有宿食也，当下之，宜大承气汤。

余无言曰：柯韵伯谓，两阳合病，必见两阳之脉，阳明脉大，少阳脉弦，此为顺。脉若大而不弦，负在少阳，弦而不大，负在阳明，是互相克贼，皆不顺之候也。余意柯氏未注意必下利三字，其言似是而实非。所谓两阳合病，必见两阳之脉，甚是。必下利者，以阳明少阳之热盛，而作协热利也。不负者，即脉与证不相背之义，如脉见弦大，是为正盛邪衰，此为顺，如脉不弦大，是为邪盛正衰，此为失也。何以致失，因阳明少阳之邪，互相克贼正气，正气既衰，故脉不弦大，不弦大，即为濡细，故名为负也。

若脉见滑数者，此属里实，有宿食也。正气尚可，脉尚未负，可以一下而安，故曰当下之，宜大承气汤。

白虎汤证

第二五九条　三阳合病，腹满身重，难以转侧，口不仁而面垢，谵语遗尿。发汗则谵语，下之则额上生汗，手足逆冷。若自汗出者，白虎汤主之。

余无言曰：此条完全为阳明实证。虽首句曰三阳合病，然太少之证未言，所举皆阳明实证。腹满一症，第一七一条、一七六条、一七七条、一七八条均有之。身重一症，第一七八条有之。谵语一症，完全属实，与郑声之属虚者不同，第一六四条、一六七条、一七三条、一八〇条、二〇四条、二一三条皆有之。口不仁及面垢，乃实证内热之现于上者。遗尿一症，乃实证内热之现于下者。以上种种症状，皆失汗失下之所致，此时津液将竭，用药最难，而末出白虎汤主之，殊觉难满人意。盖白虎汤专治阳明病之大热、汗多、烦躁、渴欲冷饮之热实证，而非治此腹满、身重、口不仁、面垢、谵语、遗尿之热滞两实证也。初时予尚惑于三阳合病先解少阳之通例，今依证审之，乃知不然。盖三阳合病，如次条系太阳少阳及阳明白虎证并见，可以先解少阳，然后再择其偏胜而次第解之。若此条承气证已全具，确为失汗失下之候，安得不用大承气乎？谵语一症属实，第二一四条已断言之，若不用下药，则必死，即用下药，亦难期其必生。然则如之何而后可耶？王士雄谓，此证用白虎加人参汤，或可。予意热滞两实之证，绝非白虎加参所可救，与其用白虎加参，不如用承气加参。不观夫吴又可《温疫论》乎？其补泻兼施法曰，证本应下，耽迟失治，或为缓药因循，火邪壅闭，耗气抟血，精神殆尽，补之则邪毒愈甚，攻之则几微之气不胜，不得已，勉用陶氏黄龙汤。此证下亦死，不下亦死，与其坐以待毙，莫若含药而亡。予深然其说。温疫治当如此，伤寒大实之治，亦何尝不可如此耶？按：黄龙汤方，即大承气加人参、地黄、当归三味。

脉浮大盗汗证

第二六〇条　三阳合病，脉浮大，上关上，但欲眠睡，目合则汗。

余无言曰：三阳合病，而至脉浮大，上关上，但欲眠睡，此皆热极使然。又曰，目合则汗，则其醒即汗止，又意在言外，此即气虚盗汗之象。阳明篇第二〇七条曰，"脉但浮者，必盗汗出"，本条明言脉浮大，故目合则汗也。治当先解少阳，次以白虎加人参汤，补虚清热，方克有济。（第四十表）

第四十表　三阳合病证治表

太阳阳明合病，自下利者	葛根汤
太阳阳明合病，不下利，但呕者	葛根加半夏汤
合病，太阳证罢，潮热汗出，大便难，谵语	小承气汤
太阳少阳合病，自下利者	黄芩汤
太阳少阳合病，下利兼呕者	黄芩加半夏生姜汤
太阳少阳合病，下之成结胸，下利不止，水浆不入，心烦者	（补）参泻心汤
阳明少阳合病，下利，脉滑而数，有宿食者	大承气汤
三阳合病，腹满身重，谵语，遗尿，自汗出者	（补）黄龙汤
三阳合病，脉浮大，上关上，欲睡，盗汗者	（补）白虎加人参汤

附　少阳篇删文评正

第十三条　伤寒五六日，头汗出，微恶寒，手足冷，心下满，口不欲食，大便硬，脉细者，此为阳微结，必有表，复有里也，脉沉亦在里也，汗出为阳微，假令纯阴结，不得复有外证，悉入在里，此为半在里半在外也，脉虽沉紧，不得为少阴病，所以然者，阴不得有汗，今头汗出，故知非少阴也，可与小柴胡汤，设不了了者，得屎而解。

余无言曰：读此节文字，如坠入五里雾中，辞义支离，不可理解。仲景伤寒大旨，是依证立法，依法立方，今以证言，所谓头汗出，手足冷等等，何得用小柴胡？

既曰汗出为阳微，又指阳微之汗出为外证，无论认证认脉，皆不足为少阳少阴疑似之辨。而张盖仙之论，实有先得我心者，记之如次。

张盖仙曰：玩头汗出至不欲食，及汗出为阳微、脉细、脉沉紧等语，酷似阳气衰微之候，并无三阳经证腑证，何以云必有表复有里也？且又非少阳经腑之证，何得妄与小柴胡汤也？篇中阳微结、纯阴结、阴不得有汗、得屎而解等语，皆舛谬之极。叔和为此不通之文，何足为法。

第十四条　伤寒腹满谵语，寸口脉浮而紧，此肝乘脾也，名曰纵，刺期门。

第十五条　伤寒发热，啬啬恶寒，大渴欲饮水，其腹必满，自汗出，小便利，其病欲解此肝乘肺也，名曰横，刺期门。第十六条太阳与少阳并病，头项强痛，或眩冒，时如结胸心下痞，硬者当刺大椎第一节，肺俞、肝俞，甚不可发汗，发汗则谵语，脉弦，六七日，谵语不止当刺期门。

第十七条　太阳少阳并病，心下硬颈项强，而眩者当刺大椎、肝俞、肺俞，慎勿下之。

余无言曰：此四条皆言刺法。前两条，一曰肝乘脾，名曰纵，一曰肝乘肺，名曰横，简直不可理解，且与脉证绝不相合，与病理何关。此必叔和或以后诸家，迷信《内经》五脏生克之说，而妄为增入者也。即以纵横两字，与内脏之位置言，亦属相反。肝居右胁之下，脾居左胁之下，肝果乘脾，由右至左，只可曰横，而不当曰纵。肺居膈上，位置最高，肝在右胁之下，肝果乘肺，由下达上，只可曰纵，而不当曰横。横，可刺期门，纵，亦可刺期门，则期门成为十字路之中心点，纵横必由之路矣，有如此易事哉。后两条，则一条文长，一条文短。次条文曰，心下硬，颈项强而眩，与上条文中之心下痞硬，头项强痛，或眩冒，又相差无几。故文中皆云，适刺大椎、肺俞、肝俞，上条云不可发汗，次条云慎勿下之，既不可汗，又不可下，则少阳病，用小柴胡和法，尚矣？须知《伤寒论》是方书，不是针经，用刺法以助泄邪气，如先刺风府、风池，却与桂枝汤，则可专用针法，而不言方剂，吾恐非仲景本意也。

第十八条　二阳合病，太阳初得病时，发其汗，汗

先出不彻，因转属阳明，续自微汗出，不恶寒，若太阳
证不罢者，不可下，下之为逆，如此可小发汗，设面色
缘缘正赤者，阳气怫郁在表，当解之熏之，若发汗不
彻，彻不足言，阳气怫郁，不得越，当汗不汗，其人烦
躁，不知痛处，乍在腹中，乍在四肢，按之不可得，其
人短气，但坐以汗出不彻故也，更发汗则愈，何以知汗
出不彻，以脉涩故知也。

余无言曰：此条虽曰二阳合病，但未能如前第
二五三条、第二五四条、第二五五条，举出一特殊症状
及方治，是其最大缺点。而所举症情，如汗出不彻，转
属阳明，太阳证不罢，不可下，阳气怫郁在表，可小发
汗，烦躁短气，更发汗则愈等，在太阳阳明两篇，经文
言之甚详，已无剩义，何容插入此篇杂凑文字。熟读仲
景书者，必知此非仲景口气，乃后人强为注释，必欲于
朽木雕花，粪墙作画，何苦费如许工夫耶。

卷七　太阴篇

太阴病提纲（脾脏病）

太阴病证

第二六一条　太阴之为病，腹满而吐，食不下、自利，时腹自痛。若下之，必胸下结硬，自利益甚。

余无言曰：此太阴脾病之提纲也，其症状为腹满而吐，食不下，自利，腹满是一症，呕吐是一症，自利是一症，食不下，是由腹满呕吐而来，其提纲大概如是，然当究其腹满、呕吐、自利之来源，不可草草读过。吾中医自古及今，凡论消化，无不以脾胃并举，是脾胃之关系可知，而在西医则认脾脏无消化之功，不过专司制造白血球耳，并谓脾胃之收缩与扩大，适成反比例。当胃中空无饮食时，胃体缩小，而脾即扩大，弛缓而无所事事，胃中纳入饮食时，胃体扩大，而脾即立行缩小，此种机械上的改变，在血循环上，只可谓为一种附属作用。脾收缩最大之用途，在逼使本身之血液，经网于胃底之血管，而输注于胃体云云，视此则脾胃之关系，可以心领神会矣。盖脾既能逼使血液，流注于胃体，则胃中之热力，即中医所称之胃阳，自然增加，热力增加，则胃黏膜之分泌，自然旺盛，于是共同营其消化作用矣。其脾胃间之热力，发为蒸气，如蒸笼般之上腾，斡旋于体腔之内，则胃中之水谷，岂有不腐化者哉，故中医称此种作用，曰腐熟作用。若其人素来脾胃之热力不足，中医则称为胃阳不足，或脾阳不足，则招病尤易。病在太阳，往往有系在太阴者，亦有病在太阳，或病在阳明，而误下之，亦能转属太阴者。病既入于太阴矣，则脾气为伤，无力振奋，不但弛缓而不能收缩，反而肿大，左胁及脘腹胀满，此即西医之所谓脾脏肿大。同时胃肌亦呈弛缓，消化亦弱，食糜存在胃中者，一时不能消化，食糜中之水分，不得脾胃热力之蒸发，则留中不运，潴为黏浊，此即中医之所谓脾湿是也。黏浊之水分，化之不能，留之不可，郁停于中，则为腹满；淫溢于上，则为呕吐；渗滑于下，则为下利。设医者不知为虚寒，而误为实热以下之，则胃肠非为结实，不但下之不去，而胃中湿浊，反因虚而陷，结于胸下胃脘中，硬满及下利，反益甚矣。（第九图）

吴绶曰：凡自利者，不因攻下而自泻利，俗言漏底伤寒者也。大抵泻利大便，清白不涩，完谷不化，其色不变，有如鹜溏或吐利腥秽，小便澄澈清冷，口无燥渴，其脉多沉，或细、或迟，或微而无力，或身虽发热，手足逆冷，或恶寒蹐卧，此皆属寒也。凡热证，则口中燥渴，小便或赤或黄，或涩而不利，且所下之物，

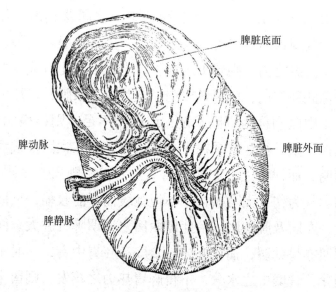

脾脏底面

脾动脉

脾脏外面

脾静脉

第九图　脾脏图

皆如垢腻之状，或黄或赤，所去皆热臭气，其脉多数，或浮、或滑、或弦、或大、或洪也。亦有邪热不杀谷，其物不消化者，但脉数而热，口燥渴，小便赤黄，以此别之矣。

《金鉴》曰：吴人驹云，自利益甚四字，当在胸下结硬句之下，其说甚是。若在吐食不下句之下，则是已吐食不下，而自利益甚矣。仲景复曰若下之，无所谓也。

丹波元简曰：案自利益甚四字，不允当，故姑从吴人驹之说，且《脉经》《千金翼》，文有异同，可知此条，固有差错也。

黄仲理曰：宜理中汤，阴经少有用桂枝者，如此证若脉浮，即用桂枝汤微汗之，若恶寒不已者，非理中四逆不可。

太阴欲解脉证

第二六二条　太阴中风，四肢烦疼，阳微阴涩而长者，为欲愈也。

余无言曰：四肢烦疼，太阳表证也，此太阴病邪欲出表之现象，故曰太阴中风。既曰中风，必兼有汗出发热等表证，此阴病转阳，里邪出表之兆，故为欲愈，后列三家说，可参。

魏荔彤曰：太阴病而类于太阳之中风，四肢烦疼，阳脉微而热发，阴脉涩而汗出，纯乎太阳中风矣。然腹自满，有时痛，下利益甚，吐而不能食，是非太阳之中风，不宜表散也。

钱潢曰：四肢烦疼者，言四肢酸疼，而烦扰无措也。盖脾为太阴之脏，脾病四肢不得禀水谷气，而主四肢故也。阳微阴涩者，轻取之而微，重取之而涩也。脉者气血伏流之动处也，因邪入太阴，脾气不能散精，肺气不得流经，营阴不利于流行，故阴脉涩也。阳微阴涩，正四肢烦疼之病脉也。长脉者，阳脉也，以微涩两阴脉之中，而其脉来去皆长，为阴中见阳，长则阳将回，故为阴病欲愈也。

唐容川曰：仲景论脉，皆是与证合勘，反正互参，乃得真诗。此节言太阴中风，脉若阳大而阴滑，则邪盛内陷矣，今阳不大而微，阴不滑而涩，则邪不盛，不内陷矣。然微涩虽邪不内陷，又恐正虚，亦不能自愈，必微涩而又见长者，乃知微涩是邪不盛，不是正气虚，长是正气足，不虞其微涩，故为欲愈。此等脉法，层层剥辨，非如后世之死诀也。

太阴病解时
第二六三条　太阴病，欲解时，从亥至丑上。

按：其详，见太阳篇第十二条。

太阴病解法

桂枝加芍药汤证——桂枝加大黄汤证
第二六四条　本太阳病，医反下之，因而腹满时痛者，属太阴也，桂枝加芍药汤主之。大实痛者，桂枝加大黄汤主之。

钱潢曰：本太阳中风，医不汗解，而反下之，致里虚邪陷，遂入太阴，因而腹满时痛，故曰属太阴也。然终是太阳之邪未解，故仍以桂枝汤解之，加芍药者，因误下伤脾，故多用之，以收敛脾气也。

汪琥曰：如腹满痛甚者，其人胃家本实，虽因太阳病误下，热邪传入太阴，然太阴之邪，已归阳明，而入于腑，此非里虚痛，乃里实痛也。成注云，大实大满，自可下除之，故加大黄以下里实，其仍用桂枝汤者，以太阳之邪犹未尽故也。

○桂枝加芍药汤方

桂枝三两，去皮　芍药六两　甘草二两，炙　大枣十二枚，劈　生姜二两，切

上五味，以水七升，煮取三升，去渣，温分三服。

王晋三曰：桂枝加芍药汤，用阴和阳法也，其妙即以太阳之方，求治太阴之病。腹满时痛，阴道虚也，将芍药一味，倍加三两，佐以甘草，酸甘化阴，恰合太阴之主药，且加芍药，又能监桂枝深入阴分，升举其阳，辟太阳陷入太阴之邪，复有姜枣为之调和，则太阳之阳邪，不留滞于太阴矣。

○桂枝加大黄汤方

桂枝三两，去皮　大黄二两　芍药六两　生姜三两，切　甘草二两，炙　大枣十二枚，劈

上六味，以水七升，煮取三升，去渣，温服一升，日三服。

周禹载曰：太阴无可下之法也，设在经，则各经已无可下之理，在脏则太阴尤无受下之处，桂枝加大黄，安能无疑。不知脾与胃，相表里也。太阳误下，太阴受邪，适胃有宿食，则脾因胃之实而实，亦即因太阳之邪

而痛矣，实非大黄不去，痛非去实不除，此通因实用之道也。

王晋三曰：大黄入于桂枝汤中，欲其破脾实，而不伤阴也。大黄非治太阴之药，脾实腹痛，是肠中燥屎不去，显然太阴转入阳明，而阳道实，故以姜桂入太阴，升阳邪，解太阴结滞，则大黄入脾，反有理阴之功，即调胃承气之义。燥屎去，而阳明之内道通，则太阴之精气，出注运行，而腹痛减，是双解法也。

脉弱便利减药法

第二六五条　太阴病，脉弱，其人续自便利，设当行大黄芍药者，宜减之，以其入胃气弱，易动故也。

程应旄曰：前条之行大黄芍药者，以其病为太阳误下之病，自有浮脉验之，非太阴为病也。若太阴自家为病，则脉不浮而弱矣，纵有腹满大实痛等症，其来路自是不同，中气虚寒，必无阳结之虑，目前虽不便利，必续自便利，只好静以俟之。大黄芍药之宜行者减之，况其不宜行者乎？诚恐胃阳伤动，则洞泄不止，而心下痞硬之证成，虽复从事于温，所失良多矣。胃气弱，对脉弱言，易动，对续自便利言。太阴者，至阴也，全凭胃气鼓动，为之生化，胃阳不衰，脾阴自无邪入，故从太阴为病，指出胃气弱来。

恽铁樵曰：阳明与太阴，只辨一个寒热虚实。实者从阳明治，虚者从太阴治，热者从阳明治，寒者从太阴治。故自利不渴者，属太阴，脏寒当温者，宜四逆，大实痛者，加大黄，最是显明，故日人喜多村谓实则阳明，虚则太阴。甚是。

桂枝汤证

第二六六条　太阴病，脉浮者，可发汗，宜桂枝汤。

《金鉴》曰：即有吐利不食、腹满时痛一二证，其脉不沉而浮，更可以桂枝发汗，先解其外，俟外解已，再调其内可也。于此又可知论中身痛腹满下利，急先救里者，脉必不浮矣。

太阴病温里法

四逆汤证

第二六七条　病发热头痛，脉反沉，不瘥，身体疼痛，当温其里，宜四逆汤。

黄坤载曰：发热头痛，是太阳表证，脉应见浮，乃脉反沉，是已入太阴之脏。若脉沉不瘥，虽身体疼痛，表证未解，然当先温其里，宜四逆汤。甘草培其脾，干姜温其中，附子温其下也，余无言曰：此条当与少阴篇第二八六条对勘，彼条云"少阴病脉沉者，急温之，宜四逆汤"。则少阴病三字，已包括脉微细，但欲寐矣。但欲寐势所必有，脉微细变为脉沉，则属在里之虚寒偏盛可知，故当急用四逆，以温运之也。本条有发热头痛之表证，似不应脉沉，而脉反沉者，亦在里之虚寒盛也，若误攻其表，则表阳一亡，宁无危险，故反舍去表证，而先治其里证，此与太阳篇第一一六条云"急当救里"其意正同，此舍证从脉为治也。由此观之，则不论病在太阴，病在少阴，或病在太阳，如一见脉沉，则当先救其里，又成定例矣。

○四逆汤方

甘草二两，炙　干姜两半　附子一枚，生用，去皮脐，破八片

上三味㕮咀，以水三升，煮取一升二合。去渣，温再服。强人可大附子一枚，干姜三两。

阎德润曰：四逆汤之用，则曰急当救里。曰先温其里，曰手足厥冷，曰脉沉迟、或欲绝，是明证有循环之障碍也，故略其他一切症状而不顾，急宜救其循环障碍者也。汉医一般谓扶阳为急，即此意耳。盖附子含有Aconitin，虽属虚脱药，然少量用之，亦可强心，故陈念祖谓附子为斩旂夺关之良将。用于少阴，以救元气；用于太阳，以温经脉；用于太阴，以治寒湿；用于

厥阴，以回薄厥。言配于他方，皆能发挥其强心作用者
也。方后云，强人可大附子一枚，常人则取中者，小人
则取小者，盖亦深注意于其用量者也。干姜为辛性健
胃药，甘草为调味之剂，故陈念祖曰，以甘草主之者，
从容筹画者也。（按：甘草通经复脉，炙甘草汤，以之
为首）

攻表之禁
第二六八条　下利清谷，不可攻表，汗出必胀满。

黄坤载曰：脉沉已当温里，不可发表，若见下利清
谷之证，则脏病益显，更不可攻表，汗出亡阳，必生
胀满。

温里攻表先后辨
第二六九条　下利，腹胀满，身体疼痛者，先温其
里，乃攻其表，温里宜四逆汤，攻表宜桂枝汤。

黄坤载曰：下利而腹又胀满，是太阴脏病，腹满自
利之症俱见矣，而其身体疼痛者，又有太阳经病，是当
先温其里，乃攻其表。温里宜四逆汤以驱寒，攻表宜桂
枝汤以驱风，里温则发汗不虑其亡阳矣，此与太阳篇
"伤寒医下之，续得下利清谷"章法正同。

第二七〇条　自利，不渴者，属太阴，以其脏有寒
故也，当温之，宜服四逆辈。

黄坤载曰：三阳之利，津亡里燥，多见渴证，自利而不渴者，此属太阴，以其脏有寒故也，是当温之，宜四逆辈也。

《金鉴》曰：凡自利而渴者，里有热，属阳也，若自利不渴，则为里有寒，属阴也。今自利不渴，知为太阴本脏有寒也，故当温之。四逆辈者，指四逆、理中、附子等汤而言也。

太阴病转变例

暴烦下利证

第二七一条　伤寒脉浮而缓，手足自温者，是为系在太阴，太阴者，身当发黄。若小便自利者，不能发黄。至七八日，暴烦下利日十余行，必自止，以脾家实，秽腐当去故也。

方中行曰：此节自不能发黄已上，与阳明篇同，然彼以至七八日，反大便硬，为转阳明，此以至七八日，暴烦下利秽腐当去，为脾家实，何也？盖脾主为胃以行其津液，暴下利，则脾得以为胃行其津液矣，所以脾为实，而证为系太阴也。彼大便硬者，由脾不能为胃行其津液，而反为约，所以为转阳明也，然则一脾胃也，而反覆之变，不同有如此者，医之为道，岂可以易言哉？

喻嘉言曰：太阳脉本浮，故浮缓虽类太阳中风，然手足自温，则不似太阳之发热，更不似少阴，厥阴之四逆与厥，所以系在太阴，允为恰当也。太阴脉见浮缓，其湿热交盛，势必蒸身为黄，若小便自利者，湿热从水道暗泄，不能发黄也。至七八日，暴烦下利，日十余行，其证又与少阴无别，而利尽秽腐，当自止。则不似少阴之烦躁有加，下利漫无止期也，况少阴之烦而下利，手足反温，脉紧反去者，仍为欲愈之候。若不辨晰，而误以四逆之法治之，几何不反增危剧耶，虽阳明与太阴腑脏相连，其便硬与下利，自有阴阳之别也。(第四十一表)

第四十一表　太阴病证治表及自愈例

太阴病解法	太阳病下之，因而腹满时痛属太阴者	桂枝加芍药汤
	误下邪入太阴，又转属阳明而腹满实痛者	桂枝加大黄汤
	太阴病脉浮者	桂枝汤
太阴病温法	发热，头痛，脉反沉，不瘥，身疼痛	四逆汤
	下利，腹胀满，身体疼痛者	
	自利，不渴，属太阴脏有寒者	
自愈	脉浮缓，手足温，小便自利，不发黄，暴烦下利者	无方

卷八 少阴篇

少阴病提纲（心脏肾脏病）

少阴病脉证

第二七二条　少阴之为病，脉微细，但欲寐也。

余无言曰：此少阴心肾病之提纲也。

其症状仅举脉微细，但欲寐，似乎太简而不知其旨微矣。夫太阴者，阴之始也（一般注家，以太阴作至阴解，大误。），与人类始生之世曰太古同义，少阴者，阴之中也，厥阴者，阴之尽也。病至少阴，其来路为太阴，其去路为厥阴。少阴心肾之间，有下行大动脉及大静脉，互相连贯，下行大动脉及大静脉之源，皆出于心脏，曲而下行直贯腹中，于腹内诸脏腑，皆别出支脉，网于该脏之上。此大动脉及大静脉，犹之长江黄河然，不论远近湖沼河流，皆受其灌注，与之相通。而肾脏在腹中腰椎之两侧，亦得两支动脉及支静脉，互相通连，肾静脉之回血，则循大静脉上行而入心，心脏之血，则由大动脉下行而入肾，成一气血交通之甬道，其气血不易致病，必太阴先受病，而后始能及之，何哉？当病在三阳，虽有邪热消耗气血，但太阴未病，脾胃尚能共同营其消化作用，饮食尚可少进，化生气血之源，迄未断绝，其时气血，一方虽有消耗，一方仍有补充。盖最可宝贵之气血，皆由饮食之精英而来也，迨至脾脏一经受病，则腹满而吐，自利而痛，食不下咽矣，而邪仍侵略不已，乘虚而入。在气血方面，等于藩篱尽撤，任贼深入，无力作强烈之抵抗；在邪的方面，因人体抵抗力弱，亦即化争夺战，而为消耗战矣。此时心为行血机关，调兵遣将，以供驰策，虽赖肾脏助之，维持胸腹间之交通线，然脾先受病，不能训练新兵，以供补充，则此罢蔽之兵，久当锋镝，何能御方张之寇乎？气日耗一日，血日少一日，气衰则脉必微，血少则脉必细，气血之表现于外者为精神，气血一衰，精神自困，求其不欲寐，尚可得乎？（第十图）

恽铁樵曰：阴虚火旺者，恒苦竟夜不得寐，阴盛阳衰者，无昼夜但欲寐。阴虚火旺之不寐，并非精神有余不欲寐，乃五内燥扰不宁，虽疲甚，而苦于不能成寐。阴盛阳衰之但欲寐，亦非如多血肥人，头才着枕，即鼾声雷动之谓，乃外感之寒胜，本身阳气微，神志若明若昧，呼之则精神略振，须臾又惝恍不清，此之谓但欲寐。病人少阴，无有不如此者，故少阴篇首节标此三字。然阳明证亦有迷睡，须不得误认，故又出脉微细三字。然仅据脉微细、但欲寐两语，即足以认识少阴证，则少阴证亦不为难识，天下宁有此容易事，果如此容

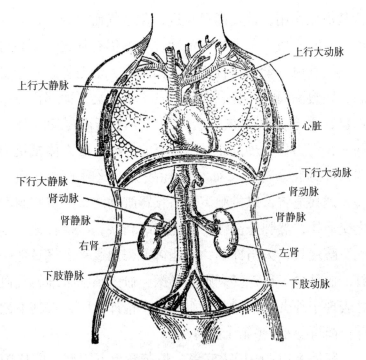

上行大动脉

上行大静脉

心脏

下行大静脉

下行大动脉

肾动脉

肾动脉

肾静脉

肾静脉

右肾

左肾

下肢静脉

下肢动脉

第十图　心脏肾脏图

易，医亦不足学矣，然则奈何？曰仲景之意不如此也。
盖谓少阴之见证，可于但欲寐知之，然仅据此三字，不
足辨证，更须辨神、辨色，与夫声音、热度、津液等
等，凡见不足者，方是少阴，见有余者，则非少阴，有
余不足之辨别最大，而最要者在脉，故举脉以该其余。
汉文简单，当然不能如鄙人著讲义之杂沓肤浅，故读古
书贵在别有会心也。唯其如此，所以此处脉微细三字，
不必泥定，后文有脉浮、脉紧、脉数、脉涩，皆是少

阴，非少阴证，必须脉微细也。注家不明此意，先执定脉微细三字，嗣后凡遇各种脉，与此条不合者，皆须曲为解释，真有着败絮行荆棘中之苦。

少阴欲解脉证

第二七三条 少阴中风，脉阳微阴浮者，为欲愈也。

余无言曰：少阴中风云者，即少阴病渐转恶风发热自汗之谓，故脉转浮，此少阴病欲出表之征也。成无己云，少阴中风，阳脉当浮，而阳脉微者，表邪缓也，阴脉当沉，而阴脉浮者，里气和也，阴阳调和，故为欲愈。唯何以能使阴阳调和，则成氏未能言明，今试言其故。阳明篇第二一六条曰，"阳明病，欲食，小便反不利，大便自调，其人骨节疼，翕翕如有热状，奄然发狂，濈然汗出而解"。据此，其所以能濈然汗出而解，正是由欲食得来，而本条欲愈，亦必由欲食得来。盖可想见，或者曰病在太阴，即见腹满食不下，少阴受病，又是由太阴而来，其不能食，又可知。今曰本条欲愈，由欲食得来，何耶？不知此属于调护得宜，明知病者不能食，唯以无渣滓之米饮，时进二三匙，以冀挽救其胃气，胃气本未竭绝，脾亦暂时受困，渐得米饮之资，于是脾胃之机，渐蠕动矣。脾胃复动，里气渐充，于是由里达表，驱邪外去，脉本微细者，一变而为阳微阴浮，肤有微汗，而邪即解矣，非正回邪退，不能如是，故知为欲愈也。

少阴病解时

第二七四条　少阴病，欲解时，从子至寅上。

按：其详见太阳篇第十二条。

少阴病辨证法

下利脉紧证

第二七五条　少阴病脉紧，至七八日，心烦自下利，脉暴微，手足反温，脉紧反去者，为欲解也。虽烦，下利必自止。七八日下"心烦"两字编者补。

余无言曰：此条亦是自解，虽与前条同，但一则凭脉凭证，一则仅仅凭脉，稍有异耳。病在少阴，脉当微细，不当紧也。曰微曰细，其无力可知，曰紧，其一变而为有力又可知，脉何以紧而有力？此必又由能进米饮而来，非能食必不能如是，唯是虽有欲解之象，一时不能得间，至七八日，养精蓄锐，以脉紧不能达表，乃夺少阴之邪，从阳明大肠而出，此所以忽自下利也。迨下利一见，则邪去无留，脉紧者忽暴微，肢凉者忽反温，此亦表里通调，病欲解也。末谓虽烦下利，必自止，余意上文七八日下，当有心烦两字，否则下文云，虽烦下利，无根据矣。先之以烦，而后继之以下利，不久即自解，此正与太阳篇第九十七条"必当先烦，烦乃有汗而解"正同。是烦而下利，正是体内正气渐充，发为抗邪作用迨邪去尽，不久必自止，亦正是体功自起救济之自然结果也。

下利烦渴证

第二七六条　少阴病，欲吐不吐，心烦，但欲寐，五六日自利而渴者，属少阴也，虚故引水自救。若小便色白者，少阴病形悉具，小便白者，以下焦虚有寒，不能制水，故令色白也。

成无己曰：欲吐不吐，心烦者，表邪传里也。若腹满痛，则属太阴，此但欲寐，则知属少阴。五六日，邪传少阴之时，自利不渴者，寒在中焦，属太阴，此自利而渴，为寒在下焦，属少阴。肾虚水燥，渴欲饮水自救，下焦虚寒不能制水，故小便色白也。经曰"下利欲饮水者，以有热故也"。此下利虽渴，然以小便色白，明非里热，不可不察。

周禹载曰：欲吐矣，复无所吐，心烦矣，又倦怠嗜卧，此皆阴邪上逆，经气遏抑，无可奈何之象。设此时投以温经之剂，不几太阳一照，阴霾顿开乎？乃因循至五六日之久，邪深于内，势必利而且渴，然渴者，非少阴有热也，虚故引水自救。吾知渴必不为水止，利且不为便消，则是引水终难自救，小便不因利短也。其色必白，少阴纯寒之象，无一不备，总由下焦既虚，复有寒邪，遂令膀胱气化，亦属虚寒，证之危殆，更何如耶。

汪琥曰：五六日之前，宜四逆汤，加生姜二两。五六日后，宜茯苓四逆汤。

脉紧汗出证

第二七七条　病人脉阴阳俱紧，反汗出者，亡阳也，此属少阴，法当咽痛而复吐利。

周扬俊曰：案，脉至阴阳俱紧，阴寒极矣。寒邪入里，岂能有汗，乃反汗出者，则是真阳素亏，无阳以固其外，遂致腠理疏泄，不发热而汗自出也，此属少阴。正用四逆急温之时，庶几真阳骤回，里证不作，否则阴邪上逆，则为咽痛为吐，阴寒下泄，而复为利，种种危候，不一而足也。

魏荔彤曰：利者少阴本证，吐而咽痛，则孤阳飞越，欲自上脱也，可不急回其阳，镇奠其肾脏阴寒，以救欲亡之阳乎？真武、四逆、附子等汤，斟酌用之可也。

火劫谵语证

第二七八条　少阴病咳，而下利谵语者，被火气劫

故也，小便必难，以强责少阴汗也。

蒋宾侯曰：少阴下利极多，何曾皆是被火，且被火未必下利，唯谵语乃是被火，经云"被火者必谵语"。故咳而下利谵语者，当分看为是。

《金鉴》曰：少阴属肾，若受邪上攻则咳，下攻则利，邪从寒化，真武汤证也，邪从热化，猪苓汤证也。今被火气劫汗，则从热化而转属于胃，故发谵语，津液内竭，故小便难，是皆由强发少阴之汗故也，欲救其阴，白虎猪苓二汤，择而用之可耳。

身热便血证
第二七九条　少阴病八九日，一身手足尽热者，以热在膀胱，必便血也。

钱潢曰：大凡寒邪入少阴，必恶寒逆冷，故以反发热者，为阳回阴解而不死，此因邪气入少阴。至八九日之久，一身手足尽热者，盖以足少阴肾邪，传归足太阳膀胱也。肾与膀胱，一表一里，乃脏邪传腑，为自阴还阳，以太阳主表，故一身手足尽热也，热邪在膀胱，迫血妄行，故必便血也。

柯韵伯曰：此脏病传腑，肾移热于膀胱，故尿血也。膀胱热，则太阳一经皆热，太阳主一身之表，故一身手足尽热也。此里传于表，表热虽甚，不死，轻则猪苓汤，重则黄连阿胶汤，可治。

少阴病温法

麻黄附子细辛脉证

第二八〇条　少阴病，始得之，反发热脉沉者，麻黄附子细辛汤主之。

钱潢曰：始得之而发热，在阳经则常事耳，然脉沉则已属阴寒，篇首云"无热而恶寒者，发于阴也。"发于阴而又发热，是不当发之热，故云反也。察其发热，则寒邪向表，诊其脉沉，则阴寒在里，表者足太阳膀胱也，里者足少阴肾也，肾与膀胱，一表一里，而为一，合表里兼治。

唐容川曰：此言少阴之表，即是太阳。若始得病，邪复回传于太阳经，而恶寒发热，并无烦躁下利诸里证者，仍当从表以汗解之，使随太阳之卫气，而从卫以解。故用麻黄以解外也，再用附子以振肾中之阳，内阳既振，乃能外达也，唯脉沉为阳陷不升，则用细辛一茎直上者，以升之也。

余无言曰：少阴始病，反发热脉沉，此时以发热，故知属太阳之表，而不属少阴之里，然脉沉则属里矣。故用麻黄小量，微解其表，附子温里，细辛升阳，此义人多知之矣。不知麻黄之用，不但发汗，更可利尿。日人谓为热服则发汗，冷服则利水，而不知热服亦有一部分力量，可利水也。其性质，殆与西药中比鲁卡尔并

Pilo Carpin 相伯仲。盖比鲁卡尔并用治肾脏性水肿，一针注射之后，则周身大汗，滚滚不已，同时小便亦大利，而麻黄于生理作用亦然，总之是开发排泄系统之要药也。（排泄系统，包括皮肤汗腺及肾脏、膀胱）。先君子奉仙公，于逊清光绪中，旅居袁浦，执岐黄业，时记名提督董军门宝泉驻节于此，董氏偶冒风寒，无汗恶寒头痛，服麻黄三钱，不得汗，而小便大利，因以获愈，是麻黄一品，遇体质特异毛窍固密之人，专走小便，而不走皮毛也。附子性温，中医谓为大温肾中之阳，而不知更能强心，西医中虚心之士，反而研究中药者，不乏其人，附子强心作用，已为多数学者所公认。细辛性升，少阳之气血，赖附子以温之固之，赖细辛以升之运之，而麻黄得细辛之升，则使邪半由皮毛外泄，麻黄得附子之温，则使邪半由膀胱下行，此所以一鼓而发热退、沉脉起也。

○麻黄附子细辛汤方

麻黄二两，去节　细辛二两　附子一枚，炮，去皮，破八片

上三味，以水一斗，先煮麻黄，减二升，去上沫，纳诸药，煮取三升。去滓，温服一升，日三服。

程郊倩曰：一起病便发热，兼以阴经无汗，世医计日按证，类能恣意于麻黄，而所忌在附子。不知脉沉者，由其入肾家素寒，虽表中阳邪，而里阳不能协应，

故沉而不能浮也。沉属少阴，不可发汗，而始得即发热属太阳，又不得不发汗，须以附子温经助阳，托住其里，使真阳不至随汗而升，其麻黄始用合细辛用耳。

赵嗣真曰：均脉沉发热，以无头痛，故名少阴病。阴病当无热，今反热，寒邪在表，未全传里，但皮肤郁闭为热，故用麻黄、细辛以发表热，附子以温少阴之经。假使寒邪入里，外必无热，当见吐利、厥逆等症，而正属少阴四逆汤证矣。由此观之，表邪浮浅，发热之反犹轻，正气衰微，脉沉之反为重，此四逆汤不为不重于麻黄、附子、细辛矣，又可见熟、附配麻黄，发中有补，生附配干姜，补中有发，仲景之旨微矣。

麻黄附子甘草汤证

第二八一条　少阴病，得之二三日，麻黄附子甘草汤微发汗，以二三日无里证，故微发汗也。

周扬俊曰：按此条当与前条合看，补出无里证三字，知前条原无吐利躁渴里证也。前条已有反发热三字，而此条专言无里证，知此条亦有发热表证也。少阴证见，当用附子，太阳热见，可用麻黄，已为定法，但易细辛以甘草，其义安在？只因得之二三日，津液渐耗，比始得者不同，故去细辛之辛散，益以甘草之甘和，相机施治，分毫不爽耳。

余无言曰：前条云脉沉，此条云无里证，是指无脉沉之证，盖沉为在里也。周氏误指为吐利燥渴之里证，非是，因脉不沉，知里寒微，故虽用附子之温，而不用细辛之升。然少阴受病，总属于虚，故加炙甘草，亦小建中汤、炙甘草汤之意，所以防微杜渐也。

《金鉴》曰：此二证皆未曰无汗，非仲景略之也，以阴不得有汗，不须言也。

○麻黄附子甘草汤方

麻黄二两，去节　甘草二两，炙　附子一枚，炮去皮，破八片

上三味，以水七升，先煮麻黄一两沸，去上沫，纳诸药，煮取三升。去滓，温服一升，日三服。

周扬俊曰：但言无里证，则有反发热之表在，可知矣。易细辛以甘草者，因二三日其势缓，故甘草亦取其缓也，设兼见呕利一二里证，专主救里，在太阳已然，况少阴乎？

附子汤证（一）

第二八二条　少阴病，得之一二日，口中和，其背恶寒者，当灸之，附子汤主之。

魏荔彤曰：少阴病三字中，该脉沉细而微之诊，见但欲寐之证，却不发热，而单背恶寒，此少阴里证之确据也。

成无己曰：少阴客热，则口燥舌干而渴，此口中和

者，不苦不燥，是无热也。背为阳，背恶寒者，阳气弱，阴气胜也，经曰"无热恶寒者，发于阴也"。灸之，助阳消阴，与附子汤温经散寒。

余无言曰：经文只言"其背恶寒者，当灸之"，并未言明在何处或何穴，而常器之谓当灸膈俞、关元穴，钱潢谓当灸涌泉、然谷等穴，此皆妄加推测，不足为据。余意原文说得明明白白，其背恶寒者，当灸之，灸之即是灸其背也，背寒何处甚，即灸何处，此是引寒外达，当然就其病灶行之，何必疑此疑彼，徒乱人意为耶。

○附子汤方

附子二枚，炮，去皮，破八片　茯苓三两　人参二两　白术四两　芍药三两

上五味，以水八升，煮取三升。去滓，温服一升，日三服。

附子汤证（二）

第二八三条　少阴病，身体痛，手足寒，骨节痛，脉沉者，附子汤主之。

钱潢曰：身体骨节痛，乃太阳寒伤营之表证也，然在太阳则脉紧，而无手足寒之证，故有麻黄汤发汗之治。此以脉沉而手足寒，则知寒邪过盛，阳气不流，营血滞涩，故身体骨节皆痛耳，且四肢为诸阳之本，阳虚不能充实于四肢，所以手足寒，此皆沉脉之见证也，故

以附子汤主之，以温补其虚寒也。

真武汤证

第二八四条　少阴病，二三日不已，至四五日，腹痛，小便不利，四肢沉重疼痛，自下利者，此为有水气，真武汤主之。原文"此为有水气"句下有"其人或咳或小便利或下利或呕者"十四字，此后人妄为增入，今删之。

余无言曰：本条文字之错简与第四十二条小青龙汤。及第二三五条小柴胡汤，同其错误，即是将加减法中之文字，滥入于正文之中，故读之不可理解耳。舒驰远特辟之曰腹痛，下利，呕咳等症，皆少阴所有，四肢沉重疼痛，又属太阴溢饮，法当芪、术、参、苓、附、桂、姜、夏、虎骨等药以治之，真武何益哉？且条中二三日及四五日，何所关系？既曰小便不利，又曰或小便利，既曰自下利，又曰或下利，前后糊涂，其说何足为法？舒氏为此说，诚是。惟未知其为错简耳，至疑本条证非真武汤所能治，则未免因噎废食矣。

《金鉴》曰：论中发热有汗，烦渴引饮，小便不利者，属太阳中风，五苓散证也。发热无汗，干呕不渴，心下有水气，小便不利者，属太阳伤寒，小青龙汤证也。今少阴病，二三日不已至四五日，腹痛下利，阴寒深矣，设小便利，是纯寒而无水，乃附子汤证也。今小便不利，此为阴寒兼有水气之证，故水寒之气，外攻于表，则四肢沉重疼痛，内盛于里，则腹痛自利也。不用五苓者，以非表热之饮也，不用小青龙者，以非表寒之饮也，故惟主以真武汤，温寒以制水也。

喻嘉言曰：太阳篇中厥逆、筋惕、肉瞤而亡阳，用真武汤，兹者少阴之水湿上逆，仍用真武以镇摄之，可见太阳膀胱，与少阴肾，一脏一腑，同为寒水，腑邪为阳邪，借用麻、桂为青龙，脏邪为阴邪，借用附子为真武。

○真武汤方（《千金》作玄武汤）

茯苓三两　芍药三两　白术二两　生姜三两，切　附子一枚，炮

上五味，以水八升，煮取三升。去滓，温服七合，日三服。加减法若咳者，加五味子半升，细辛一两，干姜一两。若小便利者，去茯苓。若下利者，去芍药，加干姜二两。若呕者，去附子，加生姜足前为半斤。

张路玉曰：此方本治少阴病水饮内结，所以首推术、附，兼茯苓、生姜之运脾渗水为务，此人所易明也。至用芍药之微旨，非仲圣不能。盖此证虽曰少阴本病，而实缘水饮内结，所以腹痛自利，四肢疼重，而小便反不利也。若极虚极寒，则小便必清白自利矣，安有反不利之理哉？则知其人不但真阳不足，真阴亦已素亏，若不用芍药固护其阴，岂能胜附子之雄烈乎？即如附子汤、桂枝加附子汤、芍药甘草附子汤，皆芍药与附

子并用，其温经护营之法与保阴回阳不殊，后世用药，护仲景心法者几人哉？

程知曰：白通、通脉、真武，皆为少阴下利而设。白通、四逆，附子皆生用，唯真武一证熟用者，盖附子生用，则温经散寒，炮熟则温中去饮。白通诸汤，以通阳为重，真武汤以益阳为先，故用药有轻重之殊，干姜能佐生附以温经，生姜能资熟附以散饮也。

通脉四逆汤证

第二八五条　少阴病，下利清谷，里寒外热，手足厥逆，脉微欲绝，身反不恶寒者，通脉四逆汤主之。原文"身反不恶寒者"句下有"其人面赤色或腹痛或干呕或咽痛或利止脉不出者"二十一字，此后人妄为增入，今删之。

余无言曰：此条文字，亦与小青龙、小柴胡有同样之错误，而历来注家不知也，特为改正。

成无己曰：下利清谷，手足逆厥，脉微欲绝，为里寒，身热不恶寒，为外热。此阴甚于内，格阳于外，不相通也，与通脉四逆汤，散阴通阳。

喻嘉言曰：下利里寒，种种危殆，其外反发热，身反不恶寒而手足厥逆，脉微欲绝，明系群阴隔阳于外，不能内返也。所喜其外反热而不恶寒，真阳尚在躯壳，故可招之即回，然必通其脉而脉即出者，始为休征，设脉出艰迟，恐其阳已随热势外散，又主死矣。

○通脉四逆汤方

甘草三两，炙　附子大者一枚，生用，去皮，破八片　干
姜三两，强人可四两

上三味，以水三升，煮取一升二合。去滓，分温再
服，其脉即出者愈。加减法面色赤者，加葱九茎。腹中
痛者，去葱，加芍药二两。呕者，加生姜二两。咽痛
者，去芍药，加桔梗一两。利止脉不出者，去桔梗，加
人参二两，病皆与方相应者乃服之。

余无言曰：柯韵伯以为既称通脉四逆，而药味与四
逆同，疑本方中，当原有葱九茎三字，又疑既有通脉之
名，何以不加通脉之人参。章虚谷以为此方，即是四逆
汤加重分两，既无通脉之义，与证治亦不甚合，又疑白
通汤，加人尿、猪胆汁，以治阴盛格阳，则此方亦应加
人尿、猪胆汁，以维阴阳之交通。而不知仲景于脉结
代、心动悸之脉气将绝者，必用复脉汤，而复脉汤，又
名炙甘草汤，首药即是炙草，是炙草复脉之力，首屈一
指矣。本方于四逆加重分量，而即更名通脉四逆，正示
人以注意之点也，亦即桂枝汤倍加芍药，即更名桂枝加
芍药汤，再加一饴糖，而更名小建中之意，加一药可更
一汤名，加其量亦可更一汤名，读者不可不知。

《金鉴》曰：论中扶阳抑阴之剂，中寒阳微，不能外
达，主以四逆。中外俱寒，阳气虚甚，主以附子。阴盛
于下，格阳于上，主以白通。阴盛于内，格阳于外，主

以通脉，是则可知四逆运行阳气者也，附子温补阳气者也，白通宣通上下之阳也，通脉通达内外之阳者也。今脉微欲绝，里寒外热，是肾中阴盛，格阳于外，故主之也。倍干姜，加甘草，佐附子，易名通脉四逆汤者，以其能大壮元阳，主持中外，共招外热，返之于内也。

四逆汤证（一）

第二八六条　少阴病，脉沉者，急温之，宜四逆汤。

余无言曰：太阴篇第二六七条曰"脉沉不瘥，当温其里"，本条曰"脉沉者，急温之"，以当温与急温两字之比较，则知缓急之差，而少阴之脉沉，尤不可一刻缓也。脉沉一证，不论在太阴、少阴，总属于阳虚，此即心脏衰弱之表现，太阴当温，明其用四逆之对证，少阴急温，明其用四逆之难缓，此与阳明篇"急下之，宜大承气汤"同一笔法。

汪琥曰：少阴病，本脉微细，但欲寐，今者轻取之微脉不见，重取之细脉几亡，伏匿而至于沉，此寒邪深中于里，殆已入脏，温之不容不急也。少迟则恶寒身踡，吐利躁烦，不得卧寐，手足逆冷，脉不至等死证立至矣，四逆汤之用，其可缓乎？

○四逆汤方（见太阴篇第二六七条）

四逆汤证（二）

第二八七条　少阴病，欲食入口则吐，心中嗢嗢欲吐，复不能吐，始得之，手足寒，脉弦迟者，此胸中实，不可下也，当吐之。若胸上有寒饮干呕者，不可吐也，宜四逆汤。

《金鉴》曰：饮食入口即吐，且心中嗢嗢欲吐，复不能吐，恶心不已，非少阴寒虚吐也，乃胸中寒实吐也，故始得之，脉弦迟。弦者饮也，迟者寒也，而手足寒者，乃胸中阳气，为寒饮所阻，不能通于四肢也。寒实在胸，当因而越之，故不可下也，若膈上有寒饮，但干呕，有声而无物出，此为少阴寒虚之饮，非胸中寒实之饮也，故不可吐。惟急温之，宜四逆汤，或理中汤加丁香、吴茱萸，亦可也。

程应旄曰：嗢嗢字，与下文寒饮字对，欲吐复不能吐，与下文干呕字对。干，空也，饮食入口即吐，业已吐讫矣，仍复嗢嗢欲吐，复不能吐，此非关后人之饮食，吐之未尽，而胸中另有物，为之格拒也。胸中实者，寒物窒塞于胸中，则阳气不得宣越，所以脉弦迟，而非微细者比，手足寒，而非四逆者比，但从吐法，一吐而阳气得通。若膈上有寒饮，干呕者，虚寒从下而上，阻留其饮于胸中，究非胸中之病也，直从四逆汤，急温其下矣。

吴茱萸汤证

第二八八条 少阴病，吐利，手足厥冷，烦躁欲死者，吴茱萸汤主之。

钱潢曰：吐利，阴证之本证也，或但吐，或但利者，犹可，若寒邪伤胃，上逆而吐，下攻而利，乃至手足厥冷。盖四肢皆禀气于胃，而为诸阳之本，阴邪纵肆，胃阳衰败而不守，阴阳不相顺接而厥逆，阳受阴迫而烦，阴盛格阳而躁，且烦躁甚而至于欲死，故用吴茱萸之辛苦温热，以泄其厥气之逆，而温中散寒。盖吴茱萸气辛味辣，性热而臭膻，气味皆厚，为厥阴之专药，然温中解寒，又为三阴并用之药，更以甘和补气之人参，以补吐利虚损之胃气，又宣之以辛散止呕之生姜，和之以甘缓益脾之大枣，为阴经急救之方也。

丹波元简曰：吴茱萸汤之用有三，阳明食谷欲呕用之，少阴吐利用之，厥阴干呕吐涎沫者亦用之。要皆以呕吐逆气为主，与四逆汤之吐利厥逆自异。

〇吴茱萸汤方（见阳明篇一九六条）

白通汤证

第二八九条 少阴病，下利，白通汤主之。

钱潢曰：下利已多，皆属寒在少阴，下焦清阳不升，胃中阳气不守之病，而未有用白通汤者。此条但云下利，而用白通汤者，以上有少阴病三字，则知有脉微细、但欲寐、手足厥之少阴证，观下文下利脉微，方与白通汤，则知之矣。利不止而厥逆无脉，又加猪胆人尿，则尤知非平常下利矣。盖白通汤，即四逆汤而以葱易甘草，甘草所以缓阴之逆气，和姜附而调护中州，葱则辛滑行气，可以通行阳气，而解散寒邪。二者相较，一缓一速，故其治亦颇有缓急之殊也。

○白通汤方

葱白四茎　干姜一两　附子一枚，生用，去皮，破八片

上三味，以水三升，煮取一升。去滓，分温再服。

《肘后方》曰：白通汤，疗伤寒泄利不已，口渴不得下食，虚而烦者，方即本方也。用葱白十四茎，干姜半两，附子一枚，更有甘草半两炙。

白通加猪胆汁汤证

第二九〇条　少阴病，下利，脉微者，与白通汤。利不止，厥逆无脉，干呕烦者，白通加猪胆汁汤主之，服汤，脉暴出者死，微续者生。

张志聪曰：少阴病下利，阴寒在下也，脉微，邪在下而生阳气微也，故当用白通汤，挽在表在上之阳以下济。如利不止，阴气泄而欲下脱矣，干呕而烦，阳无所附而欲上脱矣，厥逆无脉，阴阳之气不相交接矣，是

当用白通汤以通阳，加水畜之胆，引阴中之阳气以上升，取人尿之能行故道，导阳气以下接，阴阳和而阳气复矣。

程知曰：此言阴盛格阳，用胆汁通阴法也。以白通与之，宜乎阳可救，今乃利不止，反至厥逆无脉，则阴邪愈无忌矣。干呕而烦，则阳药在膈，而不入阴矣，此非药不胜病，乃无向导之力也。加人尿、猪胆之阴寒，则可引姜附之温，入格拒之寒而调其逆，此内经从治之法也。

《伤寒类方》曰：暴出乃药力所迫，药力尽则气仍绝，微续乃正气自复，故可生也。前云其脉即出者愈，此云暴出者死，盖暴出与即出不同，暴出是一时出尽，即出言服药后，少顷即徐徐微续也，须善会之。

〇白通加猪胆汁汤方

葱白四茎　干姜一两　附子一枚，生用，去皮，破八片　人尿五合　猪胆汁一合

上三味，以水三升，煮取一升。去滓，纳胆汁、人尿，和令相得，分温再服，若无胆亦可用。

王晋三曰：白通汤，阳药也，少阴下利，寒气太甚，内有格拒。阳气逆乱，当用监制之法，人尿之咸，胜胆汁之苦，猪胆之苦，胜姜附葱之辛，辛受制于咸苦，则咸苦为之向导，便能下入少阴，俾冷性消而热性发，其功乃成。

汪琥曰：案，方后云，若无胆亦可用，则知所重在人尿，方当名白通加人尿汤，始妥。

余无言曰：汪氏云，若无胆亦可用，则知所重在人尿，信矣。然人尿不但性在下行，且亦大补元气，后人凡遇一切虚寒急证，均用童便，其效甚宏，实师仲景意也。近来日本人深明人尿之功效，取人尿制成一种性神经强壮剂，名曰英男儿蒙（Enarmon），其效亦佳，则人尿为补剂，又一证明也。

桃花汤证

第二九一条　少阴病，二三日至四五日，腹痛，小便不利，下利不止，便脓血者，桃花汤主之。

钱潢曰：二三日至四五日，阴邪在里，气滞肠间，故腹痛也。下焦无火，气化不行，故小便不利也，且下利不止，则小便随大便频去，不得潴蓄于膀胱，而小便不得分利也。下利不止者，气虚不固，而大肠滑脱也，便脓血者，邪在下焦，气滞不流，而大肠损伤也。此属阴寒虚利，故以涩滑固脱、温中补虚之桃花汤主之。

余无言曰：本条之主要症状，为下利而便脓血，伤寒病至少阴，必见脉微细，但欲寐，此即西医所谓心脏衰弱也。下利亦为少阴证所常见，下利而至便脓血，则证较重矣，此即西医所谓续发性、急性肠卡他儿也，其肠黏膜必然腐溃，亦即钱潢所谓大肠损伤者是。腹痛者，是由肠黏膜损伤而来，小便不利者，是因水并大肠而然，是腹痛及小便不利，皆属副发病，而非主症也。二三日至四五日者，言少阴病下利、便脓血，发生无定期，或二三日即发，或四五日始发也，既属于少阴虚寒，例当温固补益，故出桃花汤以治之。用干姜之辛温，以散里寒，用赤石脂之收涩，以厚固大小肠，用粳米之甘润，以滋益脾胃。盖证是下利便脓血，总属邪尚在里，人参之大补元气者，反不能堪，故只可用粳米，调其脾胃之气也。西医于此下利之证即通常流动性食物，如牛乳、鸡卵等，亦在禁例，只供给以粥汤，其理与中医同。此时是生死一大关键，如服汤日渐好转，可告无恙，否则病势再进，由肠卡他炎而致肠出血，或肠穿孔者，则难于挽救矣。

○桃花汤方

赤石脂一斤，一半全用，一半筛末　干姜一两　粳米一升

上三味，以水七升，煮米令熟。去滓，温服七合，纳赤石脂末方寸匕，日三服，若一服愈，余勿服。

吴仪洛曰：服时，又必加末方寸匕，留滞以沾肠胃也。（第四十二表）

第四十二表　少阴病温法汤证表

少阴病始得之，反发热，脉沉者	麻黄附子细辛汤
少阴病得之二三日者	麻黄附子甘草汤
少阴病得之一二日，口中和，背恶寒者	附子汤
少阴病，手足寒，体痛，骨痛，脉沉者	
少阴病，腹痛，小便不利，自下利，肢重疼痛	真武汤
少阴病，下利清谷，里寒外热，手足厥脉欲绝，身反不恶寒	通脉四逆汤
少阴病，脉沉者；少阴病胸上有寒饮，干呕者	四逆汤
少阴病，吐利，手足厥冷，烦躁欲死者	吴茱萸汤
少阴病下利者，白通汤；少阴病，利不止，厥逆无脉，干呕而烦者	白通加猪胆汁汤
少阴病，腹痛，小便不利，下利不止，便脓血者	桃花汤

少阴病清法

黄连阿胶汤证

第二九二条　少阴病得之二三日以上，心中烦，不得卧，黄连阿胶汤主之。

余无言曰：少阴病，但欲寐，此是应有之象，今得之二三日以上，忽转心中烦而不得卧，是由其人可略进米饮，而脱离少阴之险境矣。曰胸中烦，不得卧，是邪热不欲劫持少阴，而反转犯胸中膈膜之间也。然此烦非栀豉汤证之太阳余热，乃深入少阴回戈而犯胸中之邪热，何以知之？以用黄连黄芩知之，盖芩连为泻胸中实热之剂，本方用之，即泻心汤意也。然少阴心肾，总属一度被扰，虚者不补，非计之得，故以阿胶、芍药、鸡子黄，补其心肾之血虚。芍药补血而兼收敛心肾，阿胶补血而兼调缓血行，鸡子黄补肾益心，确有专功。近来流行之一种蛋黄素，为补虚妙品，足征鸡子黄之补力，仲景已先知之矣。

○黄连阿胶汤方

黄连四两　黄芩二两　阿胶三两　芍药二两　鸡子黄三两

上五味，以水六升，先煮三物，取二升。去滓，纳胶烊尽，小冷，纳鸡子黄，搅令相得，温服七合，日三服。

周禹载曰：里热当祛之，内燥须滋之，然滋之而即得其润，祛之而适涤其热。心烦故主黄连，佐以黄芩，则胃肺之邪俱清，然热甚已消少阴之水，水源既燥，津液有不溃乏者乎？鸡子黄、阿胶，深益血分之味，以滋其阴，以息其风，连芩得此，功莫大矣。况加芍药，以敛消烁之心气，兼以入肝，遂使烦者不烦，不卧者卧矣。

余无言曰：服法云，纳胶烊尽，小冷，纳鸡子黄，搅令相得，此最宜注意者也。盖纳胶必俟烊尽，乃可离火小冷，否则不俟烊尽而小冷，则胶必不化也。又必俟小冷，乃可纳鸡子黄，否则不俟小冷，而即纳鸡子黄，则必受热力而凝结成块也。既结成块，则蛋是蛋，药是药，尚能搅令相得乎？

甘草汤证——桔梗汤证

第二九三条　少阴病二三日，咽痛者，可与甘草汤。不瘥者，与桔梗汤。

余无言曰：病在太阳，若兼咽痛，发其汗则咽痛自愈；病在阳明，若兼咽痛，攻其里实则咽痛自止。今少阴而至咽痛，乃虚火上炎，既不能汗，又不能下，唯宜以甘平泻热之甘草，苦辛泻热之桔梗，量证用之。此为少阴咽痛之甘润苦泄法也。可笑世之为医者，凡遇咽痛，概用甘、梗，若果为实热之咽痛，焉能有效？自己认证不清，反说经方无效，有是理乎？

○甘草汤方

甘草二两

上一味，以水三升，煮取一升半。去滓，温服七合，日二服。

○桔梗汤方

桔梗一两　甘草二两

上二味，以水三升，煮取一升。去滓，温分再服。

徐彬曰：甘草一味，单行最能和阴，而清冲任之热，每见生便痛者，骤煎四两，顿服，立愈，则其能清少阴客热可知，所以为咽痛专方也。

钱潢曰：桔梗乃苦桔梗，非甜桔梗也。

半夏散及汤证

第二九四条 少阴病，咽中痛，半夏散及汤主之。

《金鉴》曰：少阴病咽痛者，谓或左或右，一处痛也，咽中痛者，谓咽中皆痛也，较之咽痛而有甚焉，甚则涎缠于咽中，故主以半夏散，散风邪以逐涎也。

成无己曰：甘草汤，主少阴客热咽痛，桔梗汤，主少阴寒热相搏咽痛，半夏散及汤，主少阴客寒咽痛也。

恽铁樵曰：此亦腺体分泌旺盛，因而多痰，仅用半夏治痰，并非甚重，要之方法，不过有可用此方之一证耳。观方中用桂枝甘草，并无少阴药，意不必少阴证，始可用，但喉间多痰涎者，亦可用之。

〇半夏散及汤方

半夏洗　桂枝　甘草各等分

上三味，各别捣筛已，合治之，白饮和服方寸匕，日三服，若不能散服者，以水一升煮七沸，纳散两方寸匕，更煎三沸，下火令小冷，少少咽之。

尤在泾曰：少阴咽痛，甘不能缓者，必以辛散之，寒不能除者，必以温发之。盖少阴客邪，郁聚咽嗌之间，既不得出，复不得入，设以寒治，则聚益甚，投以辛温，则郁反通，内经微者逆之，甚者从之之意也。半夏散及汤，甘辛合用，而辛胜于甘，其气又温，不特能解客寒之气，亦能劫散咽喉怫郁之热也。

苦酒汤证

第二九五条　少阴病，咽中伤，生疮，不能语言，声不出者，苦酒汤主之。

钱潢曰：前人以一咽疮，而有治法三等之不同，遂至议论纷出，不知其一条咽痛，少阴之邪气轻微，故但以甘、梗和之而已，其一条痛在咽中，痰热锁闭，故以半夏开豁，桂枝解散。此条则咽已生疮，语言不能，声音不出，邪已深入，阴火已炽，咽已损伤，不必治表，和之无益，故用苦酒汤，以半夏豁其咽之不利，鸡子白以润咽滑窍，且能清气除伏热，皆用开豁润利，收敛下降而已。因终是阴经伏热，虽阴火上逆，决不敢以寒凉用事也。

唐容川曰：此生疮，即今之阴虚喉蛾，肿塞不得出声。今有用刀针破之者，有用巴豆烧焦烙之者，皆是攻破之，使不壅塞也。仲景用生半夏，正是破之也，余亲见治重舌，敷生半夏，立即消破，即知咽喉肿闭，亦能消而破之矣。凡半夏为降痰要药，凡喉肿则痰塞，此仲景用半夏之妙。正是破之，又能去痰，与后世刀针巴豆等法，较见精密，况兼鸡清之润，苦酒之泄，真妙法也，今人喉科，大半是此汤余意。

○苦酒汤方

半夏洗，破如枣核大，十四片　鸡子一枚，去黄

上二味，纳半夏着苦酒中，以鸡子壳置刀镮中，安火上令三沸。去滓，少少含咽之，不瘥，更作三剂。

李东垣曰：大抵少阴多咽伤咽痛之症。古方用醋煮鸡子，主咽喉失音，取其酸收，固所宜也，半夏辛燥，何为用之，盖少阴多寒证，取其辛能发散，一发一敛，遂有理咽之功也。

猪苓汤证

第二九六条　少阴病，下利六七日，咳而呕，渴，心烦不得眠者，猪苓汤主之。

汪琥曰：此方乃治阳明病热渴引饮，小便不利之剂，此条病亦借用之，何也？盖阳明病发热，渴欲饮水，小便不利者，乃水热相结而不行。兹者少阴病，下利咳而呕渴，心烦不得眠者，亦水热搏结而不行也，病名虽异，而病源则同，故仲景同用猪苓汤主之，不过是清热利水，兼润燥滋阴之义。

丹波元简曰：此条视之黄连阿胶汤证，乃有咳、呕、渴及下利之诸证，所以不同也。又前第二七六条云"少阴病，欲吐不吐，心烦，但欲寐，五六日自利而渴者，属少阴也，虚故引水自救，若小便色白者，少阴病

形悉具，小便色白者，以下焦虚，有寒不能制水，故令色白也"。可知此条下利、呕渴、心烦同证，而有不得眠及小便不白之异，乃是寒热分别处。

○猪苓汤方（见阳明篇第二○四条）

周禹载曰：下利而兼咳呕渴与心烦。明挟热邪、挟水饮，停于心下也，水性下行，去则热消，邪从水道出矣，故取五苓散中之三，以消热利水。乃复以阿胶易白术者，取其滋阴也，以滑石易桂者，以无太阳表证，专去膀胱蓄热也，水去而诸证悉除矣。（第四十三表）

第四十三表　少阴病清法汤证表

少阴病，心中烦，不得卧者	黄连阿胶汤
少阴病二三日，咽痛者	甘草汤、桔梗汤
少阴病，咽中痛	半夏散、半夏汤
少阴病，咽中伤，生疮不能语言，声不出者	苦酒汤
少阴病，下利，咳而呕渴，心烦不得眠者	猪苓汤

少阴病下法

大承气汤证（一）

第二九七条　少阴病得之二三日，口燥咽干者，急下之，宜大承气汤。

钱潢曰：此条得病才二三日，即口燥咽干，而成急下之证者，乃少阴之变，非少阴之常也。然但口燥咽干，未必即是急下之证，亦必有胃实之证，实热之脉，其见证虽少阴，而有邪气复归阳明，为胃家实之证据，方可急下，而用大承气汤也。其所以急下之者，恐入阴之证，阳气渐亡，胃腑败损，必至厥躁呃逆，变证蜂起则无及矣，故不得不急也。

舒驰远曰：少阴挟火之证，复转阳明，而口燥咽干之外，必更有阳明胃实诸证兼见，否则大承气汤，不可用也。

○大承气汤方（见阳明篇第一六九条）

大承气汤证（二）

第二九八条　少阴病，自利清水，色纯青，心下必痛，口干燥者，急下之，宜大承气汤。

余无言曰：诸家于本条之证，谓自利清水，色纯青，为少阴寒邪在里，此则误矣。若果属虚寒，大便当色白，如寒霍乱之下米泔汁状之稀水是也，不但大便如是，即小便亦当色白，如前第二七六条之证是也。今经文特标出色纯青三字，示人不可牵混，其意至明，且下文曰"心下必痛，口干燥，急下之"。指出实热，其意更显，果非实热，岂有用大承气攻之之理乎？余意此属少阴病复传阳明，谷食之渣滓，与邪热留结于胃，所以心下必痛，口必干燥，饮食中之水分为热劫迫而下行，作协热之利，经十二指肠时，又与胆管输出青绿色之胆汁混和，故色纯青也。盖胆汁若与渣滓相和，则成黄色之大便，黄色即青绿色之淡者也，今渣滓尚留结于胃，未能下行，而下利者，纯为清水，胆汁混入，岂不成为青色耶？所以须急下之者，盖病邪本由少阴复传阳明，阴液本亏，而胃中之水，又被迫劫以下泄，胃再干燥，其阳则绝矣，故须急下之，此之攻下，存阴夺实，两不可缓也。

《名医类案》曰：孙兆治东华门窦太郎患伤寒，经十余日，口燥舌干而渴，心中疼，自利清水，众医皆相守，但调理耳，汗下皆所不敢。窦氏亲故相谓曰，伤寒邪气，害人性命甚速，安可以不次之疾，投不明之医乎？召孙至，曰明日即已不可下，今日正当下，遂投小承气汤。大便通，得睡，明日平复。众人皆曰，此证因何下之而愈？孙曰读书不精，徒有书耳，口燥舌干而渴，岂非少阴证耶？少阴证固不可下，岂不闻少阴一证，自利清水，心下痛，下之而愈乎？仲景之书，明有此说也，众皆钦服。

大承气汤证（三）

第二九九条　少阴病六七日，腹胀不大便者，急下之，宜大承气汤。

钱潢曰：少阴病而至六七日，邪入已深，然少阴每多自利，而反腹胀不大便者，此少阴之邪，复还阳明也，故当急下，与阳明篇"腹满痛者，急下之"无以异也。以阴经之邪，而能复归阳明之腑者，即《灵枢·邪气脏腑病形篇》所谓邪入于阴经，其脏气实，邪气人而不能容，故还之于腑也，然必验其舌，察其脉，有不得不下之势，方以大承气下之耳。

余无言曰：恽铁樵云，注家皆言以上三条，每条皆冠以少阴病三字，便有脉微细、但欲寐在内，今用大承气于此等见证，则何以自解于阳明腑证？如云少阴亦有大实证，则何以自解于篇首提纲？是少阴病而云急下之，宜大承气汤，简直不通之论，依上观之，注家言之，恽氏疑之，诚是。不知此皆为少阴脏气渐实，抗邪复传于阳明之腑，虽为阳明见证，实由少阴而来，故仍以少阴病三字冠之也，读古人书，不可死于句下，否则必俟有燥屎而始用大承气，则大承气之用亦仅矣。（第四十四表）

第四十四表　少阴病下法汤证表

少阴病二三日，口燥咽干者	大承气汤
少阴病，自利清水，色青，心下痛，口干燥	
少阴病，腹胀不大便	

少阴病决生死法

利止手足温可治

第三〇〇条　少阴病下利，若利自止，恶寒而踡卧，手足温者，可治。

程应旄曰：少阴病下利而利自止，则阴寒亦得下祛，而又不致于脱，虽有恶寒踡卧不善之证，但使手足温者，阳气有挽回之机，虽前此失之于温，今尚可温而救其失也。

钱潢曰：大凡热则偃卧，而手足弛散，寒则踡卧，而手足敛缩。下文恶寒踡卧，而手足逆冷者，即为真阳败绝，而成不治矣。若手足温，则知阳气未败，尚能温暖四肢，故曰可治。

沈明宗曰：手足温者，乃真阳未离，急用白通四逆之类，温经散寒，则邪退而真阳复矣，故曰可治。

时烦去衣被可治

第三〇一条　少阴病，恶寒而踡，时自烦，欲去衣被者，可治。

程应旄曰：少阴病，不必尽下利也，只恶寒而踡，已知入脏深矣，烦而去衣被，阳势尚肯力争也，而得之时与欲，又非虚阳暴脱者比，虽前此失之，今尚可温而救之也。

喻嘉言曰：后条云，不烦而燥者死，对看便知。

吐利反发热不死

第三〇二条　少阴病，吐利，手足不逆冷，反发热者，不死。脉不至者，灸少阴七壮。

程应旄曰：少阴病吐而且利，里寒胜矣，以胃阳不衰，故手足不逆冷。夫手足逆冷之发热，为肾阳外脱，手足不逆冷之发热，为卫阳外持。前不发热，今反发热，自非死候，人多以其脉之不至，而委弃之，失仁人之心与术秀。不知脉之不至，由吐利而阴阳不相接续，非脉绝之比，灸少阴七壮，治从急也，嗣是而用药，自当从事于温。

汪琥曰：常器之云，是少阴、太溪二穴，在内踝后跟骨动脉陷中。庞安常云，发热，谓其身发热也，经曰肾之原出于太溪，药力尚缓，唯急灸其原，以温其脏，犹可挽其危也。

寒利逆冷不治

第三〇三条　少阴病，恶寒身踡而利，手足逆冷者，不治。

钱潢曰：前恶寒而踡，因有烦而欲去衣被之症，为阳气犹在，故为可治，又下利自止，恶寒而踡，以手足温者，亦为阳气未败，而亦曰可治。此条恶寒身踡而利，且手足逆冷，则四肢之阳气已败，故不温，又无烦与欲去衣被之阳气尚存，况下利又不能止，是为阳气已竭，故为不治。虽有附子汤及四逆、白通等法，恐亦不能挽回既绝之阳矣。

舒驰远曰：案，此证尚未至汗出息高，犹可为治，急投四逆汤加人参，或者不死。

吐利躁烦四逆死
第三〇四条　少阴病，吐利，躁烦四逆者，死。

周禹载曰：此条与吴茱萸汤一条不异，彼以汤治，此则主死者，何也？所异者，厥冷与四逆耳，厥冷专言手足，此则竟言四逆者，知其厥冷已过肘、膝也。若真脏之气，未至于伤尽，或吐利而不至躁烦，或吐利躁烦而不至于四逆。今寒邪自经侵脏，少阴脏中，止有寒邪，逼阳外越，岂复能固守不亡耶？

四逆脉绝不烦而躁死
第三〇五条　少阴病，四逆恶寒而身踡，脉不至，不烦而躁者，死。

钱潢曰：恶寒身踡而利，手足逆冷者，固为不治，但此条不利耳，上文吐利烦躁四逆者死，此虽不吐利，而已不见阳烦，但见阴躁，则有阴无阳矣。其为死证无疑，况又脉不至乎？前已有脉不至者，因反发热，故云不死，又有脉不出者，虽里寒而犹有外热，身反不恶寒，而面赤，其阳气未绝，故有通脉四逆汤之治。此则皆现阴极无阳之证，且不烦而躁，并虚阳上逆之烦，亦不可得矣，宁有不死者乎？

利止头眩自冒死

第三〇六条　少阴病，下利止而头眩，时时自冒者，死。

钱潢曰：前条利自止而手足温，则为可治。此则下利止而头眩，头眩者，头目眩晕也，且时时自冒，冒者，蒙冒昏晕也，虚阳上冒于巅顶，则阳已离根而上脱，下利无因而自止，则阴寒凝闭而下竭。于此可见阳回之利止，则可治，阳脱之利止，则必死矣。正所谓有阳气则生，无阳气则死也，然既曰死证，则头眩自冒之外，或更有恶寒四逆等证，及可死之脉，未可知也，但未备言之耳。

六七日息高死

第三〇七条　少阴病，六七日，息高者，死。

方中行曰：息，呼吸气也，言呼吸声高而促，无接续生息之意，盖阳气欲绝，故其声息如此。

张隐庵曰：六七日息高，乃肾气绝于下，而肺气脱于上，故死。

自利烦躁不得卧死

第三〇八条　少阴病，脉微细沉，但欲卧，汗出不烦，自欲吐，至五六日自利，复烦躁不得卧寐者，死。

程应旄曰：今时论治者，不至于恶寒蜷卧、四肢逆冷等症叠见，则不敢温，不知证已到此，温之何及？况诸症有至死不一见者，则盍于本论中之要旨，一一申详之。少阴病脉必沉而微细，论中首揭此，盖已示人以可温之脉矣，少阴病但欲卧，论中又已示人以可温之证矣，汗出在阳经不可温，在少阴宜急温，论中又切示人以亡阳之故矣，况复有不烦、自欲吐、阴邪上逆之症乎？则真武四逆，诚不啻三年之艾矣？乃不知预先绸缪，延缓至五六日，前欲吐今且利矣，前不烦今烦且躁矣，前欲卧今不得卧矣，阳虚扰乱，阴盛转加，焉有不死者乎。

柯琴曰：六经中独少阴历言死证，他经殊少言者，知少阴病是生死关。

少阴病禁忌

脉细沉数禁汗证

第三〇九条　少阴病，脉细沉数，病为在里，不可发汗。

程应旄曰：何谓之里？少阴病脉沉是也，毋论沉细沉数，俱是脏阴受邪，与表阳是无相干，法当固密肾根为主。其不可发汗，从脉上断，非从证上断，麻黄附子细辛汤，不可恃为常法也。

薛慎庵曰：人知数为热，不知沉细中见数，为寒甚。真阴寒证，脉常有一息七八至者，尽概此一数字中，但按之无力而散耳，宜深察也。

脉微禁汗证、尺脉弱涩禁下证

第三一〇条　少阴病，脉微不可发汗，亡阳故也。阳已虚，尺脉弱涩者，复不可下之。

钱潢曰：微者，细小软弱，似有若无之称也。脉微则阳气大虚，卫阳衰弱，故不可发汗，以更竭其阳，因汗虽阴液，为阳气所蒸而为汗，汗泄而阳气亦泄矣。今阳气已虚，故曰亡阳故也，若阳已虚，而其尺脉又弱涩者，为命门之真火衰微，肾家之津液不足，不唯不可发汗，复不可下之，又竭其阴精阳气也。此条本为少阴禁汗、禁下而设，故不言治，然温经补阳之附子汤之类，即其治也。柯韵伯曰：少阴病之不可汗下，与少阳同，因反发热，故用麻黄微汗，因里热甚，故用承气急下，此病反其本，故治亦反其本。微为无阳，涩为少血，汗之亡阳，下之亡阴，阳已虚者，既不可汗，又不可下，玩复字可知，其尺脉弱涩者，复不可下，亦不可汗也。

厥逆无汗禁汗证

第三一一条 少阴病，但厥无汗而强发之，必动其血，或从口鼻，或从目出，是名下厥上竭，为难治。"必动其血"下原有"未知从何道出"六字，依恽氏说删。

程郊倩曰：少阴病但厥无汗，阳微阴盛可知，只从少阴例治之可耳，奈何强发之，犯所禁乎。夫汗酿于营分之血，阳气盛，方能酿，故阴经无汗，总因阳微，乃强发之，汗疲于供，自是逼及未曾酿汗之营血，以苦应之，下厥上竭，生气之源索然矣。难治者，下厥非温不可，而上竭则不能用温，故为逆中之逆耳。

恽铁樵曰：未知从何道出句疑衍，难治似当作不治解。（第四十五表）

第四十五表　少阴病决生死及禁忌表

决生死法	下利自止，虽恶寒蜷卧而手足温者	可治
	恶寒而蜷，时自烦，欲去衣被者	可治
	吐利，手足不逆冷，反发热者	不死
	恶寒身蜷而利，手足逆冷者	不治
	吐利烦躁，四逆者	死
	四逆，脉不至，恶寒而蜷，不烦而躁者	死
	下利止，头眩，时时自冒者	死
	六七日息高者	死
禁忌	六七日自利复烦躁，不得卧者	死
	脉细沉数，病在里者，禁汗，脉微及尺脉涩者	禁汗下
	厥逆无汗者	禁汗

附 少阴篇删文评正

第十九条 少阴病，四逆，其人或咳或悸，或小便不利，或腹中痛，或泄利下重者，四逆散主之。

〇四逆散方

柴胡枳实芍药甘草上四味，各十分，捣筛，白饮和服方寸匕，日三服。加减法咳者，加五味子、干姜，并主下利。悸者，加桂枝。小便不利，加茯苓。腹中痛者，加附子。泄利下重者，先以水五升，煮薤白三升。去滓，以散三寸匕，纳汤中，煮取一升，分温再服。

余无言曰：此条之错误在文字，而其不可解在用药，今分别言之。原文中，有其人或咳或悸，或小便不利，或腹中痛，或泄利下重，二十字，滥于本文之中，其错误亦与第四二条小青龙汤证及第二三五条小柴胡汤证同，其或有或无之证，属于加减法耳。故后文云，如何如何，加某药，如是则本文少阴病，四逆者，四逆散主之，仅十一字耳，以少阴病而至四逆，自有千古不易之温法在，何得用不关痛痒之柴胡、枳实等品乎？即将或咳或悸等症状，亦滥入其中，与柴胡枳实等品，亦不相符合。舒驰远谓此证何用四逆散，不通之至。钱潢谓揆之以理，未必出于仲景。柯韵伯谓加味俱用五分，而附子一枚，薤白三升，何多寡不同若是，不能不疑是叔和之误。恽铁樵谓方中四味，均与少阴无涉，其讹误不辨自明。诸家均如此说，其为作伪可知矣，况仲景《伤寒论》中，均以铢两升斗定量，从无以几分定量者，至东晋崔行功用此方治伤寒，众医效之，一时枳实增价数倍，则尤属害人不浅。

第二十条　少阴病，下利，咽痛，胸满心烦者，猪肤汤主之。

余无言曰：本条以下利咽痛，胸满心烦，而用猪肤汤。夫下利、心烦及咽痛，均有治法，本篇言之详矣，惟胸满一证，未见明文，然以猪肤白米粉测之，则仍为少阴病之虚满，而非实满也可知。《伤寒论》之定例，即是有一症，加一药，无一症，去一药，其症状明白俱在，运用之妙，在乎一心，参酌情形，加味可耳，何必用此猪肤汤哉？且猪肤一物，已成千古疑案。吴绶以为是炀猪时，刮下黑皮，王好古以为即是猪皮。方有执以为是皮外毛根之薄肤。喻昌以为是皮之内层肥白。吴仪洛以为当取厚皮，泡去肥白油，刮取皮上一层白腻者是。舒驰远以为内去油，外去毛，刮净白者是。庞安时以为是猪膊膏。诸说纷纭，莫衷一是。由汉代至今，尚不知猪肤为何物，则虽有此汤之设，诸家何尝用过？以从未试用之方，盲然宣示后人，岂可为训乎？

第二十一条　少阴病，下利，脉微涩，呕而汗出，必数更衣，反少者，当温其上灸之。

余无言曰：此条文字，亦属闷葫芦也。唐容川曰，必数更衣，反少者，两语义尚未明，阙以待考。方中行曰，当温其上，是灸头顶上百会穴也。常器之曰，是太冲穴。郭白云曰，是太溪穴。钱潢曰，灸之者，灸少阴脉穴，更灸胃之三脘也。舒驰远并引一治案，证明是灸百会穴，而究之当灸其上一语，仍不能为百会穴之确论，而舒氏一案，其症状亦不尽相符，特录之于后，备考可耳，但不可为训也。

舒驰远曰，此证阳虚气坠，阴弱津衰，故数更衣，而大便反少也。曾医一妇人，腹中急痛，恶寒厥逆，呕而下利，脉见微涩，予以四逆汤，投之无效。其夫告曰，昨夜依然作泄无度，然多空坐，醭胀异常，尤可奇者，前阴醭出一物，大如柚子，想是尿膵，老妇尚可生乎？予即商之仲远，仲远踌躇曰，是证不可温其下，以逼迫其阴，当用灸法瘴其上，以升其阳，而病自愈，予然其言，而依其法，用生姜一片，贴头顶百会穴上，灸艾火三壮，其脬即收，仍服四逆汤加芪、术，一剂而愈。

第二十二条　少阴病，下利便脓血者，桃花汤主之。

余无言曰：此条单举下利便脓血，与第二九一条之主证同，二九一条之腹痛及小便不利，是下利便脓血之兼症，无足介意。下利止，则小便自利，不便脓血，则腹自不痛，此定理也。第二九一条之主证，是下利便脓血，本条亦是下利便脓血，是本条为重出矣。

第二十三条　少阴病，下利便脓血者，可刺。

余无言曰：此文言下利便脓血者，可刺，但未明言何穴，并未如太阳篇第二十三条，指出风池、风府，少阳篇第二五〇条，指出期门，而少阴之经穴亦多矣，果何所适从乎？无怪钱潢、常器之、郭白云等，各持一说，而妄加臆测也，传疑不可，传信无征，不如删之之为愈。

卷九　厥阴篇

厥阴病提纲（肝脏病）

厥阴病证

第三一二条　厥阴之为病，热与厥相错见也。 本篇提纲，编者补正。

余无言曰：论者无不谓《伤寒论》难读，而厥阴篇尤难读，此说信然。今观厥阴篇提纲原文曰，"消渴，气上撞心，心中疼热，饥而不欲食，食则吐蛔，下之，利不止"，此条文字，完全为形容胸脘间烦热之状，而言不及厥，但后文诸条，皆将热、厥并举，是以热厥两重要症状，为厥阴病之主征，已意在言外。此即日人丹波元坚所谓厥阴病者，里虚而寒热相错证者是也。

考中医厥阴所指，为肝与心包络。此说源出《内经》，仲景因之以名篇。但条文中仲景绝未明言，何者是肝病症状，何者是心包络病症状，不似阳明病指明为胃肠，太阴病指明为脾也。余意厥阴之脏，指定为肝，最为精当，而并指为心包络，则殊无确征。何哉？盖心包络为细筋膜，与黄脂所组成，状如一囊，较心脏为大，包于心脏之外，系于心蒂与肺脉相连之处。在生理

395

上，只是心脏之附属品，除保护心脏，以免心尖与胸膜磨擦外，其他则无大功用。此物在体内，当与胸统膜、腹统膜、横膈膜、纵隔膜等类齐观，决不能认经文中，有消渴，气上撞心，心中疼热，饥而不欲食等，而即认为是心包络病也。至气上撞心，心中疼热，犹可说到心包，但消渴及饥不欲食，又属胃脘间事矣。总之经文所举，此数种症状，是胸脘间，有热而烦之象，非心包局部所独有也。（第十一图）

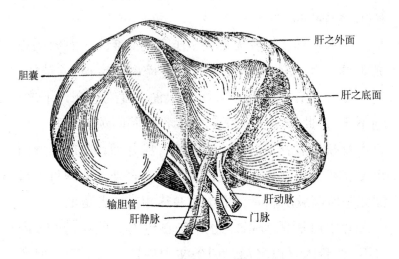

第十一图　肝脏图

　　至独认厥阴为肝脏病者，何欤？盖肝为造血器官，一般学者，以肝中之血，约占全身三分之一。而中医旧说，谓肝为藏血之脏，更有颠扑不破之价值，是肝脏不啻为人身一血液之藏贮库，全身血液之给养，心肾血液之交流，均取给于此。据生理新说，胃肠等各脏器之回血管（即静脉），一一通汇至肝部，合成门脉，而入于肝，与肝动脉之毛细管合流，再入与肝静脉相合，门脉之血液入肝，则供给肝细胞，制造胆汁，及肝糖者。近世泰西医家取动物之肝脏，造成一种补血剂，或内服，或注射，均有奇效。可见中医肝藏血之说，为不虚矣。

厥阴者，即指肝也。厥者，尽也，阴之终点，而血之最深处也。当病至少阴，心肾之血，为邪热所消耗，邪愈盛，则血愈虚。病进不已，再至厥阴，则消耗及于贮藏库矣。犹之一个家庭，日用浩繁，入不敷出，忽动及向来不用之储金，其危险为何如。邪既侵及肝脏，里虚可知，气不能充于卫，血不能输于营，循环发生障碍，故每发厥。但此时正气虽衰，犹冀作背城一战，如能略进米饮，体功上稍得援助，即自起救济，正与邪争，正盛时则发热，邪盛时则又发厥。故热厥之证，交错而见。如热多厥少，是为病退，每可自愈；如厥多热少，是为病进，必借药力之援助。此厥阴之病，亦有可治之机也。

厥阴病欲解脉证

第三一三条　厥阴中风，脉微浮，为欲愈，不浮，为未愈。

成无己曰：经曰，阴病见阳脉则生，浮者，阳也。

厥阴中风，脉微浮，为邪气还表向汗之征，故云欲愈。

恽铁樵曰：中风二字，是术语，与太阳篇中风二字，同一意义。盖发热而有汗之谓也。厥阴中风，犹言阴证发热有汗，脉微浮，为病有向外之转机，是不相顺接者，有变为顺接之倾向，故为欲愈，反是，为不欲愈。

王良能曰：阳病得阴脉者死，不浮，未必即是阴脉，故止是未愈。不曰沉而曰不浮，下字极活。

厥阴病解时

第三一四条　厥阴病，欲解时，从丑至卯上。

按：解见太阳篇第十二条。

厥阴病热厥证

吐蛔下利证

第三一五条　厥阴病，消渴，气上撞心，心中疼热，饥而不欲食。食则吐蛔，下之利不止。

舒驰远曰：此阴阳错杂之证也。消渴者，膈有热也。厥阴邪气上逆，故上撞心，疼热者，热甚也，心中疼热，阳热在胸也，饥而不欲食者，阴寒在胃也，强与之食，亦不能纳，食必与蛔俱出，故食则吐蛔也。此证上热下寒，若因上热误下之，则上热未必即去，而下寒必更加甚，故利不止也。

张璐曰：张卿子云，尝见厥阴消渴数证，舌尽红赤，厥冷，脉微，渴甚，服白虎、黄连等汤，皆不救。盖厥阴消渴，皆是寒热错杂之邪，非纯阳亢热之证，岂白虎、黄连等汤所能治乎？

余无言曰：恽铁樵云，厥阴病是寒热错杂之证，自是不误。因厥阴主方，是乌梅丸，而乌梅丸之药味，又寒热并用者也。如恽氏说，则此证可用乌梅丸矣。盖张卿子谓，厥阴病消渴，舌赤红，厥冷脉微，服白虎、黄连等汤不效。而后文第三二四条乌梅丸方，亦云又主久利。是本条之证，无论已下未下，皆可主以乌梅丸。因乌梅丸中寒热互用，有人参乌梅之益气生津，其他药味，且可寒热并治也。

热厥误汗变证

第三一六条　伤寒一二日，至四五日而厥者，必发热，前热者，后必厥，厥深者，热亦深，厥微者，热亦微，厥应下之，而反发汗者，必口伤烂赤。

程应旄曰：伤寒毋论一二日，至四五日而见厥者，必从发热得之，热在前，厥在后，此为热厥。不但此也，他证发热时，不复厥，发厥时，不复热，盖阴阳互为胜复也。唯此证，孤阳操其胜势，厥自厥，热仍热，厥深则发热亦深，厥微则发热亦微，而发热中，兼夹烦渴，不下利之里证，总由阳陷于内，菀其阴于外，而不相接也。须用破阳行阴之法，下其热，而使阴气得伸，逆者顺矣。不知此而反发汗，是徒从一二日及发热起见，认为表寒故也，不知热得辛温，而助其升散，厥与热两皆不除，而早口伤烂赤矣。

喻嘉言曰：既云诸四逆厥者，不可下矣。此云厥应下之者，其辨甚微。盖先四逆而后厥，与先发热而后厥者，其来回异，故彼云不可下，此云应下之也。以其热深厥深，当用苦寒之药，清解其在里之热，即名为下。如下利谵语，但用小承气汤止耳，从未闻厥阴有峻下之法也。若不用苦寒，反用辛甘发汗，宁不引热势上攻，口伤烂赤与喉痹，互意。

热厥相平自愈证

第三一七条　伤寒病，厥五日，热亦五日，设六日当复厥，不厥者，自愈。厥终不过五日，以热五日，故知自愈。

《金鉴》曰：伤寒邪传厥阴，阴阳错杂为病，若阳交于阴，是阴中有阳，则不厥冷，阴交于阳，是阳中有阴，则不发热。惟阴盛不交于阳，阴自为阴，则厥冷也。阳亢不交于阴，阳自为阳，则发热也。盖厥热相胜则逆，逆则病进，厥热相平则顺，顺则病愈。今厥与热日相等，气自平衡，故知阴阳和，而病自愈也。

魏荔彤曰：厥热各五日，皆设以为验之辞，俱不可以日拘，如算法设为问答，以明其数，使人得较量其亏盈也。厥之本于肝，忽发热，忽发厥，亦犹少阳往来寒热之义也。

厥少热多证——热甚便脓血证

第三一八条　伤寒发热四日，厥反三日，复热四日，厥少热多，其病当愈。四日至七日，热不除者，其后必便脓血。

《金鉴》曰：伤寒邪在厥阴，阳邪则发热，阴邪则厥寒，阴阳错杂，互相胜复，故或厥或热也。伤寒发热四日，厥亦四日，是相胜也，今厥反三日，复热四日，是热多厥少，阳胜阴退，故其病当愈也。当愈不愈，热仍不止，则热郁于阴，其后必便脓血也。

张路玉曰：太阳以恶寒发热为病进，恐其邪气传里也，厥阴以厥少热多为病退，喜其阴尽阳复也。

恽铁樵曰：先厥后热，病向外达，故厥热日数相当，其病自愈。若热过当，则便脓血矣，便脓血即是痢，是转属病，当白头翁汤。黄芩汤非其治，无效。桃花汤可治脏厥之利，不能治热陷下利。

厥多热少证

第三一九条　伤寒厥四日，热反三日，复厥五日，其病为进，寒多热少，阳气退，故为进也。

周禹载曰：此二条总以邪胜则厥，正胜则热。所以厥者，以厥阴脏中，本无真阳也。故厥阴证中，喜其发热者，以正胜也，正胜则邪退，故当愈也。假使热气太过，则其热非正气之复，而为有余之邪。故肝脏之血，为热所逼，疾走下窍，势所必然。若寒多热少，又是正不胜邪，其病为进，盖邪与元气不两立也。

厥热而利证

第三二〇条　伤寒先厥，后发热而利者，必自止，见厥复利。

恽铁樵曰：冠以伤寒字，是言厥阴证从传变而来，先厥后发热而利，是因厥而利，非因热而利。厥而利，当观热之先后，假使热在后，虽利必自止也。与诸条合观，则知厥为病进，热为病退，厥则热在里，其脉沉，甚则至于伏，故云热深厥深。热则病向外，其脉浮，故云浮为欲愈，不浮为未愈也。

曹颖甫曰：厥逆为中阳不达四肢，中阳不运，脾湿内停，因而下利，此本四逆汤证，不待再计。本节云，先厥后发热而利者必自止，此寒尽阳回之候，不烦顾虑者也。曰见厥复利，此寒湿未尽，由阳入阴之候，所当急温者也。是故大汗，大下利，而厥冷者，四逆汤主之。大汗出，热不去，内拘急，四肢疼，又下利厥逆恶寒者，亦四逆汤主之也。

咽痛喉痹证——下利便脓血证

第三二一条 伤寒先厥后发热，下利必自止，而反汗出，咽中痛者，其喉为痹。发热无汗，而利必自止，若不止，必便脓血，便脓血者，其喉不痹。

汪琥曰：先厥后发热，下利必自止，阳回变热，热邪太过，而反汗出。咽中痛者，此热伤上焦气分也，其喉为痹。痹者，闭也，此以解咽中痛甚，其喉必闭而不通。又热邪太过，无汗，而利不止，便脓血者，此热伤下焦血分也。热邪泄于下，则不干于上，故云其喉不痹。余疑此条证，或于发厥之时，过服热药而至此，学者临证，宜细辨之。

曹颖甫曰：咽痛，为燥气上淫肺胃，厥阴之证，与少阴略同，要其便脓血，则大相违异。少阴之便脓血，为水寒血败，故方治宜桃花汤。厥阴之便脓血，为阳回血热，故独宜白头翁汤。不唯脉之微细滑数，大有径庭，而少阴之昏昏欲睡，厥阴之多言善怒，情形正自不同也。

余无言曰：厥阴病，热自内发而达表，是体功自起救济也。热不甚，则病每自解；若热太过，则病反转变。本条之两种症候，一为喉痹，一为便脓血，皆转变之征也。上文云发热下利必自止，而反汗出，是明示因利自止，津液为热所迫，外行而为汗，热亦乘势上攻，而为咽痛喉痹也。而下文云，发热无汗，而利必自止，似乎不可通。既曰无汗，而又曰利必自止，且热尚煎迫，津液岂能立足于体内，而不妄动耶。余意下文利必自止句，为利必不止之误。利不止也甚，则必便脓血矣。热向上攻，乃不下利，而为喉痹，热向下攻，乃不喉痹，而为下利便脓血，如此方与病理说得通。

丹波元简曰：汪云，常器之曰喉痹，可桔梗汤，便脓血，可桃花汤。然桃花汤内有干姜，过于辛热，不可用也。如黄芩汤，可借用之。张云，便脓血者，白头翁汤，未知何是。

热少厥微证——胸烦便血证

第三二二条　伤寒热少厥微，指头寒，默默不欲食，烦躁。数日，小便利，色白者，此热除也，欲得食，其病为愈。若厥而呕，胸胁烦满者，其后必便血。

周禹载曰：邪虽传至厥阴，而所受本轻者，则热与厥俱微，故但指头微寒，而不至厥逆也。然肝邪乘脾，自不欲食，虽曰烦躁，较邪重者原属不同，乃因循至于数日，正气渐复，邪亦少杀，遂使膀胱化行，而胃中之热尽除，因欲得食，病为愈也。若呕厥烦满，则所传之邪既重，上逆而为呕，内实而为满，肝脏受伤，血因热走，势不至于便血，不止也。此条分两截看，一轻一重，始为了然。不然，断无前轻而后忽重之理。

程应旄曰：此条下半截曰，小便利，色白，则上半截小便短，色赤，可知。是题中二眼目，默默不欲食，欲得食，是二眼目，胸胁满烦躁，与热除，是二眼目，热字包有烦躁等症，非专指发热之热也。

厥之病原

第三二三条　凡厥者，阴阳气不相顺接，便为厥，厥者，手足逆冷是也。

余无言曰：厥逆之证，西医谓是血循环发生障碍，推其病原，确在于肝。盖肝为藏血之脏，心为行血之脏。肝血不充，则心血亦不足；心血不足，则心呈衰弱之状。心脏衰弱，则循环发生障碍，此是一贯之病理。本条言厥者，阴阳气不相顺接，阴阳，指表里言。心脏之血不能循动脉发于四肢，四肢之血不能循静脉回于心脏。故四肢之血呈郁滞状态，几成死血，血温亦大降，故为厥逆也。

厥阴病温法

乌梅丸证

第三二四条　伤寒脉微而厥，至七八日，肤冷，其人躁无暂安时者，此为少阴脏厥，非厥阴蛔厥也，蛔厥者，其人当吐蛔。今病者静，而复时烦，此为脏寒，蛔上入膈故烦，须臾复止，得食而呕，又烦者，蛔闻食臭出，其人当自吐蛔。蛔厥者，乌梅丸主之，又主久利。

"此为少阴脏厥，非厥阴蛔厥也"句，其中"少阴厥阴"四字编者补正。

余无言曰：本条诸家解释，均难当意，前后词句，似颇费解，而实则借少阴病之脏厥，以反证厥阴病之蛔厥也。本条当分三节看。第一节，自首句起，至其人当吐蛔止。曰伤寒脉微而厥，脉微是少阴病，故第二七二条谓少阴之为病，脉微细，可证。第二八五条谓少阴病，下利清谷，手足厥逆，脉微欲绝，又可证。是脉微而厥，为少阴病，无疑义也。曰至七八日，肤冷，其人躁无暂安时句，与第二八五条身反不恶寒句，含义正同。盖言不恶寒，则反恶热，可知因恶热而烦躁，自属必然之势，又可知。此成无己、喻嘉言辈，所谓群阴格阳者也。第二八八条亦曰少阴病，吐利，手足厥冷，烦躁欲死。首句曰少阴病，则必脉微细也，以脉微厥冷，烦躁欲死，与本条之脉微而厥，躁无安时，又无不吻合。故曰，此为脏绝，言为少阴脏寒之吐利而厥，非为厥阴脏寒之吐蛔而厥也。然犹恐人认证不清，特再叮咛曰，蛔厥者，其人当吐蛔，是明言与少阴寒厥之只有吐利而决不吐蛔者，又不同矣。

第二节曰，今病者静，是与少阴之躁，不同也。曰而复时烦，是有时而烦，与躁无暂安时，又不同也。曰此为脏寒，蛔上人膈，故烦，是与少阴脏寒吐利而烦，又不同也。虽烦而须臾复止，是呼应时烦句也，得食而呕又烦者，是说明吐之因也。蛔闻食臭出者，是说明吐之果也。唯以吐蛔，为蛔闻食臭而然，似乎知一未知二也。余意藏血之肝脏寒甚，而肠中亦寒甚而温微，蛔本为肠寄生虫，以人之食为食，以人之温为温，此时温食两缺，岂不为饥寒所迫，不遑宁居，一旦偶闻食气，饥者甘食，于是夺关而出矣。

第三节曰，蛔厥者，乌梅丸主之，是明厥阴病之蛔厥，与少阴之吐利而厥，治法不同。少阴之下利，里寒外热而厥，通脉四逆汤证也。少阴之吐利，烦躁欲死而厥，吴茱萸汤证也。若本条之时烦，吐蛔而厥，则彼两方非其治，故特出乌梅丸以主之。除温化里寒之外，兼用安虫之乌梅，杀虫之蜀椒，补气之人参，养血之当归，不可谓不周也，然而危矣。末曰，又主久利，言久利肠寒，蛔不上逆而下行者，亦可治之也。经文虽未明言，可于本方之组合测知之，否则久利一证，固有四逆理中在也，而何取于乌梅丸乎。

柯韵伯曰：其人静而时烦，与躁无暂安时者，回殊矣。此与气上撞心，心中疼热，饥不能食，食即吐蛔者，互文以见意也。看厥阴诸证，与本方相符，下之利不止，与又主久利句合，则乌梅丸为厥阴主方，非只为蛔厥之剂矣。

〇乌梅丸方

乌梅三百枚　细辛六两　干姜十两　黄连十六两　当归四两　附子六枚，炮，去皮　蜀椒四两　桂枝六两，去皮　人参六两　黄柏六两

上十味，各捣筛，合治之，以苦酒渍乌梅一宿，去核，蒸之五斗米上，饭熟捣成泥，和药令相得，纳臼中，与蜜杵二千下，丸如梧桐子大。先食，饮服十丸，日三服，稍加至二十丸。禁生冷滑物臭食等。"五斗米上"之"上"字原作"下"，编者改正，因与蒸之义不合也。

吴仪洛曰：此方主胃气虚，而寒热错杂之邪，积于胸中，所以蛔不安，而时时上攻，故仍用寒热错杂之味治之。方中乌梅之酸以安胃，蜀椒之辛以泄滞，连柏之苦以降气。盖蛔闻酸则定，见辛则伏，遇苦则降，其他参归以补气血之虚寒，姜附以温胃中之寒饮。若无饮，则不呕逆，蛔亦不上矣。辛桂以祛陷内之寒邪，若无寒邪，则虽有寒饮，亦不致呕逆，若不呕逆，则胃气纵虚，亦不致蛔厥。

程应旄曰：名曰安蛔，实是安胃，故并主久利。可见阴阳不相顺接，厥而下利之证，皆可以此方括之也。

《内台方议》云：蛔厥者，乃多死也。若病者时烦时静，得食而呕，或口常吐苦水，时又吐蛔者，乃蛔证也。又腹痛脉反浮大者，亦蛔证也。有此当急治，不治则杀人。故用乌梅为君，其味酸能胜蛔，以川椒细辛为臣，辛以杀虫，以干姜桂枝附子为佐，以胜寒气而温其中，以黄连、黄柏之苦，以安蛔，以人参当归之甘，而补缓其中，各为使也。

当归四逆汤证

第三二五条　手足厥寒，脉细欲绝者，当归四逆汤主之。

钱潢曰：四肢为诸阳之本，邪入阴经，致手足厥而寒冷，则真阳衰弱可知。其脉微细欲绝者，《素问·脉要精微论》云，脉者，血之府也。盖气非血不附，血非气不行，阳气既已虚衰，阴血自不能充实。当以四逆汤，温复其真阳，而加当归，以荣养其阴血，故以当归四逆汤主之。

〇当归四逆汤方

当归三两　桂枝三两，去皮　芍药三两　细辛三两　甘草二两，炙　通草二两　大枣二十五枚，劈

上七味，以水八升，煮取三升，去渣。温服一升，

日三服。

钱潢曰：手足厥寒，即四逆也，故当用四逆汤。而脉细欲绝，乃阳衰而血脉伏也，故加当归，是以名之曰当归四逆汤也。不谓方名虽曰四逆，而方中并无姜附，不知何者可以挽回阳气，是以不能无疑也。恐是历年久远，散失遗亡，讹舛于后人之手，未可知也。从来注伤寒家，皆委曲顺解，曾不省察其理，殊可异也。

柯韵伯曰：此条证为在里，当是四逆本方，加当归，如茯苓四逆之例。若反用桂枝汤攻表，误矣。既名四逆汤，岂得无姜附。

当归四逆加吴茱萸生姜汤证

第三二六条　若其人内有久寒者，宜当归四逆加吴茱萸生姜汤主之。

钱潢曰：此承上文言，手足厥寒，脉细欲绝，固当以当归四逆治之矣。若其人平素内有久寒者，而又为客寒所中，其痼阴沍寒，难于解散。故更加吴茱萸之性燥苦热及生姜之辛热以泄之，而又以清酒扶助其阳气，流通其血脉也。

○当归四逆加吴茱萸生姜汤方

当归三两　芍药二两，炙　通草三两　桂枝三两，去皮　细辛三两　生姜八两，切　吴茱萸半升　大枣二十五枚，劈　甘草二两，炙上九味，以水六升，清酒六升和，煮取五升。去滓，温分五服。

柯韵伯曰：此本是四逆，与吴茱萸相合，而为偶方也。吴茱萸，配附子生姜，佐干姜，久寒始去。

通脉四逆汤证

第三二七条　下利清谷，里寒外热，汗出而厥者，通脉四逆汤主之。

张锡驹曰：若寒伤厥少二阴，则阴寒气甚，谷虽入胃，不能变化其精微，蒸津液而沁糟粕，清浊不分，完谷而出，故下利清谷也。在少阴则下利清谷，里寒外热手足厥逆，脉微欲绝，身反不恶寒。在厥阴则下利清谷，里寒外热，汗出而厥，俱宜通脉四逆汤，启生阳之气，而通心主之脉也。

汪琥曰：下利清谷，为里寒也。外热为身微热，兼之汗出，此真阳之气，外走而欲脱也。前条汗出为欲解，此条汗出而反厥，乃阳气大虚也。与通脉四逆汤，以温经固表，通内外阳气。

舒驰远曰：下利清谷，里寒外热，汗出而厥，是阴寒盛极，而格阳于外也，当用真武，通脉四逆汤，与此相反。（存参）

○通脉四逆汤方（见少阳篇第二八五条）

四逆汤证（一）

第三二八条　呕而脉弱，小便复利，身有微热，见厥者难治，四逆汤主之。

程郊倩曰：呕而脉弱，厥阴虚也。小便复利，少阴寒也。上不纳而下不固，阳气衰微可知，更身微热而见厥，则甚寒逼微阳而欲越，故为难治。

尤在泾曰：呕与身热为邪实，厥利脉弱，为正虚，虚实互见，故曰难治。用四逆汤者，舍其标而治其本也。

余无言曰：余意四逆汤主之句，当在见厥者难治句之上。盖呕而小便利，是里寒甚，迫津液上越下脱也，脉弱有微热，是表阳微，体温游离欲散也，急宜四逆以温固之。表阳回，而里寒自去矣。若再见厥者，是游离之真阳尽亡，一去不返也，朝不保夕，故曰难治。程、尤两家说，可参。

○四逆汤方（见太阴篇第二六七条）

四逆汤证（二）

第三二九条　大汗出，热不去，内拘急，四肢疼，又下利厥逆而恶寒者，四逆汤主之。

陈平伯曰：大汗，身热，四肢疼，皆是浮越之热邪为患，而仲景便用四逆汤者，以外有厥逆恶寒之证，内有拘急下利之候。阴寒之象，内外毕露，则知大汗为阳气外亡，身热为虚阳外越，肢疼为阳气内脱，不用姜附以急温，虚阳有随绝之患，其辨证处，又只在恶寒下利也。总之仲景辨阳经之病，以恶热不便为里实，辨阴经之病，以恶寒下利为里虚，不可不知。

舒驰远曰：大汗出者，真阳外亡也。热不去者，微阳尚在躯壳也。内拘急者，阴寒内结也。四肢疼者，邪侵入关节也。兼之下利厥逆而恶寒，在里又纯阴也。合而观之，亦属阳虚与阴盛并见，法宜生熟附子并用，更加黄芪、白术，以助后天之阳，庶乎有当。单用四逆，于法尚欠。

四逆汤证（三）

第三三〇条　大汗，若大下利，而厥冷者，四逆汤主之。

《金鉴》曰：大汗出，汗不收者，桂枝加附子汤证也。大下利，利不止者，理中加附子汤证也。今大汗出，又大下利不止，而更见厥冷，乃阳亡于外，寒盛于中，非桂枝理中之所能治也。当与四逆汤急回其阳，以胜其阴，使汗利止而厥冷退，则犹可生也。

程知曰：不因汗下而厥冷者，用当归四逆，因汗下而厥冷者，用四逆，此缓急之机权也。

吴茱萸汤证

第三三一条　干呕吐涎沫，头痛者，吴茱萸汤主之。

周禹载曰：邪传厥阴，热已深矣，热虽深，阴不得头痛，而头痛者，以邪热挟肝上逆也。厥气上逆，遂使肝家之液，冲激而出，非由胃也。何以知非由胃，胃乃水谷之海，设为浊阴上干，必不至干呕无物，但吐涎沫矣。安得不以吴萸降逆，人参辅正，姜枣宣滞耶。

余无言曰：舒驰远以为，此条多一呕字。既吐涎沫，何云干呕？不知干呕，与吐涎沫是两事。干呕，是胃中事，胃中作呕，无物可出，故曰干呕。吐涎沫，是口中事，即口中濡涩而有涎沫生出，有不得不吐之势，故曰吐涎沫，此纯为肝热迫津上行。周说甚是。（第四十六表）

〇吴茱萸汤方（见阳明篇第一九六条）

第四十六表　厥阴温法汤证表

病者静时烦，得食则呕，又烦，吐蛔者	乌梅丸
手足厥寒，脉细欲绝者	当归四逆汤
手足厥，脉细，内有久寒者	当归四逆加吴茱萸生姜汤
下利清谷，里热外寒，汗出而厥者	通脉四逆汤
呕而脉弱，小便利，身微热而厥者	四逆汤
大汗出，热不去，内拘急，四肢疼，下利厥寒者	
大汗，或大下利而厥冷者	
干呕，吐涎沫，头痛者	吴茱萸汤

厥阴病清法

干姜黄连黄芩人参汤证

第三三二条　伤寒本自寒下，医复吐下之，寒格，更逆吐下，若食入口即吐，干姜黄连黄芩人参汤主之。

余无言曰：王宇泰曰，本自寒下，恐是本自吐下之误，玩复字可见。《金鉴》曰，经论无寒下之文，玩下文，寒格，更逆吐下句，可知上文寒下之下字，当是格字。柯氏本则删更逆吐下四字。均大误矣。余意本自寒下，即下焦有寒之谓，下焦有寒，反之则上焦有热矣，医者不知为上热下寒，反吐下之，此治之误也。以寒格于下之证，反以吐下之法，逆治之，则胸膈胃脘间寒热之气，逆乱无序，于是食入则吐矣。方用干姜温下而佐治寒吐，芩、连清上而兼治热吐，然而误吐误下，总是伤气伤津，故以人参之益气生津者殿之，岂有不愈者哉。

○干姜黄连黄芩人参汤方

干姜　黄连　黄芩　人参各三两

上四味，以水六升，煮取二升。去滓，分温再服。

余无言曰：此方由第二四九条黄连汤中脱胎而出，宜参看之。

柯韵伯曰：伤寒吐下后，食入口即吐，此寒邪格热于上焦也。虽不痞硬，而病本于心，故用泻心之半，调其寒热以致和平。去泻心之生姜、半夏者，心下无水气也。不用甘草、大枣者，呕不宜甘也。

白头翁汤证（一）

第三三三条　热利下重者，白头翁汤主之。

《金鉴》曰：热利下重，乃火郁湿蒸，秽气奔逼广肠，魄门重滞而难出。即《内经》所云暴注下迫者是也。

《金匮直解》曰：热利下重，则热客于肠胃，非寒不足以除热，非苦不足以坚下焦，故加一热字，别于以上之寒利。

○白头翁汤方

白头翁二两　黄柏三两　黄连三两　秦皮三两

上四味，以水七升，煮取二升。去滓，温服一升，不愈，更服一升。

《金鉴》曰：白头翁，《神农本经》言其能逐血，止腹痛。陶弘景谓其能止毒痢，故以治厥阴热痢。黄连苦寒，能清湿热，厚肠胃，黄柏泻下焦之火，秦皮亦属苦寒，治下痢崩带，取其收涩也。

白头翁汤证（二）

第三三四条　下利欲饮水者，以有热故也，白头翁汤主之。

钱潢曰：此又申上文热利之见证，以证其为果有热者，必用此治法也。夫渴与不渴，乃有热无热之大分别也。里无热邪，口必不渴，设或口渴，乃下焦无火，气液不得蒸腾，致口无津液耳。然虽渴亦不能多饮，若胃果热燥，自当渴欲饮水，此必然之理也，宁有里无热邪，而能饮水者乎？仲景恐人之不能辨，故又设此条以晓之。（第四十七表）

第四十七表　厥阴病清法汤证表

寒下，复误吐下，寒格，食入即吐	干姜黄连黄芩人参汤
热利下重者	白头翁汤
下利有热，欲饮水	

厥阴病旁治法

栀子豉汤证

第三三五条　下利后，更烦，按之心下濡者，为虚烦也，宜栀子豉汤。

成无己曰：下利后不烦，为欲解，若更烦，而心下硬者，恐为谷烦。此烦而心下濡者，是邪热乘虚客于胸中，为虚烦也，与栀子豉汤治之则愈。

周禹载曰：下利后，似秽腐已去，则烦可止，乃其烦更甚，属实乎？抑虚乎？治烦之法，止有虚实二途，实者可下，虚者不可下也。欲知之法，按其心下，无所结痛，则其烦为虚。在太阳下后，身热，心下结痛，尚取用此汤。因邪在膈上，可清之也，况但烦而不言热者乎？

瓜蒂散证

第三三六条　病人手足厥冷，脉乍紧者，邪结在胸中，心下满而烦，饥不能食者，病在胸中，当吐之，宜瓜蒂散。

《金鉴》曰：病人手足厥冷，若脉微而细，是寒虚也，寒虚者，可温可补。今脉乍紧劲，是寒实也，寒实者，宜温宜吐也。时烦吐蛔，饥不能食，是病在胸中也，寒饮实邪，壅塞胸中，则胸中阳气，为邪气所遏，不能外达四肢，是以手足冷厥，胸满而烦，饥不能食也。当吐之，宜瓜蒂散，涌去其在上之邪，则满可消，而厥可回矣。

茯苓甘草汤证

第三三七条　伤寒厥，而心下悸者，宜先治水，当服茯苓甘草汤，却治其厥。不尔水渍入胃，必作利也。

钱潢曰：《金匮》云，水停心下，甚者则悸，太阳篇中，有饮水多者，心下必悸，此二语虽皆仲景本文，然此条并未言饮水，盖以伤寒见厥，则阴寒在里。里寒则胃气不行，水液不布，必停蓄于心下，阻绝气道，所以筑筑然而悸动。故宜先治其水，当服茯苓甘草汤，以渗利之，然后却与治厥之药。不尔则水液既不流行，必渐渍入胃，寒厥之邪在里，胃阳不守于中，必下走而作利也。

小承气汤证

第三三八条　下利谵语者，有燥屎也，宜小承气汤。

《金鉴》曰：下利里虚，谵语里实，若脉见滑大，证见里急，知其中必有宿食也。其下利之物，又必稠黏臭秽，知热与宿食，合而为之，此可决其有燥屎也，宜以小承气汤下之。于此推之，可知燥屎不在大便硬与不硬，而在里之急与不急，与便之臭与不臭也。

余无言曰：此条小承气，疑是大承气之误。

小柴胡汤证

第三三九条　呕而发热者，小柴胡汤主之。

钱潢曰：邪在厥阴，惟恐其厥逆下利，若见呕而发热，是厥阴与少阳，脏腑相连，乃脏邪还腑，自阴出阳，无阴邪变逆之患矣。故当从少阳法治之，而以小柴胡汤，和解其半表半里之邪也。（第四十八表）

第四十八表　厥阴病旁治法汤证表

下利后更烦，心下濡	栀子豉汤
足厥，脉乍紧，心下满而烦，饥不得食	瓜蒂散
厥而心下悸	茯苓甘草汤
下利谵语，有燥屎者	小承气汤
呕而发热者	小柴胡汤

厥阴病辨证法

腹痛自利证

第三四〇条　伤寒四五日，腹中痛，若转气下趋少腹者，此欲自利也。

钱潢曰：伤寒四五日，邪气入里，传阴之时也。腹中痛，寒邪入里，胃寒，而太阴脾脏病也。转气下趋少腹者，言寒邪盛，而胃阳不守，水谷不别，声响下奔，故为欲作自利也。

周扬俊曰：愚案腹中痛又何以知是虚寒？若火痛，必自下逆攻而上；若热痛，必胸结烦满而实。故气下转趋，知为寒欲作利，无疑也。

尤在泾曰：下利有寒热之分，先发热而后下利者，传经之热邪内陷，此为热利，必有内烦，脉数等症。不发热而下利者，直中之寒邪下注，此为寒利，必有厥冷，脉微等症，要在审问明白也。

下利微热汗解证

第三四一条 下利，脉沉而迟，其人面少赤，身有微热，下利，清谷者，必郁冒汗出而解，病人必微厥。所以然者，其面戴阳，下虚故也。

汪琥曰：下利，脉沉而迟，里寒也，所下者清谷，里寒甚也。面少赤，身微热，下焦虚寒，无根失守之火，浮于上，越于表也。以少赤微热之故，其人阳气虽虚，犹能与阴寒相争，必作郁冒汗出而解。郁冒者，头目之际，郁然昏冒，乃真阳之气，能胜寒邪，里阳回而表和顺，故能解也。病人必微厥者，此指未汗出，郁冒之时而言。面戴阳系下虚，此申言面少赤之故。下虚，即下焦元气虚。按，仲景虽云，汗出而解矣，然于未解之时，当用何药耶？郭白云云，不解，宜通脉四逆汤。

微热而渴自愈证

第三四二条 下利，有微热而渴，脉弱者，令自愈。

程应旄曰：下利脉绝者死，脉实者亦死，必如何而脉与证合也。缘厥阴下利，为阴寒胜，微热而渴，则阳热复也。脉弱，知邪已退，而经气虚耳，故令自愈。

《金鉴》曰：厥阴下利，有大热而渴，脉强者，乃邪热俱盛也。今下利，有微热而渴，脉弱者，是邪热俱衰也，邪热既衰，故可令自愈也。

微热汗出自愈证

第三四三条　下利脉数，有微热汗出，令自愈。设复紧，为未解。

成无己曰：下利，阴病也，脉数，阳脉也，阴病见阳脉者生。微热汗出，阳气得通也，利必自愈。诸紧为寒，设复脉紧，寒气犹胜，故云未解。

程郊倩曰：下利而脉数，寒邪已化热也。微热而汗出，邪从热化以出表也，故令自愈。设复紧者，未尽之邪，复入于里，故为未解。盖阴病得阳则解，故数与紧，可以定愈不愈。

余无言曰：以上三条，一由微热郁冒汗出而解，一以微热而渴脉缓而愈（按，脉弱即脉缓之互词），一以脉数微热汗出自愈。此即第三一三条，所谓厥阴中风是也，以厥阴病而转有太阳症状，所以有自解之机也。

渴饮自愈证

第三四四条　厥阴病，渴欲饮水者，少少与之愈。

张路玉曰：阳气将复，故欲饮水，而少少与之者。盖阴气方欲解散，阳气尚未归复，若恣饮不消，反有停蓄之患矣。

周禹载曰：正气复，则热邪退，然津液已大伤，故渴欲饮水者，不妨少与之，正与胃气和者同意。倘多与之，则太阳濈灌，已有明戒，况厥阴乎。

尤在泾曰：厥阴之病，本自消渴，虽得水，未必即愈，此云渴欲饮水，少少与之愈者，必厥阴热邪还返阳明之候也。热还阳明，津液暴竭，求救于水，少少与之，胃气则和，其病乃愈，若系厥阴，则热足以消水，而水岂能消其热哉。

冷结膀胱证

第三四五条　病者手足厥冷，不结胸，小腹满，按之痛者，此冷结在膀胱关元也。

《金鉴》曰：病者手足厥冷，不结胸，是谓大腹不满，而唯小腹满，按之痛也。论中有小腹满，按之痛，小便自利者，是血结膀胱证；小便不利者，是水结膀胱证；手足热，小便赤涩者，是热结膀胱证。此则手足冷，小便数而白，知是冷结膀胱证也。

周禹载曰：不结胸，知非阳邪。小腹满，按之痛，知为阴邪。仲景恐人疑为五苓散证及蓄血证，故曰此为冷结，则用温用灸，自不待言。

《伤寒蕴要》曰：小腹，下焦所治，当膀胱上口，主分别清浊，或用真武汤。

误吐下汗哕证

第三四六条 伤寒大吐大下之，极虚，复极汗者，其人外气怫郁，复与之水，以发其汗，因得哕。所以然者，胃中寒冷故也。

钱潢曰：伤寒而大吐大下，则胃中阳气极虚矣。复极汗出者，非又汗之而极出也，因大吐大下之后，真阳已虚，卫外之阳，不能固密，所以复极汗出，乃阳虚而汗出也。愚医尚未达其义，以其人外气怫郁，本是虚阳外越，疑是表邪未解，复与之暖水以发其汗，因而得哕。哕者，呃逆也。其所以哕者，盖因吐下后，阳气极虚，胃中寒冷，不能运行其水耳。水壅胃中，中气遏绝，气逆而作呃逆也，治法，当拟用五苓散、理中汤，甚者四逆汤可耳。

程郊倩曰：哕之一证，有虚有实。虚自胃冷得之，缘大吐大下后，阴虚而阳无所附，因见面赤，以不能得汗，而外气拂郁也。医以面赤为热气拂郁，复与水而发汗，令汗大出，殊不知阳从外泄而胃虚，水从内搏，而寒格，胃气虚竭矣，安得不哕。点出胃中寒冷字，是亦吴茱萸汤之治也。

哕而腹满证

第三四七条 伤寒，哕而腹满，视其前后，知何部不利，利之则愈。

尤在泾曰：哕而腹满者，病在下，而气溢于上也，与病人欲吐，不可下之者不同。彼为上行极而欲下，此为下行极而复上也。经曰"在下者引而竭之"，故当视其前后二阴，知何部不利而利之。则病从下出而气不上逆，腹满与哕俱去矣。此热入太阴而上攻阳明之证，与厥阴无涉也。

下利渴热清脓血证

第三四八条　下利，脉数而渴者，令自愈。设不瘥，必清脓血，以有热故也。

周禹载曰：下利脉数而渴，邪虽未尽，而数为热征，则亦阳气自复之候，而无利久入阴之虞，亦可自愈，而不愈者，必热势向盛。此不但利不止，而必至圊脓血耳，以此推之，则其脉，必数而有力者也。

汪琥曰：此条仲景无治法，《补亡论》常器之云，可黄芩汤。王云，可黄连汤。

下利寸浮尺涩清脓血证

第三四九条　下利，寸脉反浮数，尺中自涩者，必清脓血。

成无己曰：下利者，脉当沉而迟，反浮数者，里有热也。涩为无血，尺中自涩者，肠胃血散也。随利下必便脓血。清，与圊通。《脉经》曰，清者，厕也。

汪琥曰：此条乃下利变脓血之候也，热利而得数脉，非反也，得浮脉则为反矣。此条论无治法，宜以黄芩汤代之。

厥阴病决生死法

下利认脉决死生

第三五〇条　下利脉沉弦者，下重也，脉大者，为未止，脉微弱数者，为欲自止，虽发热不死。

汪琥曰：此辨热利之脉也，脉沉弦者，沉主里，弦主急，故为里急后重，如滞下之证也，脉大者，邪热甚也。经云，大则病进，故为利未止也，脉微弱数者，此阳邪之热已退，真阴之气将复，故为利自止也。下利一候，大忌发热，兹者，脉微弱而带数，所存邪气有限，故虽发热，不至死耳。

余无言曰：舒驰远谓厥阴下利，法当分辨寒热，确有所据。对症用药，无不立验，但言脉者，玄渺难凭，吾不敢从云云。不知经文各篇中，每每此条举症，而彼条举脉，示人以两两参证耳，不得以辞害意而疑之。

下利脉实死证

第三五一条　伤寒下利，日十余行，脉反实者死。

成无己曰：下利者，里虚也，脉当微弱，反实者，病胜脏也，故死。《难经》曰，脉不应病，病不应脉，是为死病。

钱潢曰：所谓实者，乃阴寒下利，真阳已败，中气已伤，胃阳绝，而真脏脉现也。

热厥下利难治证

第三五二条　伤寒发热而厥，七日下利者，为难治。

钱潢曰：厥多而寒盛于里，复至下利，则腔腹之内，脏腑经络，纯是阴邪，全无阳气。虽真武、四逆、白通等温经复阳之法，恐亦未能挽回阳气，故曰难治。

热利厥躁死证

第三五三条　伤寒发热，下利厥逆，躁不得卧者死。

喻嘉言曰：厥证但发热，则不死，以发热则邪出于表，而里证自除，下利自止也。若反下利厥逆，烦躁有加，则其发热，又为阳气外散之候，阴阳两绝，亦主死也。

下利厥不止死证

第三五四条　伤寒发热，下利至甚，厥不止者死。

成无己曰:《金匮要略》云,六腑气绝于外者,手足寒,五脏气绝于内者,利下不禁。伤寒发热,为邪气独甚。下利至甚,厥而不止,为腑脏气绝,故死。

钱潢曰:发热则阳气已回,利当自止,而反下利至甚,厥冷不止者,是阴气盛极于里,逼阳外出。乃虚阳浮越于外之热,非阳回之发热,故必死矣。

余无言曰:本条末有"有阴无阳故也"六字,此为赘文,特删之。盖厥阴死证,总是寒甚热亡,何庸多此一句。

厥逆无脉微喘死证
第三五五条　下利手足厥冷,无脉者,灸之不温,若脉不还,反微喘者死。

钱潢曰:阴寒下利,而手足厥冷,至于无脉,是真阳已竭,已成死证。故虽灸之亦不温也。若脉不还,反见微喘,乃阳气已绝,其未尽之虚阳,随呼吸而上脱,其气有出无入,故似喘非喘而死矣。

汪琥曰:喘非灸所致,阳气不因灸复,则绝证次第而至矣。

脉绝厥冷认脉决死生
第三五六条　下利后,脉绝,手足厥冷,晬时脉还,手足温者生,脉不还者死。

钱潢曰：寒邪下利，而六脉已绝，手足厥冷，万无更生之理，而仲景犹云，周时脉还，手足温者生，何也？夫利有新久，若久利脉绝，而至手足厥冷，则阳气以渐而虚，直至山穷水尽。阳气磨灭殆尽，脉气方绝，岂有复还之时。唯暴注下泄，忽得之骤利，而厥冷脉绝者，则真阳未至陡绝。一时为暴寒所中，致厥利脉伏，故阳气尚有还期。此条乃寒中厥阴，非久利也，故云晬时脉还，手足温者生，若脉不见还，是孤阳已绝，而必死也。

余无言曰：钱氏说，前半极精当，后半可商。余意下利后，脉绝，手足厥冷，证至此时，诚极险证也。一周时后，脉之还与不还，要在下利之止与不止，与四肢之厥与不厥。盖下利果属不止，绝无脉还之理，仅言手足厥冷，不曰四肢，可见手足之厥冷，仅至腕而止，未过肘也，究与四逆者不同，尚有一线生机，岂可委而弃之乎？

灸之厥不还死证

第三五七条　伤寒六七日，脉微手足厥冷，烦躁，灸厥阴，厥不还者死。

章虚谷曰：人身阳气盛，则发热而邪出于表，阳气虚，则厥逆而邪陷于里，故厥少热多则生，厥多热少则死。脉微厥逆，邪已深陷。元气不胜邪气则烦躁。宜灸厥阴经，以通阳气，阳伸邪出则生。厥不还者，阳气已绝，故死也。

药误除中死证

第三五八条　伤寒脉迟，六七日，而反与黄芩汤彻其热脉迟为寒，今与黄芩汤，复除其热，腹中应冷，当不能食，今反能食，此名除中，必死。

汪琥曰：脉迟为寒，不待智者而后知也。六七日，反与黄芩汤者，必其病初起，便发厥而利。至六七日阳气回复，乃乍发热而利，未止之时，粗工不知，但见其发热下利，误认为太少合病，因与黄芩汤彻其热，彻即除也。又脉迟云云者，是申明除其热之误也。

成无己曰：除，去也，中胃气也。言邪气太甚，除去胃气，胃欲引食自救，故暴能食也。

丹波元简曰：《金鉴》云伤寒脉迟六七日之下，当有厥而下利四字。若无此四字，则非除中证矣，有此四字，始与下文反与黄芩汤之义相属，此说颇有理。然而汪氏太明备，不必补"厥而下利"四字，而义自通矣。

厥阴病禁例

厥逆虚家禁下

第三五九条 诸四逆厥者，不可下之，虚家亦然。

张锡驹曰：诸病凡四逆厥者，俱属阴寒之证，故不可下，然不特厥逆为不可下，即凡属虚家，而不厥逆者，亦不可下也。

张均卫曰：虚家伤寒未必尽皆厥逆，恐止知厥逆，为不可下，而不知虚家，虽不厥逆，亦不可下，故并及之。

汪琥曰：仲景前虽云，热厥者，应下之，然方其逆厥之时，下之一法，不轻试也。诸字是该下文诸厥之条而言，虚家亦然者，言入于未病之前，气血本虚。

虚厥亡血禁下

第三六〇条 伤寒五六日，不结胸，腹濡，脉虚复厥者，不可下，此为亡血，下之死。

程应旄曰：诸四逆厥之不可下者，已条而析之矣，此更言夫虚家亦然之故。伤寒五六日，外无阳证，内无胸腹证。脉虚复厥，则虚寒二字，人人知之，谁复下者，误在肝虚则燥，而有闭证，寒能淫血故也。故曰，此为亡血，下之死。

内痈呕家禁治呕

第三六一条　呕家有痈脓者，不可治呕，脓尽自愈。

《金鉴》曰：心烦而呕者，内热之呕也，渴而饮水呕者，停水之呕也。今呕而有脓者，此必内有痈脓，故曰不可治呕，但俟呕脓尽自愈也。盖痈脓腐秽，欲去而呕，故不当治。若治其呕，反逆其机，热邪内壅，阻其出路，使无所泄，必致他变，故不可治。呕脓尽，则热随脓去，而呕自止矣。

郑重光曰：邪热上逆，结为内痈，如肺胃之痈，是也。（第四十九表）

第四十九表　厥阴病决生死及禁忌表

	下利下重，脉微弱，而数者	不死
	下利日十余行，脉反实者	死
	发热而厥七日，下利者	难治
	发热下利，厥逆，躁不得卧者	死
决生死法	发热下利甚厥，不止者	死
	下利，手足厥，无脉，微喘者	死
	下利，手足厥冷，脉绝不还者	死
	脉微，手足厥冷，烦躁，厥不还者	死
	六七日彻其热，腹中冷，反能食	死
	四逆及虚家	禁下
禁例	不结胸，腹濡，脉虚缓，厥者	禁下
	呕家有痈脓	禁治呕

附 厥阴篇删文评正

第二十四条 伤寒，始发热六日，厥反九日而利。凡厥利者，当不能食。今反能食者，恐为除中，食以索饼。不发热者，知胃气尚在，必愈。恐暴热来，出而复去也，后三日脉之，其热续在者，期至旦日夜半愈。所以然者，本发热六日，厥反九日，复发热三曰，并前六日，亦为九日。与厥相应，故期至旦日夜半愈。后三日脉之，而脉数，其热不罢者，此为热气有余，必发痈脓也。

余无言曰：此条文字，冗长无序，不类仲景手笔，充其要点有三，热厥相均，明其可愈，一也。厥利而反能食，类似除中，二也。脉数热甚，必发痈脓，三也。但第一义已见第三一七条，第二义已见第三一八条、三二一条、三四八条、三四九条、三六一条，第三义已见第三五八条，是无庸重出，且其中多有不可解。《金鉴》疑厥反九日而利句下，脱去复发热三日利止七字。又谓索饼，疑即今之条子面及馓子。又曰，不发热之不字，当是若字，若是不字，即是除中。丹波氏云，《金鉴》此说不可从。舒驰远谓，不发热之不字，恐是微字，与下文暴热来之暴字相照。又曰，既恐除中，何不急投参附，岂可食以极难消化之面食乎。方中行谓，索当作素，谓食以素常所食之饼饵也。又一说，无肉曰

433

素。张志聪谓，索饼者，麦饼也。《缃素杂记》及《清来集》皆谓以面为食具者，古均谓之饼。近人恽铁樵亦曰，食以索饼，简直无此情理，胃气尚在与否，不能假色脉以断之，乃乞灵于索饼之试验，尤无理之甚者，此言最为中的。由此观之，文既不类，辞又乖离，岂可为训，特删之。

第二十五条　伤寒脉滑而厥者，里有热也，白虎汤主之。

余无言曰：此条已据黄坤载本编入阳明篇白虎汤证中，见第一八八条。

第二十六条　伤寒脉促，手足厥逆者，可灸之。

余无言曰：此条但言脉促，手足厥逆，可灸之，是手足厥逆之证，不过有可灸之一法，灸之不为误耳。然手足厥逆之治法，详见各条，已无剩义。今虽言灸之，而未言何穴，仍使人在五里雾中，常器之谓灸太冲穴。汪琥疑之曰，未知是否。视此，与其传疑，不若删之也。

第二十七条　下利清谷，不可攻表，汗出必胀满。

余无言曰：下利清谷，并未言及厥逆，汗出胀满，明是太阴脾虚，已从黄坤载本编入太阴篇第二六八条。

第二十八条　少阴负趺阳者，为顺也。

余无言曰：明明厥阴篇中，而有此少阴负趺阳之文，离奇之至，且其义至不可解。钱潢谓，少阴负趺阳句，疑有脱字，不然，何以辞不达意，有胃气则生，始可为顺，若趺阳一负，则为无胃气而死矣。陈修园谓，其名负奈何，如负戴之负也。此言不通之极，若负字作败字解，尚可通。如《左传》败于齐，败于楚，言少阴之邪，败于趺阳之气也。然究之无大义意，且诸家有将本条接于第三五五条之后者，亦不稳当，殊为难从，今删之。

卷十 瘥后复病篇

瘥后复病证

枳实栀子豉汤证

第三六二条　大病瘥后劳复者，枳实栀子豉汤主之。若有宿食者，加大黄如博棋子大五六枚。

钱潢曰，凡大病新瘥，真元大虚，气血未复，精神倦怠，余热未尽，但宜安养，避风节食，清虚无欲，则元气日长，少壮之人，岂唯复旧而已哉。若不知节养，必犯所禁忌，而有劳复、女劳复、食复、饮酒，复剧变诸证矣。夫劳复者，如多言多虑，多怒多哀，则劳其神，梳洗澡浴，早坐早行，则劳其力，皆可令人重复发热，如死灰之复燃，为重复之复，故谓之复。但劳复之热，乃虚热之从内发者，虽亦从汗解，然不比外感之邪，可从辛温发散取汗也。故以枳实栀子豉汤主之。惟女劳复，虽为劳复之一，而其见证危险，治法迥别，多死不救。所以吴绥谓前人有大病新瘥，如大水浸墙，水退墙苏，不可轻犯之喻也。

《病源候论》曰：伤寒病新瘥，津液未复，血气尚虚，若劳动太早，更复成病，故云复也。若言语思虑则劳神，梳头洗澡则劳力，劳则生热，热气乘虚还人经络，故复病也。又大病之后，脾胃尚虚，谷气未复，若食猪肉、肠血、肥鱼，及久腻物，必大下利，医所不能治也，必至于死。若贪饼粢、黍饴、鯆炙脍、枣栗诸果脯物，及牢强虽消之物，胃气虚弱，不能消化，必更结热，适以药下之，则胃虚冷，大利难禁，不下必死，下之亦危，皆难救也。

○枳实栀子豉汤方

枳实_{三枚，炙}　栀子_{十四个，劈}　豆豉_{一升，绵裹}

上三味，以清浆水七升，空煮取四升，纳枳实、栀子，煮取二升，下豉，更煮五六沸。去滓，温分再服，覆令微似汗。

成无己曰，劳复，则热气浮越，与枳实栀子豉汤以解之。食复，则胃有宿积，加大黄以下之。

汪琥曰：劳复证，以劳则气上，热气浮越于胸中也。故用枳实为君，以宽中下气，栀子为臣，以除虚烦，香豉为佐，以解劳热，煮以清浆水者，以瘥后复病，宜助胃气也。

小柴胡汤证

第三六三条　伤寒瘥后，更发热者，小柴胡汤主之。脉浮者以汗解之。脉沉实者以下解之。

钱潢曰，伤寒既瘥后，更发热者，若病后余气作虚热，固当以柴胡黄芩清解余热，以人参补其病后之虚，而以姜枣和之。若复感外邪而发热，亦属病后新虚，理宜和解，但察其脉证，有类于半表半里之少阳者，以小柴胡汤主之。若脉浮则邪盛于表，必有可汗之表证，仍当以汗解之。但病后新虚，不宜用麻黄过汗，使伤卫亡阳。若脉沉实者，沉为在里，实则胃实，仍当用下法解之。但卫气已虚，不宜用承气峻下，宜消息其虚实，或小承气，或调胃，或如博棋子之法，随其轻重，以为进止可也。

牡蛎泽泻散证

第三六四条　大病瘥后，从腰以下，有水气者，牡蛎泽泻散主之。

钱潢曰，大病后，若气虚，则头面皆浮，脾虚，则胸腹胀满。此因大病之后，下焦之气化失常，湿热壅滞，膀胱不泻。水性下流，故但从腰以下，水气壅积，膝胫足跗，皆肿重也，以未犯中上二焦，中气未虚，为有余之邪，脉必沉数有力。故但用排决之法，而以牡蛎泽泻散主之。

○牡蛎泽泻散方

牡蛎熬　泽泻　蜀漆暖水洗，去腥　葶苈子熬　商陆根熬　海藻洗，去咸　栝楼根各等分

上七味，异捣，下筛为散，更于臼中治之，白饮和

服方寸匕。日三服，小便利，止后服。

钱潢曰，牡蛎咸而走肾，同渗利，则下走水道。泽泻、利水入肾，泻膀胱之火，为渗湿热之要药。栝楼根解烦渴，而行津液，导肿气。蜀漆能破其澼，为驱痰逐水必用之药。苦葶苈泄气导肿，去十种水气。商陆苦寒，专于行水，治肿满小便不利。海藻咸能润下，使邪气自小便出也。

《金鉴》曰，此方施之于形气实者，其肿可随愈也。若病后脾虚，不能制肾，肾虚不能行水，则又当别论，慎不可服也。

理中丸证

第三六五条　大病瘥后，喜唾，久不了了，胸上有寒，当以丸药温之，宜理中丸。

张锡驹曰：大病瘥后喜唾者，脾气虚寒也。脾之津为唾，而开窍于口，脾虚不能摄津，故反喜从外窍而出也。久不了了者，气不清爽也，所以然者，以胃上有寒，故津唾上溢，而不了了也。

周扬俊曰：理中者，理中焦，利在下焦，已为非治。今寒在胃上，何宜理中乎？不知痰积膈上者，总是胃虚不能健运也。设复以逐饮破滞之药与之，痰即出矣，独不虞今日之痰虽去，而明日之痰复积乎？唯温补其胃，自使阳气得以展布而积者去，去者不复积已。

○理中丸方

人参　干姜　甘草炙　白术各三两

上四味，捣筛，蜜和，为丸，如鸡子黄许大，以沸汤数合，和一丸研碎温服之。日三四服，夜二服。腹中未热，益至三四丸。然不及汤，汤法，以四物依两数切，用水八升，煮取三升，去滓，温服一升，日三服。若脐上筑筑者，肾气动也，去术加桂四两，吐多者，去术加生姜三两，下多者，远用术。悸者，加茯苓二两。渴欲得水者，加术足前成四两半。腹中痛者，加人参足前成四两半。寒者加干姜足前成四两半。腹满者，去术加附子一枚。服汤后，如食顷，饮热粥一升许，微自温，勿发揭衣被。

竹叶石膏汤证

第三六六条　伤寒解后，虚羸少气，气逆欲吐，竹叶石膏汤主之。

汪琥曰：伤寒本是热病，热邪所耗，则精液销铄，元气亏损，故其人必虚羸少气，气逆欲吐者，气虚不能消饮，胸中停蓄，故上逆而欲作吐也。与竹叶石膏汤，以调胃气，散热逆也。

钱潢曰：仲景虽未言脉，若察其脉，虚数而渴者，当以竹叶石膏汤主之，虚寒者，别当消息也。

〇竹叶石膏汤方

竹叶二把　石膏一斤　半夏半升，洗　麦门冬一升，去心　人参二两　甘草二两，炙　粳米半升

上六味，以水一斗，煮取六升。去滓，纳粳米，煮米熟汤成，去米。温服一升，日三服。

《金鉴》曰：是方也，即白虎汤、去知母，加人参、麦门冬、半夏、竹叶，以大枣之剂，易为清补之方，此仲景白虎变方也。

钱潢曰：竹叶性寒，而止烦热。石膏入阳明，而清胃热。半夏蠲饮，而止呕吐。人参补病后之虚，同麦冬而大添胃中之津液。又恐寒凉损胃，故用甘草和之，而又以粳米助其胃气也。

养后强谷微烦证

第三六七条　病人脉已解，而日暮微烦，以病新瘥，人强与谷，脾胃气尚弱，不能消谷，故令微烦，损谷则愈。

喻嘉言曰，脉已解者，阴阳和适，其无表里之邪可知也。日暮微烦者，日中不烦可知也。乃因脾胃气弱，不能消谷所致，损谷，则脾胃渐趋于旺，而自愈矣。注家牵扯日暮为阳明之旺时，故以损谷，为当小下，不知此论瘥后之证，非论六经转阳明之证也。日暮，即《内经》日西而阳气已衰之意。损谷，当是减损谷食，以休

养脾胃。不可引前条宿食，例轻用大黄，重伤脾胃也。
（第五十表）

第五十表　养后复病证治表

大病后劳复者	枳实栀子豉汤
瘥后更发热	小柴胡汤
瘥后腰下有水气	牡蛎泽泻散
瘥后喜唾，胸有寒	理中丸
解后虚羸，气逆欲呕	竹叶石膏汤
瘥后强谷，日暮微烦	损谷自愈

附　删文评正

阴阳易

第二十九条　伤寒阴阳易之为病，其人身体重，少气，少腹里急，或引阴中拘挛，热上冲胸，头重不欲举，眼中生花，膝胫拘急者，烧裈散主之。

〇烧裈散方

妇人中裈近隐处，取烧作灰。

上一味，水服方寸匕，日三服，小便即利，阴头微肿。此为愈矣，妇人病取男子裈烧服。

余无言曰：关于论证，则巢氏《病源》曰：大病新瘥，血气未复，余热未尽，强合阴阳，得病者，名曰易。男子新病瘥，未平复，而妇人与之交，得病，名曰阳易；妇人新病瘥，未平复，而男子与之交，得病，名曰阴易。成无己亦曰：以阴阳相感动，其余毒相染着，如换易也。其人病身体重少气者，损动真气也；少腹里急，则阴中拘挛；膝胫拘急，阴气急也；热上冲胸，头重不欲举，眼中生花者，感动之毒，所易之气，熏蒸于上也。与烧裈散，以道阴气云云。

关于论方，则《伤寒蕴要》曰：阴阳易，当分寒热而治。若伤在少阴肾经，有寒无热者，以附子汤，调下烧裈散。若伤在厥阴肝经，以当归四逆汤，加吴萸附子，送下烧裈散。如有热者，则以猥鼠矢汤、瓜蒌根竹茹汤之类，送下烧裈散。

《阴证略例》曰：阴阳易，果得阴脉，当随证用之。若脉在厥阴，当以四逆汤，送下烧裈散。若脉在少阴，通脉四逆汤，送下烧裈散。若脉在太阴，四顺理中丸，送下烧裈散。

《证治准绳》曰：伤寒病未平复，而犯房事，命在须臾，用独参汤，调烧裈散。凡服参二斤余得愈者，三四人云。

依上诸家所说，可得而评正焉。夫以里虚而致病，房事乃其中之一，因房劳而致病者必重，此是事实。伤寒病能传染，中西学说皆然，因房劳之虚，获传染之病，曾数有之，此亦是事实。其治法大纲，不出温散补虚之两途，要在见证加减，故诸家亦不一其法，又何取于烧裈散乎。仲景一部《伤寒论》中，类此秽浊之物，取为药用者，全书不再见，仅此而已。是否为仲景原文，已不可知。此方绝类乡村妇道，所传之俗方。仲景为长沙太守，达官贵人，而有取于此方，诚不能无疑。且后世诸家沿用之者，均以汤药为主，顺下烧裈散耳。若果单用之而有效，又何必取汤药以治之乎？是烧裈散明明不可恃也。中医于药理，每偏重性质气味，究之男女裈裆之一方秽布，乃棉纱交织而成，其性质如何，其气味又如何，间有用之而愈者，心理作用耶？病不应死耶？此种不可理解之方，焉可为训，宁不为科学家所窃笑耶？而况圣人之道，忠恕而已，己所不欲，勿施于人。设使为医者，自己生病，亦肯舍四逆、理中、参附等汤不用，而甘服此秽浊之烧裈散乎？吾劝世之为医者，若果自己不肯，则己所不欲者，勿施于人。医疗之方，当求其正，慎勿求其奇也。

编后小言

余书既成，不禁感慨系之。夫一人之力，本属有限，一书之成，又岂偶然。此稿并始于一九三七冬，至一九三八冬，始成初稿，一九三九夏，成再稿，同年冬，成三稿。助予整理者，得十人，即受业薛寒鸥、曹向平、袁正刚、潘纫娴、季雨苍、杨茂如、朱佐才、徐心怡、邓灿兰、庞泮池是也。任誊清工作者，先后有薛、曹、袁、季、邓、庞诸人，历时最久者，以季、曹两生为最。任校雠工作者，先后有曹、袁、季、余诸人，而以季、袁为最。助予绘图者，潘生及曹生也。策划出版者，杨生及朱生也。并此志感。又忆一九三四年著《混合外科学》付印之时，先君子奉仙公为书诫予（刊拙著《外科》自序之前），言犹在耳。乃曾几何时，而先君子以家国多难，与世长辞，已近一年矣。此次伤寒论之刊行，先君子不及见，且又未得一言之诚，午夜扪心，不知泗涕之何从也。

编者识

伤寒金匮两新义补订五版及再版稿成作此自勉

> 辜负头颅五四年，老穷应勉壮而坚。
> 伤寒医圣原无绩，金匮诗坛幸有缘。
> 卫道不孤多个我，成城矢志赖群贤。
> 邻邦石壁时珍像，科学精神好共研。

一九五三年十一月射水择明余无言